常见病家庭防治法系列丛书

高脂血症家庭防治法

郭　力　王维峰　主编

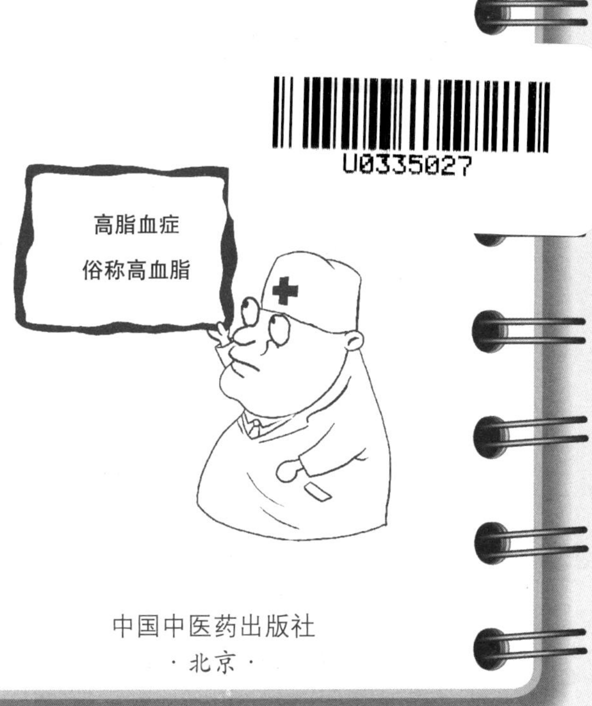

中国中医药出版社
·北京·

图书在版编目（CIP）数据

高脂血症家庭防治法／郭力，王维峰主编．—北京：中国中医药出版社，2015.9
（常见病家庭防治法系列丛书）
ISBN 978-7-5132-2692-9

Ⅰ．①高… Ⅱ．①郭… ②王… Ⅲ．①高脂血病－防治 Ⅳ．①R589.2

中国版本图书馆CIP数据核字（2015）第167430号

中国中医药出版社出版
北京市朝阳区北三环东路28号易亨大厦16层
邮政编码 100013
传真 010 64405750
廊坊成基印刷有限公司印刷
各地新华书店经销
*
开本 880×1230 1/32 印张 10.25 字数 255千字
2015年9月第1版 2015年9月第1次印刷
书 号 ISBN 978-7-5132-2692-9
*
定价 30.00元
网址 www.cptcm.com

社长热线 010 64405720
购书热线 010 64065415 010 64065413
微信服务号 zgzyycbs
书店网址 csln.net/qksd/
官方微博 http://e.weibo.com/cptcm
淘宝天猫网址 http://zgzyycbs.tmall.com

《高脂血症家庭防治法》编委会

主　编　郭　力　王维峰

编　委　于　艳　白雅君　刘永斌　孙　莉　安　月
许　方　张　斌　张海燕　李　丹　李　涛
陈　缤　宗华凤　范　颖　侯　琼　胡冬梅
赵　漫　赵玉峰

内容提要

本书从认识高脂血症开始，详细介绍了高脂血症的病因、临床表现与检查，高脂血症的饮食疗法、运动疗法、中医外治疗法、药物疗法，高脂血症常见并发症的防治，特殊人群高脂血症的防治及高脂血症的预防保健等内容。

本书实用性强，适合广大群众、高脂血症病患者及其家属阅读，也可供医护人员参考使用。

温馨提示

本书中为您提供的方法仅供参考，临床上可根据患者的实际情况，在专业医生的指导下灵活辨证施用。

前言

《常见病家庭防治法系列丛书》倡导“三分治，七分养”的健康理念，是为完善广大民众的健康知识储备，提升患者的生命质量，更好地配合医生进行治疗而编写的。《常见病家庭防治法系列丛书》汇聚各种常见病、多发病的家庭防治方法，目前先出版《糖尿病家庭防治法》《高血压家庭防治法》《高脂血症家庭防治法》《颈椎病家庭防治法》《脂肪肝家庭防治法》，今后将根据读者的需求陆续推出其他子书，敬请读者期待。

本系列图书的作者及编委会成员均是国内相关领域的专家，内容涵盖了糖尿病、高血压、高脂血症、颈椎病、脂肪肝等常见病的发生原因、预防保健、诊断和治疗等方面的知识，较全面地介绍了这些疾病的家庭防治法，对相关问题进行了深入浅出的解答，图文并茂，形象直观，实用性强。

《常见病家庭防治法系列丛书》适合所有相关疾病患者及家属阅读使用，也可供基层医务人员作为参考用书使用。

郭　力

2015年3月

编写说明

随着人们生活水平的提高，高糖、高热量、高脂肪等不均衡的饮食结构、缺乏运动锻炼、工作压力的增加以及不良的生活习惯，使人们腰围渐渐增大了，血脂也渐渐升高了。目前，我国患有高脂血症的人数逐年增多，再加上高脂血症没有明显的症状或不适，不易被患者察觉，但它却是引起脑血栓、冠心病等心脑血管疾病的重要病因，而心脑血管疾病现在已成为我国居民死亡的第一位原因，这不仅给患者家庭带来了精神上的折磨、经济上的损失，也给社会带来了巨大的负担。若要改变这种状态，首先应对高脂血症有一个科学的认识，然后从饮食、运动、药物及生活等多方面进行调理。同时，还要加强对血脂的检查，以及对高脂血症的早期诊断、预防和治疗。为普及高脂血症的相关医学知识，增强人们的自我保健意识，并为广大患者解答疑惑，我们特编写了这本《高脂血症家庭防治法》。

本书从认识高脂血症开始，详细介绍了高脂血症的病因、临床表现与检查，高脂血症的饮食疗法、运动疗法、中医外治疗法、药物疗法，高脂血症常见并发症的防治，特殊人群高脂血症的防治及高脂血症的预防保健等内容。本书所选食材和中药材都是常见易购买，且长期食用降血脂效果明显的。相信本书能够提高人们对高脂血症的认知水平，从而有效地预防和控制高脂血症，提高生活质量。

本书实用性强，适合广大群众、高脂血症病患者及其家属阅读，也可供医护人员参考使用。

由于我们编写时间仓促及编写经验和学识有限，书中有不足之处，恳请广大读者与专家提出宝贵意见，以便再版重印时修订提高。

《高脂血症家庭防治法》编委会

2015年2月

目 录

第一章 认识高脂血症

第二章
高脂血症的病因

第三章
高脂血症的表现与检查

第四章 高脂血症饮食疗法

第五章
高脂血症运动疗法

第六章
高脂血症中医外治疗法

第七章 高脂血症药物疗法

第八章 高脂血症常见并发症的防治

第九章 特殊人群高脂血症的防治

第十章 高脂血症的预防保健

第一章 认识高脂血症

人体脂肪组织的组成及功能

什么是血脂

血脂的来源

血脂变化对人体的影响

什么是高脂血症

高脂血症的分类

高脂血症的危害

高脂血症的早期症状

可引起继发性高脂血症的疾病

高脂血症的易发人群

一、人体脂肪组织的组成及功能

脂肪组织是由脂肪细胞、少量纤维母细胞及少量细胞间胶原物质组成的，这里的脂肪组织是指成人皮下黄（白）色脂肪组织，脂肪组织的作用不可小觑。

（1）脂肪组织是构成人体的重要成分之一

正常人皮下脂肪细胞长度为 67 ～ 98 微米，每个脂肪细胞含脂量约为 0.6 微克，脂肪细胞总数为 3×10^{10} 个；肥胖者脂肪细胞长度可达 127 ～ 134 微米，每个脂肪细胞含脂量达 0.91 ～ 1.36 微克，脂肪细胞总数可达 9.05×10^{10} 个。

（2）脂肪组织是人体能量的仓库

正常人体由约含 504975 千焦尔（135000 千卡）能量的细胞间胶原物质组成，这些脂肪组织可以维持一个成人存活 40 ～ 50 天，因此脂肪组织被称为体内最大的“能源库”。

人体摄入脂肪并消化吸收后，以甘油三酯的形式贮存在脂肪组织，在需要时迅速分解成甘油和脂肪酸，脂肪酸经氧化释放出能量，经血液输送到各组织以供利用；甘油则可转变成葡萄糖，使人体血糖水平保持正常，以满足大脑等重要器官的能量供应。

脂肪组织管辖范围内的脂肪不容小觑，每克糖（碳水化合物）或蛋白质在体内氧化后可供给 16.7 千焦尔的热量，而每克脂肪在体内氧化后可供给 37.7 千焦尔的热量，是相应糖、蛋白质产能的两倍多。

二、什么是血脂

血脂，顾名思义就是指血液中的脂肪，它广泛存在于人体中，是生命细胞基础代谢的必需物质。具体来讲，血脂是血液中所含脂类物质的总称，主要包括胆固醇、甘油三酯、磷脂和游离脂肪酸等。血脂的主要成分是甘油三酯和胆固醇。其中甘油三酯参与人体内能量代谢，而胆固醇则主要用于合成细胞浆膜、类固醇激素和胆汁酸。

（1）胆固醇

胆固醇（简写为 CH）约占血浆总脂的 1/3，分为游离胆固醇和胆固醇酯两种形式，其中游离胆固醇约占 1/3，其余的 2/3 与长链脂肪酸酯化为胆固醇酯。

（2）甘油三酯

甘油三酯（简写为 TG）为中性脂肪，约占血浆总脂的 1/4。

（3）磷脂

磷脂（简写为 PL）约占血浆总脂的 1/3，主要有卵磷脂、脑磷脂、丝氨酸磷脂、神经磷脂等，其中 70% ~ 80% 是卵磷脂。

（4）游离脂肪酸

游离脂肪酸（简写 FFA）又称非酯化脂肪酸，约占血浆总脂的 5% ~ 10%，它是机体能量的主要来源。

血脂并不能独立存在，它主要以脂蛋白的形式存在于人体中。因为脂类本身不溶于水，它们必须在血液中与蛋白质结合，形成脂蛋白以后，才能以溶解的形式存在于血浆中，并随血液流到全身各处。

血浆脂蛋白用超速离心法又可分为乳糜微粒（CM）、极低密度脂蛋白(VLDL)、低密度脂蛋白(LDL)及高密度脂蛋白(HDL)4 种。用区带电泳法也可相应地把血浆脂蛋白分为 CM、前 β（Pre β）脂蛋白、β 脂蛋白及 α 脂蛋白 4 种。

三、血脂的来源

血脂的来源主要有两条途径：

（1）外源性的

我们从吃进的食物中摄取的脂类经消化吸收进入血液，这部分主要来自富含脂肪和胆固醇的食物，如蛋黄、奶油、动物的脑组织、内脏（特别是肝脏）及脂肪丰富的鱼、肉类等。

（2）内源性的

由我们身体内肝、脂肪细胞及其他组织合成后进入血液。当食物中的脂肪在胃中经过加温软化后，从胃进入小肠，此时胆囊在食物和胃、肠道中一些特殊激素的影响下发生收缩，将胆汁从胆囊中挤出排入肠道内，从而将脂肪乳化，形成细小的脂滴分散于水溶液中，这时从胰腺分泌出来的脂肪酶，就可以有效地将脂肪分解成甘油和脂肪酸。随后，胆汁中的胆酸又与之结合，形成水溶性复合物，促进其在小肠的吸收，内源性血脂主要在肝脏或小肠内合成，占内源性血脂的 90%。

正常情况下，内源性的血脂和外源性的血脂是相互制约、相互影响的。当我们摄取过多高脂肪、高胆固醇的食物（如奶油、动物肝脏等）后，肠道内的血脂水平升高，内源性脂肪的合成就会受到抑制，血脂的浓度始终保持相对平衡。人体血液中甘油三酯、胆固醇主要靠自身合成，但食物的影响不容忽视，毕竟它们是合成所需要物质的原料。当进食过多的动物脂肪（可成为肝、小肠合成胆固醇的原料），有肾病综合征、先天性脂代谢障碍以及肝脏代谢障碍时，就会导致血脂浓度持续升高，可能形成高脂血症。

四、血脂变化对人体的影响

一旦“满足”某种条件，血脂就会发生变化。临床观察发现，血脂变化所产生的影响，体现在男性、女性身上各不相同。

（1）胆固醇变化

由于女性对胆固醇的耐受性较男性高，因此男性血清胆固醇升高，罹患高脂血症、冠心病等疾病的几率远远高于女性。也就是说，同样高的胆固醇水平，女性患者发生冠心病的危险远远低于男性。

（2）甘油三酯变化

男性对甘油三酯的耐受性较好，因此，女性甘油三酯升高，罹患高脂血症、冠心病等疾患的几率远远高于男性。

了解以上情况，对于男女高脂血症、冠心病以及其他高脂血症并发症的防治十分有用。

五、什么是高脂血症

由于脂肪代谢或运转异常而使人体血液中的血脂含量超过正常范围，称为“高脂血症”，俗称“高血脂”。由于脂质不溶或微溶于水，又必须与蛋白质结合并以脂蛋白形式存在，所以高脂血症又常被称为高脂蛋白血症。

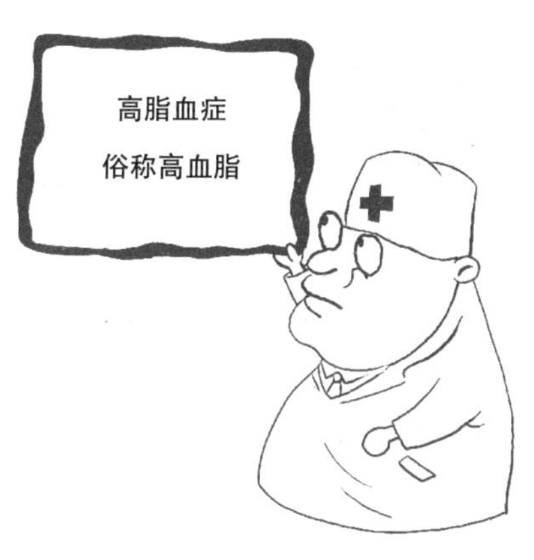

血脂主要是指血清中的胆固醇和甘油三酯，所以高脂血症主要表现为高胆固醇血症、高甘油三酯血症，或两者兼有的混合型高脂血症。

六、高脂血症的分类

根据高脂血症的病因，将高脂血症分为原发性高脂血症和继发性高脂血症。

（1）原发性高脂血症

原发性高脂血症包括家族性高甘油三酯血症、家族性 III 型高脂蛋白血症、家族性高胆固醇血症、家族性脂蛋白酶缺乏症、多脂蛋白型高脂血症、原因未明的原发性高脂蛋白血症、多基因高胆固醇血症、散发性高甘油三酯血症、家族性高 α 脂蛋白血症。

（2）继发性高脂血症

继发性高脂血症包括糖尿病高脂血症，甲状腺功能减低高脂血症，急、慢性肾功衰竭高脂血症，肾病综合征高脂血症，药物性高脂血症。

根据血清总胆固醇、甘油三酯和高密度脂蛋白－胆固醇的测定结果，将高脂血症分为四种类型：高胆固醇血症、高甘油三酯血症、混合型高脂血症、低高密度脂蛋白血症。

高胆固醇血症	血清总胆固醇含量增高，超过 5.2 毫摩尔 / 升，而甘油三酯含量正常，即甘油三酯 < 1.7 毫摩尔 / 升 高胆固醇血症有原发性和继发性两种，原发性高胆固醇血症多与遗传基因缺陷有关，加上与内外因环境相互作用，引发高胆固醇血症；继发性高胆固醇血症，与某些疾病和药物有关，如慢性肾病使用地塞米松时容易出现这种情况
高甘油三酯血症	血清甘油三酯含量增高，超过 1.7 毫摩尔 / 升，而总胆固醇含量正常，即总胆固醇 < 5.2 毫摩尔 / 升 病因与饮食有关，长期进食含糖类过高的食品、饮酒和吸烟、缺少运动等都可发病。甘油三酯明显升高，在家族遗传疾病中较常见，与遗传基因异常有关。糖尿病、胆管阻塞等疾患也可诱发“继发性甘油三酯血症”
混合型高脂血症	血清总胆固醇和甘油三酯含量均增高，即总胆固醇超过 5.2 毫摩尔 / 升，甘油三酯超过 1.7 毫摩尔 / 升 发病因素与遗传有关，与饮食相关，与其他疾病也有关，比如冠心病、心肌梗死、缺血性脑卒中等疾病。两种血脂成分异常，引发其他病的可能性会很大。
低高密度脂蛋白血症	血清高密度脂蛋白胆固醇（HDL−C）含量降低，< 0.91 毫摩尔 / 升 此病常由基因因素所致，血清高密度脂蛋白胆固醇（HDL）含量降低引起该病。此外，吸烟、肥胖、运动少等生活方式；糖尿病、尿毒症和肾病综合征等疾病及一些药物等因素亦会引起高密度脂蛋白水平的下降，血清高密度脂蛋白胆固醇水平减低。

七、高脂血症的危害

高脂血症患者血液中血脂过多，导致血液黏稠度增高，脂类物质在血管壁内膜沉积，逐渐形成小“斑块”，这些斑块会不断增多、增大，致使血管管腔狭窄、血液流通不畅，进而引起一系列并发症，如果重要器官动脉供血不足，就会导致更为严重的后果。

（1）高脂血症导致脂肪肝

正常情况下，在肝脏内存在的脂肪只占肝脏的 2% ～ 3%，当某种原因引起肝脏内脂肪蓄积过多，并超过肝脏重量的 5% 时，就形成了脂肪肝。

一般来说，大多数脂肪肝患者难以自我察觉疾病症状，特别是轻度脂肪肝，症状不是十分明显，并且缺乏典型性，易被忽视。如果没有及时察觉，发展到中度，对疾病的治疗及预后是不利的。除了定期进行体检外，还应当留意一些细节问题，如轻度的疲乏、食欲不振、恶心呕吐、厌油腻、腹胀、嗳气、肝区不适或隐痛等轻重不一的症状表现。高脂血症患者和长期大量饮酒者、肥胖症患者、糖尿病患者、腹部脂肪堆积者和病毒性肝炎患者，都是脂肪肝的高发人群。

（2）高脂血症可能导致高血压

血脂在体内积聚，当它在人体内形成动脉粥样硬化以后，会影响到心肌的正常功能，大量血管紧张素转化酶被激活，血管动脉痉挛，从而使肾上腺分泌升压素，引起血压升高。影响血压升高的因素还有血管的外周阻力、动脉壁的弹性以及血液黏度，而这三种因素与高脂血症都有直接关系。

（3）高脂血症可能导致动脉硬化

大量脂类在血浆中沉积会降低血流速度，通过氧化作用沉积在动脉血管内皮上，长期黏附在血管壁上，损害动脉血管内皮，长时间堆积则容易形成动脉硬化。

高脂血症可加重糖尿病，也是引发糖尿病晚期并发症的重要原因，如冠心病、眼底坏死、肾脏病变、神经病变等，积极治疗高脂血症可以有效地预防这些并发症的发生。

(4) 高脂血症可能导致冠心病

长期血脂过高容易形成动脉粥样硬化，使冠状动脉内血流量变小，血管腔变窄，心肌注血量减少，这样会造成心肌缺血，从而导致心绞痛，形成冠心病。高脂血症是引起冠心病最为危险的因素之一。研究发现，控制血清总胆固醇能有效降低冠心病的发生率，同时调节血脂也是防治冠心病最基本的治疗方法。

(5) 高脂血症可能导致脑梗死

当血液中胆固醇增高时，容易形成动脉硬化斑块，这些斑块容易造成动脉管腔狭窄，引起相应部位缺血损伤甚至坏死。当动脉硬化发生在脑血管时，可引起脑梗死。

八、高脂血症的早期症状

高脂血症早期往往无明显症状，绝大多数的患者自己本身并没有感觉，在检查身体，或者做其他疾病检查时才被发现，故应注意以下症状表现：

(1) 早晨起床后感觉头脑不清醒，早餐后或可改善，午后极易犯困，但夜晚常常失眠。

(2) 眼睑上出现淡黄色的小皮疹，为米粒大小，略高出皮肤。

(3) 小腿腿肚经常抽筋，时常感到刺痛。

(4) 面部、手部出现较多黑斑，斑块较老年斑略大，颜色更深。

(5) 经常出现视力模糊、头晕、疲乏无力、失眠健忘、视力减退、食欲差、肥胖、肢体麻木、胸闷、心悸等症状。

这些可能是高脂血症的早期征兆，甚至是其并发症的早期征兆，出现以上症状，应及时去医院检查，尽早确诊。

另外，有些特异的症状可能与高脂血症相关，在日常生活中也要多留意，以便及时排除高脂血症隐患。

（1）耳垂前出现耳褶。即耳垂前面的皮肤不平整，不光滑，出现皱褶。皱褶可深可浅，可多可少，一般是一个。

（2）眼角膜出现老年环。眼角膜周围出现一个圆形白色或淡黄色的圆环。老年环反映胆固醇在该处的存积与脑动脉硬化有关。

（3）皮肤表面出现黄色瘤。皮肤表面生长斑块或丘疹状黄色结节，结节内聚集了吞噬脂质的巨噬细胞（黄色瘤细胞）。

（4）掌纹出现改变。有人观察血脂增高和脑动脉硬化者94%有掌纹变化，表现在双手掌中指根部的掌纹有“+”字、“井”字、星状的改变。“丹溪心法”中说：“有诸内者，必形诸外。”即体内有病变者，必然会表现在外部。掌纹的数量越多、范围越广，表示血脂增高时间也越长。

九、可引起继发性高脂血症的疾病

继发性高脂血症是指由其他原发疾病所引起的高脂血症。继发性高脂血症需要明确其原发疾病，标本兼治，才能有效控制血脂。可导致继发性高脂血症的疾病很多，最常见的有以下几种。

（1）糖尿病

糖尿病与高脂血症关系密切，在临床上，2型糖尿病患者常伴有高脂血症。这也许与糖的代谢、脂肪的代谢有着密切的联系。由于血糖升高，胰岛素分泌不足，增加极低密度脂蛋白的分泌，致使甘油三酯和胆固醇升高，引起高脂血症。

（2）肝脏疾病

脂类物质是在肝脏进行加工、生产和分解、排泄的，当肝脏疾病导致肝脏脂肪代谢出现异常时，则可能导致高脂血症。

（3）肾脏疾病

肾脏疾病可能会增加患上高脂血症的几率，因为低蛋白血症所致的胶体渗透压降低或尿内丢失一种调节因子而引起肝脏对胆固醇、甘油三酯及脂蛋白的合成增加。肾病综合征使脂蛋白脂肪酶活性降低，从而引发高脂血症。

（4）甲状腺疾病

甲状腺激素对脂代谢有一定调节作用，任何甲状腺疾病导致体内甲状腺激素分泌过多或过少都会引起血脂变化。甲状腺功能减退者，由于体内甲状腺激素分泌减少，致使血中低密度脂蛋白和甘油三酯的水平升高，从而引发高脂血症。所以治疗该类疾病时需定期检查血脂。

（5）肥胖症

随着体内脂肪的增加和某些酶活性的下降，可能导致脂类代谢异常，继而引起血甘油三酯、胆固醇含量增高，导致高脂血症。

（6）其他

酒精中毒，系统性红斑狼疮，胆道阻塞，长时间运用噻嗪类利尿剂、口服避孕药，绝经后女性等都有可能导致血脂异常。

十、高脂血症的易发人群

在日常生活中，能够导致高脂血症产生的原因也有很多，而一旦患上高脂血症，对身体的损害是隐匿性的、逐渐性的、进行性的和全身性的。因此，对于高脂血症易患人群来说，高脂血症的预防是很重要的。

以下人群最易患高脂血症：

（1）有不良饮食习惯者

不按三餐进食，或一餐吃得很多，长期食用高脂肪或高热量食物，如动物内脏、蛋黄、奶油及肉类等，并且蔬果类食物摄取量少的人，其血液中的低密度胆固醇（坏胆固醇）和甘油三酯的含量都会增高，同时高密度胆固醇（好胆固醇）的含量会降低，从而诱发高脂血症。

（2）不爱运动者

长期不运动会导致身体的代谢循环出现问题，也容易发生高脂血症。

（3）精神压力大者

长期处于紧张的工作环境或者长期受不良情绪影响，都会使血液中的胆固醇增加，使血管收缩，血压上升。血管处于收缩痉挛的状态时，脂质就会在血管内壁沉积，从而诱发高脂血症及其他心脑血管疾病。

（4）长期大量饮酒、吸烟者

长期吸烟酗酒，香烟中的尼古丁和一氧化碳、酒中的酒精等有害物质会逐渐损伤血管的上皮细胞，使上皮细胞间隙增大。这样血脂就会在血管中蓄积，形成动脉粥样硬化，同时增高坏胆固醇的浓度，诱发高脂血症。吸烟会引起或加重血脂异常，其原因与嗜烟者血清中总胆固醇及甘油三酯水平升高、好胆固醇水平降低有关。

（5）40 岁以上的人

年龄超过 40 岁以后，人体血管上皮细胞的功能会逐渐衰退，血脂会逐渐增高，患心脑血管疾病的概率也随之而增高。特别是肥胖者尤为明显。因此，40 岁以上的男性应作为血脂检查的重点对象，防患于未然，应避免高脂血症的发生。

（6）绝经后妇女

女性在绝经前患高脂血症和冠心病的几率要低于男性。但是绝经后，体内的坏胆固醇逐渐增多，好胆固醇逐渐减少，患病人群会明显地超过男性。

（7）有家族遗传的人群

部分高脂血症具有家族聚集性，有明显的遗传倾向。另外，亲属中，尤其是直系亲属中有心脑血管疾病尤其是动脉粥样硬化、冠心病早发病或早病逝者，这样的人群患上高脂血症的几率也会明显增加。

（8）高血压、冠心病等疾病患者

本身患有高血压、冠心病、肥胖症、甲状腺机能减退症、糖尿病、肾病综合征、阻塞性黄疸、女性更年期综合征等疾病的人，如果没有很好地控制自己的病情，高脂血症很可能会伴随而生。

第二章

高脂血症的病因

遗传因素

肥胖因素

饮食因素

药物因素

烟酒因素

季节因素

心理因素

年龄性别因素

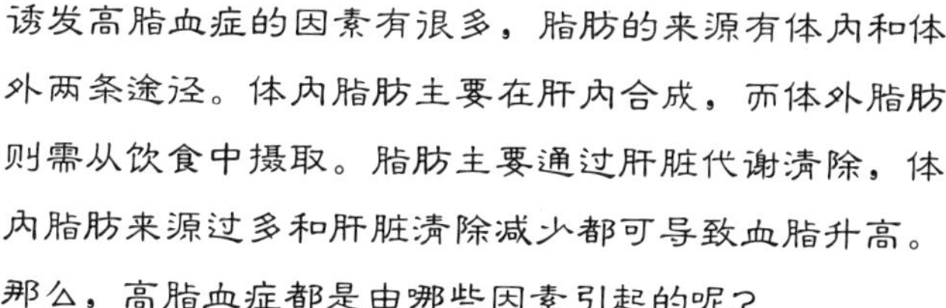
诱发高脂血症的因素有很多，脂肪的来源有体内和体外两条途径。体内脂肪主要在肝内合成，而体外脂肪则需从饮食中摄取。脂肪主要通过肝脏代谢清除，体内脂肪来源过多和肝脏清除减少都可导致血脂升高。那么，高脂血症都是由哪些因素引起的呢？

一、遗传因素

遗传可通过多种机制引起高脂血症，某些可能发生在细胞水平上，主要表现为细胞内某些酶的缺陷（如脂蛋白脂酶的缺陷或缺乏）及细胞表面脂蛋白受体缺陷，也可发生在脂蛋白或载脂蛋白的分子上，多数由于基因缺陷引起。多呈现出明显的家族性患病趋势，如果不注意后天调理，则很容易诱发高脂血症。

二、肥胖因素

肥胖患者的机体组织对游离脂肪酸的动员和利用减少，血中的游离脂肪酸积聚，血脂容量增高。肥胖患者空腹及餐后血浆胰岛素浓度常增高，约比正常人高 1 倍，而胰岛素有促进脂肪合成、抑制脂肪分解的作用，故肥胖者常出现高脂血症。如果肥胖者进食过多的碳水化合物，则血浆甘油三酯水平增高更为明显。此外，肥胖者餐后血浆糜微粒澄清时间延长，血中胆固醇也可升高。甘油三酯和胆固醇升高与肥胖程度成正比，所形成的高脂血症还易诱发动脉粥样硬化、冠心病、胆石症和痛风等疾病。

肥胖者通常血脂含量比正常人高，且肥胖者血脂超出正常范围的概率比非肥胖者高 1 倍以上，而且随着肥胖程度的增加，血脂含量也愈来愈高，这也就是为什么肥胖者容易患动脉粥样硬化、高血压、冠状动脉疾病的原因，而减肥对降血脂有很明确且直接的作用。反之，服用降血脂药，也对减肥有所帮助。

引起血脂升高的原因很多，体重只是众多因素之一，但不是唯一决定性的。由于遗传、代谢和环境因素的作用，较瘦的人同样可存在脂代谢异常，引起血脂升高，说明血脂高低与人的胖瘦并无必然的关系。

三、饮食因素

饮食因素作用比较复杂，饮食对脂质和脂蛋白的影响特别明显。饮食对血脂的影响包括两方面：一方面是饮食的量，另一方面是饮食的成分。食量对甘油三酯水平的影响较大。而食物的成分对血浆胆固醇浓度有明确的影响。食物中胆固醇和饱和脂肪酸含量对血脂浓度有较大的影响。其他膳食成分，如长期摄入过量的蛋白质、碳水化合物、脂肪，以及膳食纤维摄入过少等也与高脂血症发生有关，饮食无规律、偏食也会增加高脂血症的发病率。

食物中，肉、动物内脏、蛋、乳类主要含饱和脂肪酸和大量的胆固醇，过多摄入后使血液中甘油三酯和胆固醇的合成增加，促进高脂血症的发生和发展。而植物油类食物含有油酸、亚油酸、亚麻酸等单不饱和脂肪酸和多不饱和脂肪酸（亚油酸、亚麻酸），可以降低血清中甘油三酯和低密度脂蛋白胆固醇水平。

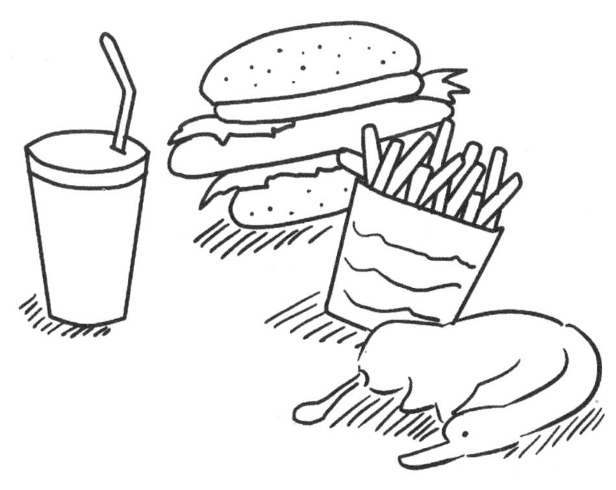

四、药物因素

近年临床研究发现，在人们常用的药物中，有些药物可以引起血脂异常，使总胆固醇、甘油三酯、低密度脂蛋白胆固醇和极低密度脂蛋白胆固醇不同程度地升高，而使高密度脂蛋白降低，给人体造成损害。

（1）氢氯噻嗪

长期使用利尿剂氢氯噻嗪可以使血清总胆固醇、低密度脂蛋白胆固醇、极低密度脂蛋白胆固醇轻度升高，甘油三酯升高或不变。停药后血脂水平可恢复正常。如果需要长期应用氢氯噻嗪，宜用小剂量（≤ 25 毫克 / 日），而不宜用大剂量（≥ 50 毫克 / 日）。利尿剂导致血脂紊乱的机制可能与胰岛素抵抗有关。其他利尿剂如速尿、安体舒通和吲哒帕胺对血脂的影响不大，可供选用。

(2) 心得安

心得安是目前常用的 β 受体阻滞剂之一。如果大剂量长期应用，可以使血胆固醇明显上升。必须使用时，每日剂量应控制在 160 毫克以下，如果超过 160 毫克，对脂代谢影响很明显。

(3) 乙胺碘呋酮

乙胺碘呋酮为苯丙呋喃的衍生物，具有轻度非竞争性的 α 和 β 肾上腺素受体阻滞功能。属于一个良好的广谱抗心律失常药。经研究发现，开始每天用量为 1600 毫克，1 周后改为 200 ~ 600 毫克，两个月后胆固醇平均由 4.6 毫摩尔 / 升上升到 5.4 毫摩尔 / 升，甘油三酯由 1.5 毫摩尔 / 升上升到 2.36 毫摩尔 / 升。但长期服用可有角膜微小沉淀、甲状腺功能紊乱、肝功能损害及肺纤维化等副作用。

(4) 糖皮质激素与促肾上腺皮质激素

此两种药目前应用较广，短期应用对人体无明显影响，但若长期大量应用，可使甘油三酯、胆固醇和极低密度脂蛋白胆固醇上升。

(5) 雷尼替丁

雷尼替丁是目前应用较广、疗效较好的 H_2 受体阻滞剂。研究发现，它能使极低密度脂蛋白胆固醇上升，使高密度脂蛋白胆固醇下降，血脂高者或老年人在治疗溃疡病时不宜使用雷尼替丁，可以选用西咪替丁。

(6) 苯妥英钠

苯妥英钠是应用较早的一种抗癫痫药，同时有抗焦虑、抗心律失常作用，临床应用比较广泛。如果连续口服 3 ~ 6 个月后，可以使用血中胆固醇平均增高 19%。

(7) 氯丙嗪

氯丙嗪是吩噻嗪类抗精神病药物的代表药，具有治疗精神病、神经官能症、呕吐、呃逆和急性心功能衰竭等功效。在治疗精神分裂症用量比较大时，用药 4 周后即可发现患者血总胆固醇和甘油三酯都有明显上升。

其他临床上还有一些常用药物如胰岛素、干扰素、左旋多巴、维生素 D 等也有使血脂升高的作用，应予以高度重视。

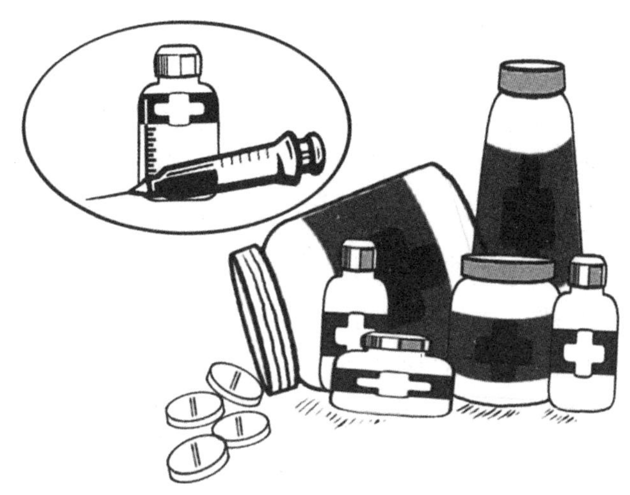

五、烟酒因素

众所周知，吸烟危害人类健康，这是因为烟草中含有多种有害物质，尤其是引起癌症与心血管疾病的物质。根据研究及流行病学调查发现，吸烟对血脂代谢的影响如下：

(1) 升高血总胆固醇水平

流行病学调查研究发现，吸烟者血总胆固醇水平较不吸烟者高，两者有显著的差异，总胆固醇升高的程度与吸烟多少呈正相关。而且吸烟者血中一氧化碳血红蛋白浓度也升高达10%以上，推测血清总胆固醇水平高可能与吸烟者血中一氧化碳浓度高有关。

（2）降低血清高密度脂蛋白

资料显示，吸烟与血清高密度脂蛋白水平呈负相关。吸烟者与不吸烟者相比较，两组有显著差异，其发生机制可能与一氧化碳抑制肝细胞线粒体合成高密度脂蛋白有关。

（3）促进低密度脂蛋白的氧化

研究显示，一氧化碳能增加低密度脂蛋白对氧化作用的敏感性而形成氧化低密度脂蛋白，直接促进动脉粥样硬化的形成和发展。因此，吸烟对高脂血症、动脉粥样硬化性心脑血管疾病患者有很大的危害。

大量饮酒不一定都会引起明显的高脂血症，但大多数长期饮酒者都有高脂血症。这是因为饮酒量增多，极易造成热能过剩而导致肥胖，同时酒精在体内可转变为乙酸，乙酸使得游离脂肪酸的氧化减慢（竞争氧化），脂肪酸在肝内合成为甘油三酯，而且极低密度脂蛋白的分泌也增多。有的人适应能力很强，极低密度脂蛋白分泌增多时，甘油三酯的清除也加快，因此，持续饮酒数周后，血清甘油三酯水平可恢复正常，但是还有一些人适应能力差，长期大量饮酒，就会出现严重的高脂血症。

六、季节因素

人和动物的血脂水平，在不同季节有着非常显著的差异。不同性别不同年龄阶段的人群均有共同规律，2月份为一年之中胆固醇值

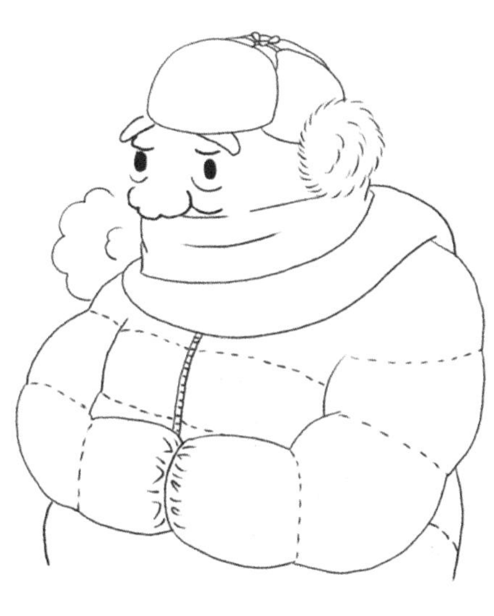

的最高点，而7、8月份胆固醇值最低。低密度脂蛋白作为动脉粥样硬化最主要的因素之一，会随季节变化明显波动，2月份为最高点，以中年及老年变化较明显，数值较高。甘油三酯值男性随季节变化不明显，从第2季度开始有增高趋势，女性2月份为最高点。高密度脂蛋白在第1季度与第3季度为低点，其他时间大致相当，并未随季节变化呈现出明显升高的趋势。

这种血脂水平上的差别，既与人体的生理变化有关，也与各个季节人们的饮食习惯有关。由此可见，高脂血症的发生与气候等外界因素也有一定的关系。

七、心理因素

由于长期精神紧张，导致内分泌代谢紊乱也是高脂血症形成的原因之一。国内外冠心病普查资料表明，长期睡眠不佳、精神紧张、忧虑及时间紧迫均能影响血脂代谢。

抑郁会使高密度脂蛋白－胆固醇（HDL–C）降低。在动物实验中也观察到，对已形成高TC血症的实验动物，每天给予安定及抚摸，结果其动脉粥样硬化病变形成范围明显减小。由此可见，精神、情绪等心理因素对脂质有一定程度的影响，但其作用机制尚未阐明。

高脂血症患者常遇到的心理问题：

（1）期待心理

期待着早日康复，期待着好医生、好药物，得到认真的诊治和护理，希望获得同情、理解和支持，在这种心理的支配下会四处求药、八方投医，企盼着迅速康复。期待心理是一种渴望生存的精神支柱，是一种积极的心理状态，它对治疗和康复是有益处的。

（2）疑虑心理

一般说来，平时疑心较重、性格内向、易受消极暗示影响或有心理疾病的人，容易形成不良的心境，出现焦虑、激怒、抑郁、悲观、爱发脾气、任性，常为一点小事争吵或抑郁哭泣；有的主观感觉异常，表现对光、声，甚至对于自己的体位、姿势、心跳、呼吸也十分敏感。

（3）孤独心理

离开了工作单位或家庭，到了一个陌生的环境，会加重孤独感，总希望有人陪伴在身边，说说话聊聊天，并得到关心，使心理得到安慰。

（4）依赖心理

在疾病面前，即使意志力和独立性很强的人，可能也会表现得主见力和自信心不足。

（5）自尊心理

重视别人对自己的态度，比平常人更为敏感，自我价值感、自尊心也因此不同程度地受到挫伤。

八、年龄性别因素

一般血脂的含量随年龄增长而增高。儿童期高脂血症一般不易发生，但并不排除血脂异常的可能性。随着身体功能的退化和脂蛋白代谢能力的减弱，老年人单纯高脂血症的发病率要高于其他各个年龄段的人群。

在性别方面，在 45 ～ 50 岁左右，女性的血胆固醇低于男性，随后则会高于男性，甘油三酯含量男女之间无明显差异，而高密度脂蛋白水平则是女性明显高于男性。女性这种绝经后胆固醇水平升高很可能是由于体内雌激素减少所致。

50 岁以后女性的血清胆固醇和甘油三酯含量高于男性，而高密度脂蛋白水平低于男性。女性患者血清胆固醇的升高作为冠心病的危险因素，其影响远不及对男性的影响，也就是说，在同样高的胆固醇水平，女性患者发生冠心病的危险性远小于男性，说明女性对胆固醇升高的耐受性较男性好。

雌激素是天然的血管保护剂，人们已经在冠状动脉平滑肌细胞和不同部位的内皮细胞上检测到雌激素受体，雌激素通过增加内皮细胞中一氧化氮及前列环素的形成和释放，引起短暂的血管扩张；还通过一种依赖环磷酸鸟苷的机制开启特殊的钙离子通道，降低血管平滑肌的张力。雌激素能够增加乳糜微粒及极低密度脂蛋白在肝内的摄取及清除，促使低密度脂蛋白胆固醇被摄取及清除增加，促进载脂蛋白 A 及高密度脂蛋白胆固醇的合成增加，使胆酸分泌增加，加速总胆固醇从体内消除，改善血管内皮细胞的功能，保护内膜，避免血脂沉积并且使血管扩张，抗脂质氧化，促进血管内舒缓因子一氧化氮之作用，改善心血管灌注作用。绝经后卵巢合成和分泌雌激素逐渐减少，雄激素活性升高，肝脏对胰岛素的降解减弱，外周组织对胰岛素的结合与降解减少，有胰岛素介导的葡萄糖转运及肌肉内糖原的合成降低，从而引起胰岛素抵抗及高胰岛素血症。雌激素对肝脏脂酶的抑制作用减低，使高密度脂蛋白水平降低，胆固醇、甘油三酯、低密度脂蛋白水平升高。

第三章

高脂血症的表现与检查

一、高脂血症不同发病时期的症状

高脂血症的症状在不同发病时期，会有不同的表现：

（1）第一阶段

病情较轻的患者在病发初期不容易出现高脂血症的症状。

（2）第二阶段

病情进一步加重时，大多数患者都会出现头晕、神疲乏力、失眠健忘、肢体麻木、胸闷、心悸，以及体重超重与肥胖等，有时还会与其他疾病的临床症状相混淆。不过，也有的患者血脂高但无症状，常常是在体检化验血液时发现高脂血症。

（3）第三阶段

高脂血症较重时会出现头晕目眩、头痛、胸闷、气短、心慌、胸痛、乏力、口角㖞斜、不能说话、肢体麻木等高脂血症的症状，最终会导致冠心病、脑卒中等严重疾病。如果血脂长期维持较高水平，脂质在血管内皮沉积所引起的动脉粥样硬化，会引起冠心病和周围动脉疾病等，表现为心绞痛、心肌梗死、脑卒中和间歇性跛行（肢体活动后疼痛）。

二、高脂血症中医辨证

按照中医辨证理论，根据临床症状，高脂血症辨证分型如下：

（1）脾虚湿盛型

形体肥胖，身困乏力，肢软无力，头昏、头重如裹，食欲缺乏，恶心，舌质淡，舌体胖大有齿痕，舌苔白腻，脉弦细等。

（2）湿热内蕴型

面色无华，烦渴口干，口干不欲饮或饮下不适，脘腹痞满，腹大浮肿，身体沉重，便干或便溏有恶臭，舌红苔黄腻，脉濡数或滑数等。

（3）肝火炽盛型

面红目赤，口苦心烦，胸胁胀痛，小便黄赤，大便干燥，舌红苔黄，脉弦数等。

（4）阴虚阳亢型

头晕目眩，耳鸣，失眠多梦，肢体麻木，舌红苔黄，脉弦等。

（5）气血瘀滞型

胸闷憋气，胸痛处固定不移，两胁胀满不适，头晕头痛，心悸气短，舌质暗或紫暗有瘀点瘀斑，苔薄少，脉弦或涩等。

（6）肝肾阴虚型

形体偏瘦，体倦乏力，腰酸腿软，头晕耳鸣，健忘心悸，遗精盗汗，目涩口干，或见咽喉干燥，五心烦热，舌质红少津，苔薄少，脉细数或沉细而数等。

三、哪些人应定期检查血脂

血脂检查是准确诊断高脂血症的重要依据，每个人都应将血脂检查作为一项常规的健康体检项目。因此，具有高脂血症症状的患者应及早就医，尽快确诊，避免病情延误。

《中国成人血脂异常防治指南》指出，以下人群非常有必要定期进行血脂检查：

（1）已患有冠心病、脑血管病或周围动脉粥样硬化病者。

（2）有高血压、糖尿病、肥胖、吸烟者。

（3）有冠心病或动脉粥样硬化病家族史者，尤其是直系亲属中有早发冠心病或其他动脉粥样硬化性疾病者。

（4）有皮肤黄色瘤者。

（5）有家族性高脂血症者。

建议40岁以上男性和绝经期后女性每年应定期进行血脂检查。

那么，多长时间检测一次血脂呢？ 建议如下：

（1）20岁以上成年人至少每5年测量1次空腹血脂，检测内容包含：总胆固醇、低密度脂蛋白胆固醇、甘油三酯和高密度脂蛋白胆固醇。

（2）对于缺血性心血管病及其高危人群，则应每3～6个月测定1次血脂。

（3）因缺血性心血管病住院治疗的患者，应在入院时或24小时内检测血脂，以便检查出血脂是否异常。但是由于这种病变具有漫长性和隐蔽性的特点，早期的患者几乎没有任何不良反应与不适感。当出现症状时，往往是心脑血管意外突发的明显症状，轻者留下后遗症，重者直接导致死亡。

四、血脂检查前的注意事项

为避免血脂检测的结果受到其他因素的影响，在血脂检查前，应注意以下几点：

（1）在检查采血前2周内应保持日常饮食习惯，并保持当前体重。抽血前3日内避免过多食用高脂类食物（特别是动物性脂肪），但也不可刻意食用素食或节食。因为饮食过饱或者饥饿都会使血脂水平出现短暂升高或降低的现象，使检测结果不符合平时的基础水平。

（2）在采血前24小时内禁止饮酒，不可做剧烈运动。

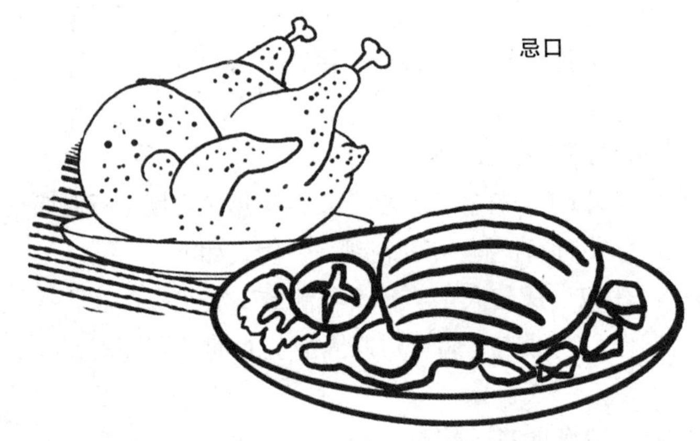

（3）在血脂检验的数日和数周前，患者应该停止服用降脂药、避孕药、某些降压药、激素等会对血脂产生影响的药物。如果必须服用，应该详细记录用药情况。

（4）在血脂检测中，除了只检查总胆固醇的患者外，其余患者都应在空腹 12 小时后（可以饮用少量水）的次日早晨，从前臂静脉进行采血。

（5）采血应该在 4 ~ 6 周内无急性病发病的生理、病理情况稳定时进行。如果出现急性感染、发热、急性心肌梗死、妇女月经和妊娠、应激状态、创伤状况，以及服用了对血清脂质、脂蛋白含量有影响的药物时，不可进行采血。

（6）采血时，除卧床行动受限的患者外，一般人均应静坐休息 5 分钟后再进行采血。

（7）由于血脂会因为各种原因出现较大的波动，因此，要确诊最好进行 2 ~ 3 次的检测，每次检测间隔以 1 周为宜，取多次检测的平均值进行判定。

（8）由于妊娠后期血脂会有所增高，因此，如要想检测出准确的血脂值，最好在产后或终止哺乳 3 个月以后再行检查。

五、血脂化验常见符号及其临床意义

一般临床血脂检查的内容包括血清总胆固醇（TC）、血清三酰甘油（TG）、血清高密度脂蛋白胆固醇（HDL-C），也称老三项，而血清低密度脂蛋白胆固醇（LDL-C）可以通过计算测得。血清载脂蛋白 A（APOA）、血清载脂蛋白 B（APOB）、血清脂蛋白（a）[LP(a)]，也称新三项，技术上要求高，有一定难度，可根据临床需要来选择进行。

◆ 检查项目及标准

在进行血脂和脂蛋白化验时应了解每项的正常参考值范围，才能判定所测结果是否正常。下面分别介绍血脂和脂蛋白正常值范围及其临床意义（血脂异常分析参考值见下表）：

符号	代表意义	正常数值	临床意义
TC 或 T-CHO	血浆（血清）总胆固醇	3.36 ～ 5.18 毫摩尔 / 升（130 ～ 200 毫克 / 分升）	升高，易引起自发性高胆固醇血症、胆管梗阻、肾病综合征、动脉粥样硬化、糖尿病、家族性高脂血症等
TG	血浆（血清）甘油三酯	男性 0.45 ～ 1.81 毫摩尔 / 升（40 ～ 160 毫克 / 分升），女性 0.23 ～ 1.22 毫摩尔 / 升（20 ～ 108 毫克 / 分升）	升高，易患高脂血症、动脉粥样硬化、冠心病、糖尿病、肾病综合征、原发性甘油三酯增多症等
HDL-C	血浆（血清）高密度脂蛋白 - 胆固醇	0.9 ～ 2.19 毫摩尔 / 升（35 ～ 85 毫克 / 分升）	因高密度脂蛋白胆固醇对防止动脉粥样硬化有极其重要意义，故其值偏低或减少，提示易患冠心病和动脉粥样硬化症

续表

符号	代表意义	正常数值	临床意义
LDL-C	血浆（血清）低密度脂蛋白胆固醇	≤3.12毫摩尔/升（120毫克/分升）	升高，可能会患动脉粥样硬化所导致的冠心病、脑卒中
APO	血浆（血清）中的载脂蛋白	载脂蛋白A1：1.10～1.60克/升（110～160毫克/分升） 载脂蛋白B：0.69～0.99克/升（66～99毫克/分升）	如果人体缺乏载脂蛋白A1，可出现严重的低高密度脂蛋白血症，而导致动脉粥样硬化及冠心病 载脂蛋白B升高，与冠心病发生关系密切；即使是总胆固醇低于正常水平，而载脂蛋白B升高，也是冠心病发生的危险信号

六、一般性检查和体脂肪率检测

人体内的脂肪，主要存在于脂肪组织中，包括皮下组织、肌纤维间、腹腔等，约占体内总脂量的95%。血浆中也有脂肪，它们能参与人体的代谢和生理功能。超重或肥胖主要是脂肪聚集在以腹部为首的人体组织中，可通过体重指数和腰围来确定超重或肥胖程度，但无法测定血液中脂肪的多少。人体脂肪测定仪不受这两方面的影响，它具有早期发现超重、观察脂肪量减少等优点，也就是说通过测定体脂肪率，可动态记录脂肪量的改变，达到观察确诊以及降脂等效果的目的。

体脂肪率是指人体脂肪，包括腹腔脂肪等占总体重的百分比，即

$$人体脂肪百分率（\%）=\frac{人体脂肪}{体重}\times 100\%$$

世界卫生组织根据体脂肪率（BMI）对体重标准进行了划分：

体重指数（BMI）	体重标准
<18.5	体重过轻
18.5 ~ 24.9	正常
25.0 ~ 29.9	超重
≥ 30	肥胖

我国对体脂肪率（BMI）的界限值规定：

	瘦	标准	轻度肥胖	肥胖
男性	不足 10%	10% ~ 20%	20% ~ 25%	25%以上
女性	不足 20%	20% ~ 30%	30% ~ 35%	35%以上

应当注意的是，在进行体脂肪率测定时，应避免以下情况，以免影响检测效果。

（1）发热、透析、妊娠、月经前后、水肿等不宜进行测定。

（2）进餐、剧烈活动、洗澡、饮酒或大量饮水均会影响体脂肪率的测定值。

（3）体内安装起搏器或其他置入医学装置的患者不要使用仪器检测。

高脂血症还应当进行一般性检查，如身高、体重、血压、体重指数、基础代谢、体脂肪量、非脂肪量、体水分量，以便详细了解身高、体重、血压、体内脂肪含量。

七、经颅多普勒检查

经颅多普勒超声，能穿透颅骨较薄处及自然孔道，获取颅底主要动脉的多普勒回声信号。它可探测到颅内脑底动脉环上及颅外各血管及其分支，并测定各支血管的各个节段，对每支血管可进行跟踪检测，进而提供较为广泛的动态血流动力学资料，并及时发现脑血管上因血脂异常造成的细微的病变。

到目前为止，经颅多普勒用于血脂异常检查主要体现在以下几个方面：

（1）脑动脉硬化，明确判断脑动脉硬化的部位及严重程度。

（2）脑供血不足，判断脑供血不足的部位（血管）及其程度。

（3）脑动脉狭窄，判断脑动脉狭窄的部位（血管、节段）及其程度。

（4）脑血管痉挛，判断其部位（血管）及其程度。

（5）脑血管意外的诊断与鉴别诊断，确定脑血管意外的部位（血管）及其程度。对缺血性脑卒中可了解侧支循环开放情况，以便判断预后。

（6）头痛，头痛病因包括神经血管性头痛及其他类型引起的症状性头痛。

（7）头晕、眩晕，头晕、眩晕的病因包括功能性眩晕、椎基底动脉缺血性眩晕等。

（8）对脑血管功能状态进行评价，包括病理状态下选择脑血管手术时机等。

八、运动心电图检查

运动心电图是受检者运动过程中得到的心率、心电图以及其他一些指标变化情况图，对高脂血症合并冠心病的诊断和预后判断、以及药物的疗效评价有重要价值。例如，运动心电图能对患有冠心病者进行判断，还能通过运动试验中的最大运动耐量、心绞痛或ST段出现异常时的运动量以及运动时血压、心率的变化，判断药物或手术的疗效。

常见的获取运动心电图方法是平板运动试验和踏车运动试验。

（1）平板运动试验

受检者在有一定斜度和转速的活动平板上行走，运动量可由改变平板转速和坡度而逐渐增加，分为1至7级，每级运动时间3分钟。仪器根据受检者选择的运动方案，自动分级依次递增平板速度及坡度以调节负荷量，直到受检者心率达到预期亚极量水平。根据运动前、运动中及运动后多次进行的心电图记录，逐次分析作出判断。

（2）踏车运动试验

踏车运动试验让患者在装有功率计的踏车上作踏车运动，以速度和阻力调节负荷大小，负荷量分级依次递增，也分为1至7级，每级运动3分钟。可以根据运动前、运动中及运动后多次进行的心电图记录，逐次分析作出判断。

这两种方法的主要优点是根据受检者个人情况，达到各自的目标心率，符合运动试验的原理和要求，结果比较可靠。

做运动心电图前应记录受检者卧位和立位同步12导联心电图并测量血压作为对照。运动中通过监视器对心率、心律及ST-T改变进行监测，并按预定的方案每3分钟记录心电图和测量血压一次。在达到预期亚极量负荷后，使预期最大心率保持1～2分钟再终止运动。运动终止后，每2分钟记录1次心电图，一般至少观察6分钟。如果6分钟后ST段缺血性改变仍未恢复到运动前图形，应继续观察至恢复。

此外，做运动心电图前必须了解一些指标（图像及数据变化情况）。ST段呈水平型或下斜型压低≥1毫米，且至少持续2分钟以上，这种情况出现越早，ST段（是指由QRS波群结束到T波开始的平线，反映心室各部均在兴奋而各部处于去极化状态，故无电位差）压低越重，则冠状动脉病变越重。如ST段明显抬高，是心肌缺血的表现；R波振幅增高，多认为与冠状动脉病变有关。U波倒置是冠脉病变的诊断标准，其特异性较ST段压低更高。当血压下降为强阳性指标，运动时出现心绞痛及（或）心电图 ST–T 异常，而收缩压下降≥ 1.3 千帕（10 毫米汞柱）者，提示有多支冠状动脉病变。除运动员、病窦综合征或服 β – 阻滞剂者，运动后心率 <120 次 / 分钟为阳性，常提示为多支血管病变及左室功能低下，患者发生猝死的危险性增加。

应当注意的是，患有急性心肌梗死、急性心绞痛、心力衰竭、先天性心脏病、严重高血压、急性心包炎或心肌炎、严重残疾不能运动的患者，都不适合进行运动心电图检查。可检测的患者在进行运动心电图检查时，应坚持运动达到适宜的试验终点，即患者心率达到目标心率 =190 – 年龄。但在运动过程中，如出现典型的心绞痛症状、心电图出现缺血型 ST 段下降≥ 0.2 伏或呼吸困难等情况时，应立即停止做运动。

九、眼底检查、眼底血管荧光造影检查

高脂血症会发生特征性眼底改变，通过观察眼底的细微变化，可从中发现脑动脉硬化的迹象，从而为全身疾病提供诊断和治疗的重要依据。

◆ 眼底检查

（1）视网膜动脉痉挛期

视网膜动脉痉挛期见于高脂血症的初期，表现为视网膜动脉普遍性或局限性狭窄弯曲，动静脉比例失常，由正常的 2∶3 变为 1∶2 或 1∶3，动脉变直，分支角度变锐，动静脉交叉后之小静脉曲张，尤以黄斑部周围小血管可呈典型的螺旋形弯曲。

（2）视网膜动脉硬化期

视网膜动脉硬化期主要表现为动脉变细，反光增强。

（3）视网膜病变期

视网膜病变期包括出血、软性渗出物、硬性渗出物、黄斑部星状图谱，并可能伴有视网膜病变加视乳头水肿、静脉怒张、动脉显著变细。

◆ 眼底血管荧光造影检查

在高脂血症性视网膜病变早期，可见视网膜动脉及毛细血管狭窄，严重时视网膜出现棉絮状白斑围绕毛细血管缺血区，可见扩张迂曲的毛细血管及微血管瘤，毛细血管渗漏及硬性渗出，视乳头水肿和视乳头周围毛细血管扩张，荧光渗漏，也可有微血管瘤；脉络膜血管显影不规则，血管充盈延缓，有许多大小不等的玻璃疣。

在进行眼底检查前，如果患者患高脂血症还兼有糖尿病，并已经诊断或者怀疑患有青光眼，散瞳前一定要告诉医生，在医生指导下做散瞳检查。如果经常出现不明原因的头痛、恶心、呕吐、视力下降时，最好先检查眼压，排除青光眼，再进行散瞳检查。

十、腹部彩超检查

腹部彩超是针对腹部进行的彩色超声显影检查，它主要对腹部各器官的形态进行查看，早期发现器官病变。

对于血脂异常来说，腹部彩超检查的器官主要有肝、胆、胰、脾、双肾，看其结构及形态是否正常，是否出现脂肪肝现象。

进行腹部彩超时，应当注意：有的项目需要憋尿（膀胱充分充盈），有的项目需要空腹，请与医生沟通后确定需要检查的项目。

（1）一般来说，做肝、胆、胰、脾、双肾的彩超检查时需要空腹，检查前一天饮食要清淡，不要饮酒。

（2）女性做下腹彩超检查前，腔外彩超检查需保留膀胱尿液，可在检查前2小时饮开水1000毫升左右，检查前2～4小时不要小便；腔内彩超检查需要把膀胱尿液排空。男性检查只需要膀胱内有一点尿液即可。

十一、心肌酶检查

心肌酶检查主要是针对冠心病等心脑血管疾病，心肌酶检查化验单项目分析如下。

检查项目	正常值	临床意义
天冬氨酸氨基转移酶（AST）	0～40单位/升	AST在心肌细胞内含量较多，心肌梗死时血清中AST活力增高，在发病后6～12小时内显著增高，在48小时达到高峰，约在3～5天恢复正常 血清中AST也可来源于肝细胞，各种肝病可引起血清中AST的升高，有时可达到1200单位，中毒性肝炎还可更高 此外，肌炎、肾炎、胸膜炎、肺炎等也可引起血清AST的轻度增高
乳酸脱氢酶（LDH或LD）	211～423单位/升	在急性心肌梗死发作后12～24小时开始增高，48～72小时达高峰，升高持续6～10天，常在发病后8～14天才恢复至正常水平
肌酸激酶（CK或CKP）	25～200单位/升	CK主要存在于骨骼肌与心肌，在脑组织也有存在。各种类型进行性肌萎缩时，血清CK活性均增高。急性心肌梗死后2～4小时就开始增高，可达正常上限的10～12倍
α-羟丁酸脱氢酶（α-HBD）	72～82单位/升	心肌梗死患者血清α-HBD增高，LD/α-HBD之比值减低。活动性风湿性心肌炎、急性病毒性心肌炎、溶血性贫血等亦增高

续表

检查项目	正常值	临床意义
肌酸激酶同工酶（CK-MB）	16 ～ 25 单位 / 升	CK-MB 在心肌梗死后 4 ～ 6 小时开始增高，12 ～ 24 小时内达高峰，比 AST 升高为早，是诊断心肌梗死的灵敏指标之一。心肌梗死以外可使 CK-MB 升高的疾病包括：肌营养不良、多发性肌炎、混合型结缔组织病、洛杉矶疹热和少数心绞痛病例
乳酸脱氢酶同工酶	LD1（18% ～ 33%） LD2（28% ～ 44%） LD3（18% ～ 30%） LD4（6% ～ 16%） LD5（2% ～ 13%）	急性心肌梗死患者 LDH1 明显增高

十二、空腹血糖检查

空腹血糖（GLU）是指在隔夜空腹（至少 8 ～ 10 小时未进任何食物，饮水除外）后，早餐前所检测的血糖值，为糖尿病最常用的检测指标，也是筛选高脂血症患者有无糖尿病的测定。

测空腹血糖最好在清晨 6:00 ～ 8:00 取血，采血前不用降糖药、不吃早餐、不运动。空腹血糖的参考值为：

（1）具有典型症状，空腹血糖 ≥ 7.0 毫摩尔 / 升或餐后血糖 ≥ 11.1 毫摩尔 / 升。

（2）没有典型症状，仅空腹血糖 ≥ 7.0 毫摩尔 / 升或餐后血糖 ≥ 11.1 毫摩尔 / 升应再重复一次，仍达以上值者，可以确诊为糖尿病。

（3）没有典型症状，仅空腹血糖 ≥ 7.0 毫摩尔 / 升或餐后血糖 ≥ 11.1 毫摩尔 / 升，糖耐量实验 2 小时血糖 ≥ 11.1 毫摩尔 / 升者可以确诊为糖尿病。

（4）如糖耐量 2 小时血糖 7.8 ～ 11.1 毫摩尔 / 升，为糖耐量低减；如空腹血糖 6.1 ~ 7.0 毫摩尔 / 升为空腹血糖受损，均不诊断为糖尿病。

如果出现空腹高血糖情况，有可能是以下三种因素引起的：

(1) 晚间口服降糖药、胰岛素用量不足或进食过多，造成睡前血糖高于空腹或与空腹血糖数值相近。

(2) 正常人在夜间 12:00 以后，生长激素和皮质醇的生成增加，这种激素能够升高血糖。不过由于每个人在不同阶段产生的生长激素多少不同，故黎明现象不是每个人都会发生。可在夜间 12:00 和早 7:00 各测 1 次血糖，早 7:00 血糖高于夜间 12:00 达 1.0 毫摩尔 / 升以上者可诊断为黎明现象。

(3) 苏木杰反应常发生在夜间，是由于用胰岛素过量后引起低血糖，机体为了调整血糖，便产生了大量升糖激素，使血糖升高。苏木杰反应的特点是凌晨 3:00 左右血糖低于 3.9 毫摩尔 / 升。

十三、餐后血脂检查

研究表明，餐后高脂血症代谢紊乱是动脉粥样硬化发生、发展的重要因素，应纳入血脂异常检查的范围。

餐后状态是指从进食到血中葡萄糖、氨基酸和甘油三酯等营养物质恢复到餐前水平这一段时间的生理、病理变化。正常情况下，餐后代谢状态仅持续餐后 1 小时左右。如果高脂肪餐后 4 小时血清甘油三酯＞ 2 毫摩尔 / 升，就可以确定为增高。

在这里，要特别提出一个概念——高脂肪餐，据最新研究显示，总热量为 800 千卡，脂肪、蛋白质、碳水化合物提供的能量分别为 56%、14%，30%，就可以称之为高脂肪餐。高脂肪餐负荷试验的总热量和脂肪含量越高，餐后高 TG 血症（血中脂肪物质如胆固醇、甘油三酯及脂蛋白代谢异常的疾病群）就越显著，持续时间越长。

第四章

高脂血症饮食疗法

- 高脂血症患者饮食原则
- 高脂血症患者可多吃的食物
- 高脂血症患者应少吃的食物
- 高脂血症患者饮食禁忌
- 高脂血症患者降脂食物

一、高脂血症患者饮食原则

治疗高脂血症最有效的措施是合理饮食。高脂血症患者应了解正确的饮食方式，比如什么东西可以多吃，什么东西应少吃，正确的烹饪方法是哪种等。降胆固醇最有效的饮食原则包括：

（1）控制饮食热量

有效降血脂的根本是先控制热量的摄取。高脂血症患者每天所需摄入的热量以标准体重乘以 30 为准。比如说，标准体重为 60 千克，每日应该摄取的热量即为 60 乘以 30 等于 1800 千卡。

（2）限制摄入高胆固醇食物

植物性食品中不含胆固醇，胆固醇只在动物性食品中才有。每人每天胆固醇的摄入量应不超过 300 毫克（相当于一个鸡蛋黄的量）。体内坏胆固醇水平值偏高者，以及患有糖尿病或心血管疾病者，每日热量摄取应不超过 1800 千卡。

（3）增加摄取纤维

膳食纤维含于植物性食品中，如各类水果、豆类、蔬菜等。高脂血症患者每天摄取膳食纤维 25 克以上，可促进体内脂质和胆酸的排出，有辅助降血脂的功效。

（4）限制饮酒、吸烟

高脂血症患者最好不要饮酒，如饮酒必须限制饮用量。以每日酒精摄入量为准，男性不得超过 30 克，女性不得超过 15 克，否则属过量。另外，高脂血症患者须戒烟，这样有利于稳定血脂、减轻症状。

(5) 限制盐分

高脂血症患者要限制盐的摄入量，每天用盐量不得超过 5 克，因为盐分摄入过多易引起血压升高及心血管疾病。

(6) 每天五蔬果

每天要吃水果加蔬菜共五份，可以 3 份蔬菜，2 份水果。中老年高脂血症患者，更应坚持这样吃。

(7) 控制摄入油脂

高脂血症患者每日饱和脂肪酸的摄入量应控制在总热量的 7% 以下。如果是正常人预防高脂血症，饱和脂肪酸的摄入量可控制在总热量的 10% 以下。

(8) 均衡摄取六大类食物

五谷类、奶类、蛋豆鱼肉类、蔬菜类、水果类、油脂类，这六类营养物质是每个人每天必须摄取的。无论是高脂血症患者，还是正常人，只要保证每天摄取的六类营养物质的量均衡，就能有效地预防血脂异常。

二、高脂血症患者可多吃的食物

(1) 富含膳食纤维的食物

绿色蔬菜、水果、五谷类食物都含有丰富的膳食纤维，有助于降低血脂，减缓血糖升高，维持肠道内有益菌群的恒定性。中国营养学会建议，我国居民膳食纤维的日平均摄入量为 30.2 克。过多的摄入易出现腹胀、消化不良，也可能影响钙、铁、锌元素，以及蛋白质等的吸收率。尤其不适于脂肪肝、低血糖，以及肠炎和肠道手术的患者。

(2) 抗氧化的食物

维生素 C、维生素 E 和 β- 胡萝卜素都有着超强的抗氧化能力，长期食用可防止脂质氧化，避免血管堵塞。维生素 C 主要来源于新鲜蔬果，维生素 E 主要存在于植物性油脂、谷物及坚果中，β- 胡萝卜素则在红、橙、黄三色的蔬果中最多。

(3) 用植物蛋白代替动物蛋白

目前，大量报告指出，食用植物蛋白较多的地区，患高脂血症和冠心病的人群明显少于食动物脂肪多的地区。用动物及人体进行试验还表明，用大豆蛋白完全代替动物蛋白可使血胆固醇含量显著降低。因此，增加饮食中植物蛋白的量，多食豆制品是最好的选择。

(4) 摄取海藻类食物

海藻类食物包括发菜、紫菜、海带、海白菜等，富含多种矿物质。现代科学认为，常食海藻食品能有效地降低血脂和血液凝固性，抗血小板凝集，改善血液流速，提高血中好胆固醇含量，降低坏胆固醇水平，从而多方面预防高脂血症和动脉硬化的发生。

(5) 宜多选食植物油

高脂血症患者每天烹饪用油宜选植物油，如豆油、菜籽油、花生油、玉米油等，这类油中含有大量的不饱和脂肪酸，具有预防高脂血症、冠心病和动脉粥样硬化的功效。

三、高脂血症患者应少吃的食物

(1) 高胆固醇食物

动物脑、禽蛋黄、动物内脏都含有较高的胆固醇，应少吃；瘦肉、兔肉、黄鱼、去皮鸡肉、带鱼、鲤鱼、鳝丝、火腿、海蜇皮、牛奶、海参等胆固醇含量较低；豆类几乎不含有任何胆固醇。

(2) 高油脂食物

肥肉、五花肉、香肠、核果类、油酥类点心、全脂牛奶及乳酪油脂等应尽量不吃。此外，烹调时应少用油，多用蒸、煮、煎、炒代替油炸，避免使用回锅油。

（3）精制糖类食物

各式糖果、水果罐头、蛋糕西点、含果糖的各种饮料，这些食物含糖量高，容易使血液中甘油三酯的浓度上升，应少吃。

四、高脂血症患者饮食禁忌

（1）忌过咸

食盐具有增味、杀菌、解腻、防腐的功效，但食用过多，会使血管硬化和血压升高。因此，高脂血症患者必须限制每天食盐的摄入量，少吃咸食，控制在 5 克以下为最好。

（2）忌过甜

糖是常用的调味品，适量食用可缓解疲劳，刺激肠胃，帮助消化。但过量时，糖会在体内转化成脂肪，容易促进肥胖和动脉硬化。因此，高脂血症患者应尽量少吃甜食、少饮高糖分的饮料。

（3）忌过酸

酸味开胃、解油腻、增强食欲，少量食用还具有促进新陈代谢，防治动脉硬化、高血压等功效。但食醋过量就会危害身体健康，特别是胃溃疡患者更不宜。此外，高脂血症患者在吃羊肉时也不宜食醋，否则不利于营养的吸收，同时会产生对人体有害的成分。

（4）忌过辛辣

适当吃辣味食品，有增强食欲的功效。但辣味食品属热性，高脂血症患者本身脂肪含量就高，此时再过食辛辣之物，易引起头晕、胸闷等不适症状。

（5）忌过鲜

食物鲜香，食欲势必会增强。但高脂血症患者从控制体重的角度来说，宜适当控制食量，所以要少吃加有鸡精、味精、蚝油等调味品的食物。

（6）忌纵酒

酒为高热量饮品，而且美酒一般会辅以佳肴，也就意味着更多的热量和脂肪进入体内，导致甘油三酯升高。而甘油三酯高的患者饮酒，会增加急性出血性胰腺炎发生的概率，严重威胁生命安全。因此，高脂血症患者在餐桌上不宜纵酒，少饮或不饮为佳。

五、高脂血症患者降脂食物

（一）蔬菜菌菇类

◆ 南瓜

【降脂关键】南瓜中的果胶能和体内多余的胆固醇结合，从而使血清胆固醇浓度下降，因而南瓜有“降脂佳品”之誉。

【食疗作用】南瓜具有润肺益气、化痰、消炎止痛、驱虫解毒、止喘、降血糖、美容等功效，可减少粪便中毒素对人体的危害，防止结肠癌的发生，对高血压及肝脏的一些病变也有预防作用。另外，南瓜中胡萝卜素含量较高，可保护眼睛。

【选购保存】挑选外形完整，最好是瓜梗蒂连着瓜身的，这样的南瓜说明新鲜。南瓜切开后，当顿吃不完的，可将南瓜子去掉，用保鲜袋装好后，放入冰箱冷藏保存。

【食用宜忌】糖尿病患者可以将南瓜制成南瓜粉，以长期少量食用。腌鱼、腌肉吃太多时，可以吃南瓜来中和。用南瓜和大米熬粥，对体弱气虚的中老年人大有好处。

宜：糖尿病、高脂血症、前列腺肥大、动脉硬化、胃黏膜溃疡、肋间神经痛、痢疾、蛔虫病、下肢溃病、烫灼伤等症患者以及脾胃虚弱者、营养不良者、肥胖者、便秘者及中老年人可常食南瓜。

忌：水肿、黄疸、下痢胀满、产后痧痘、气滞湿阻病症患者不宜食用。

（1）南瓜炒葱白

【材料】 南瓜 250 克，葱白 150 克。

【调料】 盐 2 克，味精 1 克，白糖 3 克。

【制作方法】 ①南瓜洗净切丝；葱白洗净切丝；两者都用开水焯一下。②炒锅加油烧热，放入南瓜丝、葱白丝一起翻炒，然后加入盐、味精、白糖调味，炒熟即可装盘。

【功效】 清热利尿、润肠通便、降血脂、降血糖、美容养颜。同时可舒张小血管，促进血液循环，有助于防治血脂升高引起的头痛、头晕，使大脑保持灵活，预防老年痴呆。

（2）清炒南瓜丝

【材料】 嫩南瓜 350 克。

【调料】 蒜 10 克，盐 5 克，味精 3 克。

【制作方法】 ①将嫩南瓜洗净，切成细丝；蒜去皮剁成蓉。②锅中加水烧开，下入南瓜丝焯熟后，捞出沥干。③锅中加油烧热，下入蒜蓉炒香后，再加入南瓜丝炒熟，调入盐、味精炒匀即可。

【功效】 降血糖、降血压、降血脂，适于高脂血症、糖尿病、高血压等患者食用。同时还能有效预防心脑血管性疾病和肺病的发生。

◆ 冬瓜

【降脂关键】 冬瓜中含有的丙醇二酸，能抑制糖类转化为脂肪，可预防人体内的脂肪堆积，具有减肥、降脂的功效。而且冬瓜所含的热量极低，尤其适合高脂血症、糖尿病、肥胖症等患者食用。

【食疗作用】 冬瓜具有清热解毒、利水消肿、减肥美容的功效，能减少体内脂肪，有利于减肥，常吃冬瓜，还可以使皮肤光洁。另外，对慢性支气管炎、肠炎、肺炎等感染性疾病也有一定的辅助治疗作用。

【选购保存】 挑选时用手指掐一下，皮较硬，肉质密，种子成熟变成黄褐色的冬瓜口感较好。买回来的冬瓜如果吃不完，可用一块比较大的保鲜膜贴在冬瓜的切面上，用手抹紧贴满，可保持 3 ~ 5 天。

【食用宜忌】 冬瓜是一种解热利尿比较理想的日常食物，连皮一起煮汤，效果更明显。

宜：心烦易躁、热病口干烦渴、小便不利者，以及糖尿病、高血压、高脂血症患者宜经常食用冬瓜。

忌：脾胃虚弱、肾脏虚寒、久病滑泄、阳虚肢冷者不宜常食冬瓜。

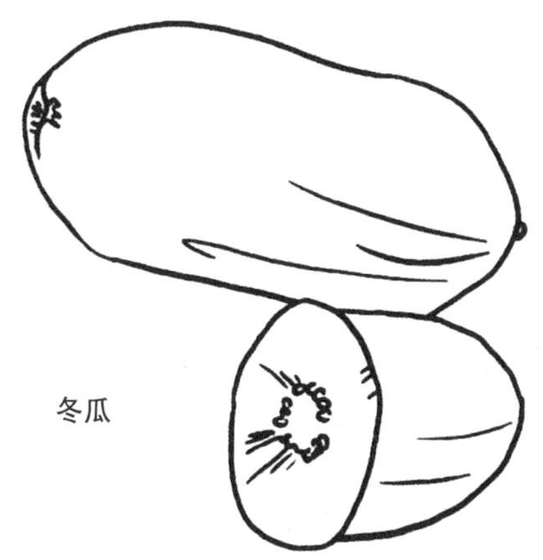
冬瓜

（1）冬瓜排骨汤

【材料】 排骨 300 克，冬瓜 500 克。

【调料】 盐适量，姜 5 克。

【制作方法】 ①冬瓜去皮去子，切块状；姜洗净切片。②排骨洗净斩件，氽水去浮沫，洗净备用。③排骨、冬瓜、姜同时下锅，加清水煮 30 ~ 45 分钟，加盐，再焖数分钟即可。

【功效】益气补虚、利尿通淋、降脂减肥，非常适于体虚的高脂血症、肥胖症患者以及水肿尿少的患者食用。

（2）油焖冬瓜

【材料】冬瓜 300 克，青辣椒、红辣椒各 20 克，葱、姜各 10 克。

【调料】盐 5 克，酱油 3 毫升，味精及鸡精各 2 克。

【制作方法】①冬瓜去皮、去子，洗净，切三角形厚块，面上划十字花刀；青红椒均洗净切块；姜洗净切丝；葱洗净切圈。②将切好的冬瓜入沸水中稍烫，捞出，沥干水分。③起锅上油，下入冬瓜块焖 10 分钟，加入青红椒块及姜丝、葱圈、盐、酱油、味精、鸡精，炒匀即可。

【功效】开胃消食、降脂减肥、利尿祛湿，适于肥胖症、高脂血症以及食欲不佳的人群食用。

◆ 黄瓜

【降脂关键】黄瓜中的维生素 P 有保护心血管的作用，而且黄瓜的热量很低，对于高血压、高脂血症，以及合并肥胖症的糖尿病患者，是一种理想的食疗蔬菜。

【食疗作用】黄瓜具有除湿、利尿、降脂、镇痛、促消化的功效。尤其是黄瓜中所含的纤维素能促进肠内腐败食物排泄，而所含的丙醇、乙醇和丙醇二酸还能抑制糖类物质转化为脂肪，对肥胖患者有利。

【选购保存】选购黄瓜，色泽应亮丽，若外表有刺状凸起，而且黄瓜头上顶着新鲜黄花的为最好。保存黄瓜要先将它表面的水分擦干，再放入密封保鲜袋中，封好袋口后冷藏即可。

【食用宜忌】黄瓜尾部含有较多的苦味素，苦味素有抗癌作用，所以不宜把黄瓜尾部全部丢掉。

宜：热病、肥胖、高血压、高脂血症、水肿、癌症、嗜酒者及糖尿病患者可经常食用黄瓜。

忌：脾胃虚弱、胃寒、腹痛腹泻、肺寒咳嗽者不宜常食黄瓜。

蒜黄瓜

【材料】大蒜 80 克，黄瓜 150 克。

【调料】盐、香油各适量。

【制作方法】①大蒜、黄瓜洗净切片。②将大蒜片和黄瓜片放入沸水中焯一下，捞出待用。③将大蒜片、黄瓜片装入盘中，将盐和香油搅拌均匀，淋在大蒜片、黄瓜片上即可。

【功效】保护心血管，调节并降血脂，降血压，降血糖，降胆固醇，软化血管。非常适于高脂血症、高血压等心脑血管疾病的患者食用。此外，常食本品还可杀菌消炎、增强免疫力。

◆ 苦瓜

【降脂关键】苦瓜中维生素 C 的含量在瓜类中首屈一指，可减少低密度脂蛋白及甘油三酯含量，增加高密度脂蛋白含量。

【食疗作用】苦瓜具有清暑除烦、解毒、明目、降血糖、补肾健脾、益气壮阳、提高机体免疫能力的功效，对痢疾、疮肿、热病烦渴、痱子过多、眼结膜炎、小便短赤等有一定的疗效。

【选购保存】苦瓜身上一粒一粒的果瘤，是判断苦瓜好坏的特征。颗粒越大越饱满，表示瓜肉也越厚。苦瓜不耐保存，即使在冰箱中存放也不宜超过 2 天。

【食用宜忌】苦瓜的苦味较重，在烹调前可将切好的苦瓜放入开水中焯一下，或者放在没有油的热锅中干炒一会儿，或者用盐腌一下，都可以减轻它的苦味；焯水还可以去除苦瓜中所含的草酸，有利于钙的吸收。

宜：苦瓜营养丰富，一般人均可食用，特别适合糖尿病、高血压、癌症及痱子患者食用。

忌：脾胃虚寒者不宜生食，食之容易引起吐泻腹痛，孕妇不宜多食苦瓜。

（1）苦瓜土豆汤

【材料】土豆150克，苦瓜100克，无花果100克。

【调料】盐6克，味精2克。

【制作方法】①将土豆、苦瓜、无花果洗净；苦瓜切条状；土豆去皮，切块。②锅中加1500毫升水煮沸，将无花果、苦瓜、土豆一同放入锅内，用中火煮45分钟。③待熟后，调入盐、味精即可食用。

【功效】润肺止咳，预防血胆固醇增高，可减少低密度脂蛋白和甘油三酯的含量，预防高脂血症。防癌抗癌。适于高脂血症、高血压、肺热咳嗽、癌症等患者食用。

（2）豉汁苦瓜

【材料】苦瓜500克，豆豉20克。

【调料】蒜泥、白糖、酱油、盐、鸡精、水淀粉各适量。

【制作方法】①苦瓜洗净，切去两头，再切成圆片，挖去瓤；豆豉剁碎。②锅中加油烧热，放入苦瓜片，煎至两面呈金黄色时放入大半杯水，加鸡精、酱油、豆豉碎块、盐、白糖、蒜泥。③用大火烧至汤汁浓稠，勾芡即可起锅。

【功效】保持血管弹性、降低血液中胆固醇的浓度。适用于高血压、动脉硬化、脑血管病、冠心病等患者食用。此外，还能清热泻火、增强体质、预防感冒，适于肝火旺盛的高血压患者食用；还能有效预防便秘。

◆ 土豆

【降脂关键】土豆富含粗纤维，可促进肠胃蠕动和加速胆固醇在肠道内代谢，具有通便和降低胆固醇的作用。适用于习惯性便秘，还可预防血胆固醇增高。

【食疗作用】土豆具有和胃调中、健脾益气、补血强肾等功效。土豆富含维生素、钾、纤维素等，可预防癌症和心脏病，帮助通便，并能增强机体免疫力。

【选购保存】应选择个头结实、没有出芽、颜色单一的土豆；土豆可以与苹果放在一起，因为苹果产生的乙烯会抑制土豆芽眼处的细胞产生生长素。

【食用宜忌】土豆必须去皮挖眼才能吃，发青发芽的土豆都不能吃，以防龙葵素中毒；白水煮土豆时，加点牛奶，不但味道好，而且可以防止土豆肉质发黄。

宜：土豆含丰富的粗纤维，所以妇女白带多、皮肤瘙痒、急性肠炎、习惯性便秘、皮肤湿疹、心脑血管疾病患者可以常食。

忌：糖尿病患者、腹胀者不宜食用土豆。

（1）土豆炖茄子

【材料】茄子150克，土豆200克，青辣椒、红辣椒各20克。

【调料】葱5克，盐2克，鸡精2克，高汤适量。

【制作方法】①土豆去皮，洗净切块；茄子洗净，切滚刀块；青、红辣椒洗净切丁；葱洗净切成葱花。②净锅上火，倒入油，油热后入葱花炒出香味，放入土豆、茄子翻炒，加盐，入高汤用大火煮30分钟。③将土豆、茄子煮软后用勺压成泥，加入鸡精，出锅撒入青、红椒丁即可。

【功效】预防高脂血症、肥胖症和动脉粥样硬化。

（2）土豆丝拌海蜇

【材料】海蜇100克，土豆200克。

【调料】盐5克，醋4毫升，味精3克，酱油5毫升，辣椒油3毫升，姜10克，葱10克。

【制作方法】①海蜇洗净切细丝；土豆去皮洗净切丝；姜洗净切丝；葱洗净切细丝。②海蜇、土豆入沸水中烫至熟，捞出。③将土豆、海蜇与所有调味料一起拌匀即可装盘。

【功效】降血脂、降胆固醇；滋阴生津、补虚益气、美容养颜。适于高脂血症、肥胖症、甲状腺肿大等患者以及爱美人士食用。

◆ 茄子

【降脂关键】茄子富含维生素P，能降低血液中胆固醇含量，软化微细血管，预防动脉硬化，保护心脏，对高血压、动脉硬化和坏血症有一定的防治作用。

【食疗作用】茄子具有活血化瘀、清热消肿、宽肠之效，适用于肠风下血、热毒疮痈、皮肤溃疡等；茄子还具有抗氧化功能，可防止细胞癌变，同时也能降低血液中胆固醇含量，预防动脉硬化，保护心脏。

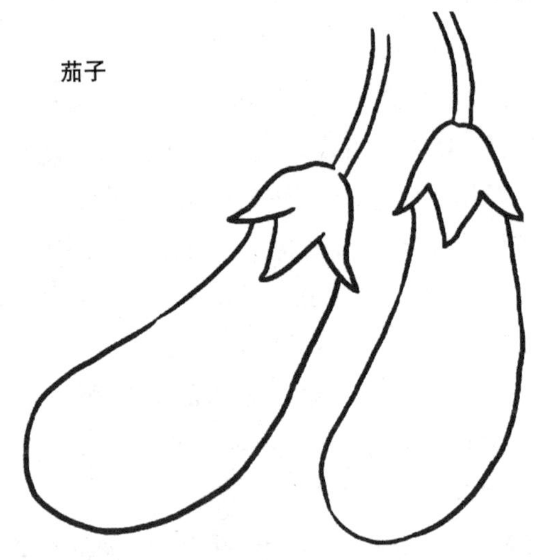
茄子

【选购保存】茄子以个形均匀周正，老嫩适度，无裂口、腐烂、锈皮、斑点，皮薄，子少，肉厚，细嫩者为佳。茄子的表皮覆盖着一层蜡质，具有保护茄子的作用，一旦蜡质层被冲刷掉，就容易受微生物侵害而腐烂变质。

【食用宜忌】秋后的老茄子含有较多茄碱，不宜多吃。油炸的茄子其含有的维生素P会大量流失，可挂糊上浆后再炸，以减少营养素的损失。手术前不宜吃茄子，因为其会延缓麻醉药的作用。

宜：发热、咯血、便秘、高血压、动脉硬化、坏血病、眼底出血、皮肤紫斑症等容易内出血的人可经常食用茄子。

忌：虚寒腹泻、目疾患者以及孕妇不宜食用茄子。此外，秋后茄子味偏苦，性寒更甚，体质虚冷之人不宜多食。

（1）麻辣茄子

【材料】茄子400克。

【调料】盐、葱各3克，辣椒酱5克，鸡精2克，红油适量。

【制作方法】①茄子去蒂洗净，切条状；葱洗净，切成葱花。②锅入水烧开，放入茄子汆水，捞出沥干备用。③锅下油烧热，放入茄子炒至八成熟，加盐、辣椒酱、鸡精、红油调味，炒熟装盘，撒上葱花即可。

【功效】使血管壁保持弹性，防止微血管破裂出血，使心血管保持正常；同时还有抗氧化功能，防止细胞癌变，也能降低血液中胆固醇含量，预防动脉硬化，保护心脏。

（2）茄子蒸青椒

【材料】青椒100克，茄子300克。

【调料】盐、味精各3克，酱油、红椒各10克。

【制作方法】①茄子洗净，切条，摆盘；青椒、红椒洗净，切块。②油锅烧热，下入青椒、红椒爆香，放入盐、味精、酱油调成味汁，淋在茄子上。③将盘子放入锅中，隔水蒸熟即可。

【功效】保护心血管，使心血管保持正常功能，同时还可以降脂减肥，增加食欲，帮助消化，预防癌症。

◆ 芹菜

【降脂关键】芹菜中含有丰富的挥发油、甘露醇等，能促进肠道胆固醇的排泄，减少人体对脂肪的吸收，从而降低血脂。

【食疗作用】芹菜具有清热除烦、平肝、利水消肿、凉血止血的作用，对头痛、头晕、暴热烦渴、黄疸、水肿、小便热涩不利、妇女月经不调、赤白带下、痄腮等病症有食疗作用。而且芹菜含铁量较高，也是缺铁性贫血患者的佳蔬。

【选购保存】要选色泽鲜绿、叶柄厚、茎部稍呈圆形、内侧微向内凹的芹菜。贮存用新鲜膜将茎叶包严，根部朝下，竖直放入水中，水没过芹菜根部5厘米，可保持芹菜一周内不老不焉。

【食用宜忌】芹菜叶中所含的胡萝卜素和维生素C比茎多，不要把能吃的嫩叶扔掉。

宜：高血压、动脉硬化、缺铁性贫血患者及经期妇女可经常食用芹菜。

忌：脾胃虚寒者、肠滑不固者、血压偏低者慎食芹菜。

（1）红油芹菜香干

【材料】芹菜200克，香干150克，红椒30克。

【调料】红油15克，盐3克，鸡精1克。

【制作方法】①将芹菜洗净，切段；香干洗净，切条；红椒洗净，切丝。②炒锅加油烧热，放入芹菜快炒，再倒入香干和红椒一起翻炒。③加入红油、盐和鸡精调味，炒熟后即可装盘。

【功效】降血压、降血脂。适于高脂血症、高血压、冠心病、动脉硬化等疾病患者食用。

（2）西芹炒胡萝卜

【材料】芹菜250克，胡萝卜150克。

【调料】香油10克，盐3克，鸡精1克。

【制作方法】①将芹菜洗净，切菱形块，入沸水锅中焯水；胡萝卜洗净，切成粒。②锅注油烧热，放入芹菜爆炒，再加入胡萝卜粒一起炒匀，至熟。③调入香油、盐和鸡精调味即可出锅。

【功效】降血压、降血脂、养肝明目，可有效预防冠心病、动脉硬化等疾病的发生。

◆ 油菜

【降脂关键】油菜为低脂肪蔬菜，而且其含有膳食纤维，能与胆酸盐和食物中的胆固醇及甘油三酯结合从粪便中排出，从而减少脂类的吸收。

【食疗作用】油菜具有活血化瘀、消肿解毒、促进血液循环、润肠通便、美容养颜、强身健体的功效，对游风丹毒、手足疖肿、乳痈、习惯性便秘、老年人缺钙等病症有一定疗效。

【选购保存】挑选叶色较青、新鲜、无虫害的油菜为宜。冬天可用无毒塑料袋保存，如果温度在0℃以上，可在菜叶上套上塑料袋，口不用扎，根朝下戳在地上即可。

【食用宜忌】烹调油菜时最好现做现切，炒的时候用旺火，这样可保持油菜的鲜脆，而且可使其营养成分不被破坏。忌吃隔夜的熟油菜。

宜：口腔溃疡者，口角湿白者，齿龈出血、牙齿松动者，瘀血腹痛者，癌症患者宜常食油菜。

忌：孕早期妇女，小儿麻疹后期，患有疥疮和狐臭的人不宜食用油菜。

（1）双冬扒油菜

【材料】油菜500克，冬菇50克，冬笋肉50克。

【调料】盐5克，味精2克，蚝油10克，老抽5克，糖20克，淀粉少许，麻油少许。

【制作方法】①油菜洗净，入沸水中焯烫；锅中加少许油烧热，放入油菜翻炒，调入盐、味精，炒熟盛出，摆盘成圆形。②冬菇、冬笋洗净，放入油锅中稍炒，加蚝油、水，调入老抽、盐、味精、糖，焖约5分钟。③用淀粉勾芡，调入麻油，盛出放在摆有油菜的碟中间即可。

【功效】减少胃肠道对脂类的吸收，防止脂质在动脉壁沉积，能够有效降低胆固醇和甘油三酯，保护血管。

（2）口蘑扒油菜

【材料】油菜400克，口蘑150克，枸杞30克。

【调料】高汤适量，盐3克，鸡精1克，蚝油15克。

【制作方法】①将油菜洗净，对半剖开，入沸水中焯水，沥干，摆盘中；口蘑洗净，沥干备用；枸杞洗净。②锅注油烧热，下入口蘑翻炒，注入适量高汤煮开，加入枸杞。③加入蚝油、盐和鸡精调味，起锅倒在油菜上。

【功效】益胃润肠、散血热、解表、化痰、理气、降血压、降血脂、减肥排毒、抑制血清和肝脏中胆固醇上升、保护肝脏。适于高血压和高脂血症患者食用。

◆ 蒜薹

【降脂关键】蒜薹中含有丰富的维生素C，具有明显的降血脂及预防冠心病和动脉硬化的作用。

【食疗作用】蒜薹中所含的大蒜素、大蒜新素可以抑制金黄色葡萄球菌、痢疾杆菌、大肠杆菌等细菌的生长繁殖。

【选购保存】应挑选长条脆嫩、枝条浓绿、根部白嫩者。根部发黄、顶端开花、纤维粗的则不宜购买。冷藏最佳。

【食用宜忌】烹调蒜薹时，宜先烧热油锅，高温时再下菜，炒透后再放盐，这样可保证菜嫩而不老，营养损失较少，炒的时候不宜加盖，否则菜容易变黄。

宜：冠心病患者、高脂血症患者、便秘者可常食蒜薹。

忌：肝病患者、胃酸分泌过多及消化能力弱者不宜食用蒜薹。

（1）蒜薹炒山药

【材料】山药 200 克，蒜薹 200 克。

【调料】盐 3 克，红椒适量。

【制作方法】①将山药去皮洗净，斜切成片；蒜薹洗净，切段；红椒洗净切丝。②热锅下油，放入蒜薹段和山药片翻炒至八成熟，加入红椒丝翻炒至熟，调入盐炒匀即可。

【功效】健脾益气，杀菌，消食，降血压，降血脂，防止血栓形成，减少脑血管栓塞，能够有效防治冠心病及动脉硬化。

（2）蒜薹炒玉米笋

【材料】蒜薹 200 克，玉米笋 200 克。

【调料】盐 2 克，味精 1 克，料酒、香油各适量。

【制作方法】①蒜薹洗净，切段；玉米笋用开水焯。②炒锅加油烧热，放入蒜薹翻炒，再加入玉米笋、料酒、盐、味精炒熟，淋上香油即可。

【功效】降血脂，降血压，预防流感及细菌性痢疾，防止伤口感染，辅助治疗感染性疾病和驱虫。

◆ 洋葱

【降脂关键】洋葱是极少数含有前列腺素 A 的蔬菜，能够扩张血管，降低血液黏稠度和血脂，减少外周血管和心脏冠状动脉的阻力，预防血栓。还能起到对抗人体内儿茶酚胺等升压物质的作用，又能促进钠盐的排泄，从而使血压下降。是高脂血症、高血压患者的佳蔬。

【食疗作用】洋葱具有散寒、健胃、发汗、祛痰、杀菌、降血脂、降血压、降血糖、抗癌之功效，常食洋葱还可以降低血管脆性，保护人体动脉血管，并能帮助防治流行性感冒。

【选购保存】要挑选球体完整、没有裂开或损伤、表皮完整光滑者。保存应将洋葱放入网袋中，然后悬挂在室内阴凉通风处，或者放在有透气孔的专用陶瓷罐中。

【食用宜忌】洋葱不可过量食用，因为它易产生挥发性气体，过量食用会产生胀气和排气过多，给人造成不快。

宜：高血压、高脂血症、动脉硬化、糖尿病、癌症、急慢性肠炎、痢疾等病症患者以及消化不良、饮食减少和胃酸不足者可经常食用洋葱。

忌：皮肤瘙痒性疾病、眼疾以及胃病、肺炎患者不宜食用洋葱。

（1）洋葱火腿汤

【材料】洋葱 50 克，火腿 15 克，青豆 15 克，鸡蛋 1 个。

【调料】盐、味精、胡椒粉各 2 克，香油少许。

【制作方法】①将洋葱洗净，切丁；火腿切丁；青豆洗净备用；将鸡蛋磕入碗中，加少量盐搅成蛋液备用。②锅内放油烧热，放入洋葱丁、青豆略炒，加水煮沸。③加入火腿、胡椒粉、味精，倒入蛋液，搅散成蛋花，加盐调味，淋入香油即可。

【功效】益气补虚、温胃散寒、杀菌益肠、降血脂、降血压，可辅助治疗高脂血症、高血压、癌症、体虚易感冒等。

（2）洋葱圈

【材料】洋葱、青辣椒、红辣椒各 1 个。

【调料】醋 10 毫升，盐 3 克，胡椒粉、味精、白糖、水淀粉各适量。

【制作方法】①洋葱剥去老皮，洗净后切成圈；青、红辣椒洗净，切成圈。②炒锅里加入油，烧热后先放入青辣椒圈、红辣椒圈翻炒，再放入洋葱圈翻炒。③炒至五成熟时加入盐、味精、醋、胡椒粉、白糖调味，用水淀粉勾一层薄芡即可出锅。

【功效】降血压、开胃消食、温胃散寒，适用于脾胃虚寒的高脂血症患者。但肝火旺盛的高脂血症和高血压患者不宜食用。

◆ 青椒

【降脂关键】青椒中所含的辣椒素能促进脂肪的新陈代谢，防止体内脂肪积存，有利于降血脂及减肥。

【食疗作用】青椒具有解热镇痛、温中下气、散寒除湿的功效，能增强人的体力，缓解因工作、生活压力造成的疲劳。其特有的味道和所含的辣椒素有刺激唾液和胃液分泌的作用，能增强食欲，帮助消化，促进肠蠕动，预防便秘。此外，青椒还能预防癌症。

【选购保存】选购青椒的时候，要选择外形饱满、色泽浅绿、有光泽、肉质细腻、气味微辣略甜、用手掂感觉有分量的。熔化一些蜡烛油，把每支青椒的蒂都在蜡烛油中蘸一下，然后装进保鲜袋中，封严袋口，放在10℃的环境中，可贮存2～3个月。

【食用宜忌】烹调青椒时最好别用酱油，因为这样会使菜色变暗，味道也不会清香。

宜：食欲不佳、伤风感冒、风湿性疾病患者可经常食用青椒。

忌：眼疾、食管炎、胃肠炎、胃及十二指肠溃疡、痔疮、肺结核等病症患者不宜食用青椒。

（1）双椒拌花生米

【材料】花生米100克，青、红椒各50克。

【调料】芥末、芥末油、香油各5毫升，盐3克，味精2克，白醋2毫升，熟芝麻5克。

【制作方法】①青、红椒均洗净，切圈，放入沸水锅中焯熟，沥水备用。②花生米洗净，入沸水锅内焯水。③将芥末、芥末油、香油、盐、味精、白醋、熟芝麻放入青、红椒圈和花生米中拌匀，装盘即成。

【功效】 润肠通便、益智补脑、增强食欲、降脂减肥，适用于高脂血症、肥胖患者。同时可辅助治疗便秘、食欲不振、高脂血症、阿尔茨海默症等。

（2）虎皮杭椒

【材料】 杭椒500克。

【调料】 酱油20毫升，醋10毫升，盐、糖各5克，味精2克。

【制作方法】 ①杭椒洗净去蒂，沥干水待用。②油锅烧热，放入杭椒翻炒至表面稍微发白和有焦糊点时，加入酱油和盐翻炒。③炒至将熟时加入醋、糖和味精炒匀，转小火焖2分钟，收干汁水即可。

【功效】 温中下气、散寒除湿、开胃消食、降脂减肥，适于食欲不振者、畏寒怕冷易感冒者以及高脂血症、肥胖症患者食用。

◆ 空心菜

【降脂关键】 空心菜粗纤维含量丰富，这种食用纤维是由纤维素、半纤维素、木质素、胶浆及果胶等组成的，具有促进肠蠕动、通便解毒的功效。实验证明，空心菜的水浸出液，能够降低胆固醇、甘油三酯，是减肥降脂的佳品。

【食疗作用】 空心菜具有促进肠道蠕动、通便解毒、清热凉血、利尿降压的功效，可用于防热解暑，对食物中毒、吐血鼻衄、尿血、小儿胎毒、痈疮、疔肿、丹毒等症状也有一定的食疗作用。

【选购保存】 选购空心菜以茎粗、叶绿、质脆者为佳，冬天可用无毒塑料袋保存，如果温度在0℃以上，可在空心菜叶上套上塑料袋，口不用扎，根朝下戳在地上即可。

【食用宜忌】 空心菜买回后，容易因为失水而发软、枯萎，烹调前宜放入清水中浸泡半小时，可恢复鲜嫩的质感。

宜： 高血压、头痛、糖尿病、鼻血、便秘、淋浊、痔疮、痈肿等患者可经常食用空心菜。

忌：体质虚弱、脾胃虚寒、大便溏泄者要慎食，血压低者要禁食，女性月经期间应少食或不食。

（1）空心菜梗炒豆豉

【材料】空心菜梗300克，豆豉30克，红甜椒20克。

【调料】香油4克，盐、鸡精各适量。

【制作方法】①将空心菜梗洗净，切小段；红甜椒洗净，切片。②锅加油烧至七成热，倒入豆豉炒香，再倒入空心菜梗滑炒，加入红甜椒一起翻炒至熟。③加盐、鸡精和香油调味，炒匀即可装盘。

【功效】降血脂、防癌抗癌、预防感冒，适于抵抗力差者以及糖尿病、癌症、高脂血症等患者食用。

（2）椒丝空心菜

【材料】空心菜400克，红椒20克。

【调料】盐、鸡精、蒜蓉各适量。

【制作方法】①将空心菜择洗干净，切成长段；红椒洗净，切成丝。②大火将油烧热，放入蒜蓉爆香。③再将空心菜、红椒倒入锅中略炒，加入盐、鸡精炒匀即可。

【功效】降血压、降血脂、降胆固醇、降甘油三酯，对防癌、减肥有益。适于高血压、高脂血症、便秘、癌症等患者。

◆ 西兰花

【降脂关键】西兰花中所含的植物固醇，其结构与胆固醇相似，能够在肠道中与胆固醇竞争吸收途径，可有效降低血液中的胆固醇水平。西兰花还含有大量的膳食纤维，有利于脂肪代谢，可预防高脂血症。

【食疗作用】西兰花有爽喉、开音、润肺、止咳的功效，长期食用可以减少乳腺癌、直肠癌及胃癌等癌症的发病率。西兰花能够阻止胆固醇氧化，防止血小板凝结成块，从而减少心脏病与中风的危险。

【选购保存】选购西兰花以菜株亮丽、花蕾紧密结实者为佳；花球表面无凹凸，整体有隆起感，拿起来没有沉重感的为良品。用纸张或透气膜包住西兰花（纸张上可喷少量的水），然后直立放入冰箱的冷藏室内，可保鲜 1 周左右。

【食用宜忌】食用西兰花前应当将其放在盐水里浸泡几分钟，可去除残留农药，诱菜虫出来后再烹饪。

宜：高脂血症、口干口渴、消化不良、食欲不振、大便干结者，以及癌症患者、肥胖者、体内缺乏维生素 K 者宜常吃西兰花。

忌：尿路结石者不宜食用西兰花。

（1）素炒西兰花

【材料】西兰花 400 克。

【调料】盐 3 克，鸡精 2 克。

【制作方法】①将西兰花撕成小块，放入清水中，加少量盐浸泡 15 分钟，然后洗净，捞起沥干水分。②炒锅置于火上，注入适量油烧热，放入西兰花滑炒至七成熟时调入盐和鸡精调味。③炒熟后即可起锅装盘。

【功效】利尿降压、补血养颜、降脂润肠，适用于高脂血症、高血压、糖尿病患者，能有效预防心脑血管性疾病的发生。长期食用还可以减少乳腺癌、直肠癌及胃癌等癌症的发病率。

（2）西兰花拌红豆

【材料】西兰花 250 克，红豆、洋葱各 100 克。

【调料】橄榄油 3 克，柠檬汁少许。

【制作方法】①洋葱剥皮，洗净，切丁；西兰花洗净切小块，放入沸水中焯烫至熟，捞起；红豆泡水后入沸水中烫熟备用。②将橄榄油、柠檬汁调成酱汁。③将洋葱、西兰花、红豆、酱汁混合拌匀即可。

【功效】清热解毒、利尿通淋、防癌抗癌、降血脂、降血压，可辅助治疗高脂血症、尿路感染、癌症等病。

◆ 西红柿

【降脂关键】西红柿中的西红柿红素是一种脂溶性生物类黄酮，具有类似胡萝卜素的强力抗氧化作用，可清除自由基，防止低密度脂蛋白受到氧化。还能降低血浆胆固醇浓度。

【食疗作用】西红柿具有止血、降压、利尿、健胃消食、生津止渴、清热解毒、凉血平肝的功效，可以预防宫颈癌、膀胱癌、胰腺癌等，另外，西红柿还能美容和治疗口疮。

【选购保存】选购西红柿以个大、饱满、色红成熟、紧实者为佳，常温下置通风处能保存3天左右，放入冰箱冷藏可保存5～7天。

【食用宜忌】不能吃未成熟的西红柿，因为含有大量的有毒番茄碱，食用后会出现恶心、呕吐、全身乏力等中毒症状，对身体有害。

宜：热性病发热、口渴、食欲不振、习惯性牙龈出血、贫血、头晕、心悸、高血压、急慢性肝炎、急慢性肾炎、夜盲症和近视眼者可经常食用西红柿。

忌：急性肠炎、细菌性痢疾患者不宜食用。

(1) 西红柿炒洋葱

【材料】洋葱100克，西红柿200克。

【调料】番茄酱、盐、醋、白糖、水淀粉各适量。

【制作方法】①洋葱、西红柿分别洗净，切块。②锅加油烧热，放入洋葱、西红柿炸一下，捞出控油。留底油，放入番茄酱，翻炒变色后加水、盐、白糖、醋调成汤汁，待汤开后放入炸好的洋葱、西红柿，翻炒片刻，用水淀粉勾芡即可。

【功效】降血脂、血压、胆固醇，保护心脑血管，适用于高血压、高脂血症等疾病患者食用。另外，还可发汗、杀菌、美容、润肠，常食可增强患者的免疫力。

（2）西红柿炒口蘑

【材料】口蘑 300 克，西红柿 2 个。

【调料】料酒、水淀粉各 5 毫升，盐 3 克，葱段、高汤、香油各适量。

【制作方法】①西红柿表面划十字花刀，放入沸水中略焯，捞出撕去外皮，切块；口蘑洗净，切好，放入沸水中焯水，沥干水。②炒锅置火上，加油烧热，放入口蘑炒匀，加盐、料酒、高汤翻炒片刻，放入西红柿块，炒至西红柿汁浓时，用水淀粉勾薄芡，撒入葱段，淋上香油即可。

【功效】降低血液中胆固醇，软化血管，可以有效地预防高胆固醇或高脂血症，减缓心血管疾病的发展。还可清热、润肠、补虚、益胃。

◆ 绿豆芽

【降脂关键】绿豆芽富含维生素 C，可影响高密度脂蛋白含量，将胆固醇转变为胆酸排出，从而降低总胆固醇。

【食疗作用】绿豆芽具有清暑热、通经脉、解诸毒的功效，还可用于补肾、利尿、消肿、滋阴壮阳、调五脏、美肌肤、利湿热、降血脂、软化血管。

【选购保存】消费者可以采用“一看二闻”的方法，看看豆芽的颜色是否特别雪白，闻闻有没有一些刺鼻的气味，特别雪白和有刺激味道的豆芽建议不要购买。选购顶芽大、茎长、有须根的豆芽比较安全。绿豆芽由绿豆浸水发芽而成，趁新鲜时食用，若需保存，应放塑料袋中密封置冰箱中保存。

【食用宜忌】绿豆芽性寒，如果在烹调时配上一点姜丝，可以中和它的寒性；另外，炒绿豆芽时，还可适当加些醋，以保存水分和维生素C。

宜：高脂血症、湿热郁滞、食少体倦、热病烦渴、大便秘结、小便不利、目赤肿痛、口鼻生疮等患者宜常食绿豆芽。

忌：脾胃虚寒者慎食，少食绿豆芽。

（1）绿豆芽韭菜汤

【材料】绿豆芽100克，韭菜30克。

【调料】盐少许。

【制作方法】①将绿豆芽洗净；韭菜洗净切段备用。②净锅上火倒入花生油，下入绿豆芽稍炒，倒入水，调入盐煮至熟，撒入韭菜即可。

【功效】降低胆固醇和血脂；补肾壮阳，通利肠道。适于肥胖症、高脂血症、高血压等患者食用。

（2）绿豆芽炒金针菇

【材料】绿豆芽300克，金针菇150克，青椒、红椒各50克。

【调料】盐3克，鸡精1克。

【制作方法】①绿豆芽洗净；金针菇洗净；青椒、红椒均洗净，切丝。②锅加油烧热，放入青椒和红椒炒香，再放入绿豆芽和金针菇翻炒至熟。③调入盐和鸡精调味，装盘。

【功效】清热利尿、降血脂、降血压，常食还能软化血管，预防心脑血管性疾病。适于高脂血症、高血压、肥胖、冠心病、动脉硬化、癌症、便秘、水肿、上火等患者食用。

◆ 黄豆芽

【降脂关键】黄豆芽中含有的膳食纤维有润肠通便的作用，从而减缓葡萄糖与胆固醇的吸收。黄豆芽中还含有维生素E，有促进胆固醇代谢、稳定血脂的作用。

【食疗作用】黄豆芽具有清热明目、补气养血、消肿除痹、祛黑痣、治疣赘、润肌肤、防止牙龈出血及心血管硬化以及降低胆固醇等功效，对脾胃湿热、大便秘结、寻常疣、高脂血症等症有一定疗效。

【选购保存】选购顶芽大、茎长、有须根的豆芽比较安全，特别雪白和有刺激味道的豆芽建议不要购买。豆芽质地娇嫩，含水量大，有两种保存方法，一种是用水浸泡保存，另一种是放入冰箱冷藏。

【食用宜忌】炒黄豆芽时，先在锅中放少量黄酒，然后放盐，可以去除黄豆芽的豆腥味；也可放少量醋，能防止营养成分的流失。

宜：一般人群皆可食用黄豆芽，尤其适合胃中积热、妇女妊娠高血压、癌症、癫痫、肥胖、便秘、痔疮患者食用。

忌：慢性腹泻、脾胃虚寒者不宜食用。

（1）炒豆芽

【材料】黄豆芽400克，青蒜3根。

【调料】香油10克，盐3克，白糖5克，干红辣椒3个，味精1克。

【制作方法】①将黄豆芽掐去根须，拣出豆皮，洗净后控干水分；干红辣椒、青蒜洗净，切成小段。②将锅置火上，倒油烧热，下入黄豆芽炒至水分不多时捞出备用。③将干辣椒段下入锅内，炒出香辣味，加入黄豆芽、盐、白糖、味精炒匀，再放入青蒜段，淋入香油，翻炒几下即成。

【功效】清热利湿、降脂减肥，适于高血压合并高脂血症以及肥胖症的患者食用。同时，可有效防治维生素 B_2 缺乏症，减少癫痫发作。

（2）黄豆芽拌香菇

【材料】黄豆芽 100 克，鲜香菇 80 克。

【调料】盐 3 克，味精少许，葱白丝、红椒各 30 克，香菜末 15 克，红油适量。

【制作方法】①黄豆芽择洗干净；鲜香菇洗净，去蒂，焯水后切片；红椒洗净，焯水后切丝。②将黄豆芽、香菇、红椒、葱白丝、香菜末同拌，调入盐、味精拌匀。③淋入红油即可。

【功效】清热化痰、利尿消肿、降血脂，适于痰湿中阻的高脂血症患者食用。

◆ 胡萝卜

【降脂关键】胡萝卜中的胡萝卜素与维生素 A 是溶脂性物质，可以溶解脂肪。胡萝卜还含有槲皮素、山柰酚等，能增加冠状动脉血流量，从而降血压、降血脂。

【食疗作用】胡萝卜有健脾和胃、补肝明目、清热解毒、降血压、降气止咳等功效，对于肠胃不适、便秘、夜盲症、性功能低下、麻疹、百日咳、小儿营养不良、高血压等病症有食疗作用。胡萝卜还含有降糖物质，也是糖尿病患者的良好食品。

【选购保存】要选根粗大、心细小、质地脆嫩、外形完整的胡萝卜。以表面光泽、感觉沉重的为佳。冷藏可保鲜 5 天，冷冻可保鲜 2 个月左右。

【食用宜忌】由于胡萝卜素和维生素 A 是脂溶性物质，所以应当用油炒熟或和肉类一起炖煮后再食用，以利于吸收。

宜：癌症、高血压、夜盲症、干眼症、营养不良、食欲不振、皮肤粗糙者可经常食用胡萝卜。

忌：不要过量食用，大量摄入胡萝卜素会令皮肤变成橙黄色。烹调胡萝卜时，不要加醋，以免胡萝卜素损失。

（1）胡萝卜丝炒土豆丝

【材料】土豆250克，水发香菇25克，青椒20克，胡萝卜100克。

【调料】盐4克，料酒3毫升，白糖2克，水淀粉、鲜汤各适量。

【制作方法】①将水发香菇、青椒、胡萝卜均洗净，切丝。②将土豆削皮切成丝，洗净捞起沥水，放入油锅中炒至断生，捞起沥油。③原锅留油，倒入青椒、香菇、胡萝卜，加入料酒稍炒，再加入盐、白糖和土豆丝，拌炒后加入鲜汤少许，待沸后用水淀粉勾芡即可。

【功效】益气健脾、增进食欲、清肝明目、降脂减肥，适于食欲不佳、高脂血症、高血压等患者食用。

（2）胡萝卜牛骨汤

【材料】牛骨500克，胡萝卜1个，西红柿2个，花菜100克，洋葱半个。

【调料】盐、胡椒粉各适量。

【制作方法】①牛骨洗净拆块备用；胡萝卜去皮，洗净切大块；西红柿洗净切块；洋葱洗净切片。②将牛骨、胡萝卜块、西红柿块、花菜块、洋葱片放于瓦煲中，加适量清水煲2个小时。③加胡椒粉、盐调味即成。

【功效】益气补虚、防癌抗癌、降血压、降血脂，适于体虚营养不良、高脂血症、高血压、癌症等患者食用。

◆ 白萝卜

【降脂关键】白萝卜富含香豆酸等活性成分，能够降血糖，降胆固醇，促进脂肪代谢，适合高血压性糖尿病、高脂血症、肥胖症等患者食用。

【食疗作用】白萝卜能促进新陈代谢，增强食欲，化痰清热，帮助消化，对食积腹胀、咯痰失音、吐血、消渴、痢疾、头痛、排尿不利等症有食疗作用。常吃白萝卜可降血脂、软化血管、稳定血压，还可预防冠心病、动脉硬化、胆石症等疾病。

【选购保存】以个体大小均匀、表面光滑的白萝卜为优。保存白萝卜最好能带泥存放，如果室内温度不太高，可放在阴凉通风处，也可洗净放入冰箱保鲜。

【食用宜忌】白萝卜可生食、炒食，也可做药膳煮食，或者煎汤、捣汁饮，或外敷患处在烹调中可用作配料或点缀。

宜：高血压、糖尿病、心血管疾病、头屑多、咳嗽痰多、鼻出血、腹胀停食、腹痛等患者可经常食用。

忌：阴盛偏寒体质者，脾胃虚寒者，胃及十二指肠溃疡者，慢性胃炎者，先兆流产、子宫脱垂者不宜多食白萝卜。

（1）白萝卜拌花生仁

【材料】白萝卜 200 克，花生仁 50 克，黄豆 30 克。

【调料】盐 3 克，香油适量。

【制作方法】①白萝卜去皮洗净，切丁，用盐腌渍备用；花生仁、黄豆洗净备用。②锅下油烧热，放入花生仁、黄豆炸香，待熟捞出控油，盛入装萝卜丁的碗中，加香油拌匀即可。

【功效】降血脂、软化血管、稳定血压、降低胆固醇，并能预防冠心病、动脉硬化等病，有助于防治高脂血症、动脉硬化、高血压和冠心病。

（2）醋泡白萝卜

【材料】白萝卜 1000 克，红辣椒 50 克。

【调料】盐 100 克，醋 150 毫升，白糖 75 克。

【制作方法】①白萝卜洗净切片，每个萝卜切成 6 等份，但底部连接不切断；红辣椒切粒状；醋、盐和白糖同放一碗内兑成味汁。②将白萝卜入盐水里泡 40 分钟取出，用手压出水分。将白萝卜投入调味汁内浸泡 1 ～ 2 小时，待味汁充分渗透到萝卜里，再将红辣椒粒撒入刀口等处，就可食用了。

【功效】降低胆固醇、降血脂、促进脂肪代谢，适于高血压、高脂血症、糖尿病、肥胖症、动脉硬化等患者食用。

◆ 菠菜

【降脂关键】菠菜能够清理人体肠胃热毒，能够养血止血，润燥，防治便秘，有助于降低血脂。菠菜中大量的纤维可缓解血糖上升速率，刺激肠胃蠕动，帮助排便和排毒。加快胆固醇的排出，有利于脂肪和糖分代谢，是控制高脂血症与高血糖的一种手段。

【食疗作用】菠菜具有养血、止血、敛阴、润燥功效；能促进肠道蠕动，利于排便。对于痔疮、慢性胰腺炎、便秘、肛裂等病症有食疗作用。还能促进生长发育，增强抗病能力，促进人体新陈代谢，延缓衰老。

【选购保存】挑选叶色较青、新鲜、无虫害的菠菜为宜。冬天可用无毒塑料袋保存，如果温度在 0℃以上，可在菠菜上套上塑料袋，口不用扎，根朝下戳在地上即可。

【食用宜忌】菠菜中含有草酸，食用后会影响人体对钙的吸收，所以烹炒菠菜前，宜焯水，减少草酸含量。

宜：高血压患者、便秘者、贫血者、坏血病患者、电脑工作者、爱美者、糖尿病患者及皮肤粗糙、过敏者都可经常食用菠菜。

忌：肾炎患者、肾结石患者及脾虚便溏者不宜食用菠菜。

（1）菠菜拌蛋皮

【材料】鲜菠菜 750 克，鸡蛋 3 个。

【调料】盐、味精、水淀粉、葱丝、姜丝、花椒、香油各适量。

【制作方法】①菠菜择去老根，劈开，洗去泥沙，捞出控水；鸡蛋磕入碗中，加盐、水淀粉搅匀，放入油锅中摊成蛋皮，切丝。②锅内注入清水，烧沸，放入菠菜焯熟，捞出放冷水中过凉，挤干水分，加盐、味精、葱丝、蛋皮丝、姜丝拌匀。③锅洗净，放入少许香油，用小火烧至五六成熟时，放入花椒炒出香味，捞出花椒，将花椒油淋在菠菜上即可。

【功效】补血益气、敛阴润燥、通便润肠、降血脂，适用于血虚便秘及贫血、高脂血症患者食用。

(2) 菠菜柴鱼卷

【材料】菠菜6株，柴鱼卷6片，春卷皮6张。

【调料】番茄酱、盐各适量。

【制作方法】①将菠菜洗净，入加盐的沸水中烫熟，捞起，沥干水分，待凉。②春卷皮排平，铺上熟的柴鱼片，上置菠菜。③最后淋上少许番茄酱，卷紧即成。

【功效】促进体内胆固醇和脂肪代谢，有效降血压，控制高脂血症，增强人体的免疫力，还可有效预防心脑血管疾病的发生。

◆ 荠菜

【降脂关键】荠菜含有乙酰胆碱、谷甾醇和季胺化合物，不仅可以降低血液及肝脏内胆固醇和甘油三酯的含量，还有降血压的作用。

【食疗作用】荠菜有健脾利水、止血解毒、降压明目、预防冻伤的功效，并可抑制眼晶状体的醛还原为酶，对糖尿病性白内障有食疗作用，还可增强大肠蠕动，促进排便。

【选购保存】以单棵生长的为好。红叶的不要嫌弃，红叶的香味更浓，风味更好。荠菜去掉黄叶老根，洗干净后，用开水焯一下，待颜色变得碧绿后捞出，沥干水分，按每顿的食量分成小包，放入冷冻室保存。

【食用宜忌】荠菜的吃法多样，可用于清炒、煮汤、凉拌、包饺子、做春饼、做豆腐丸子等，但是在烹调荠菜时，最好不要加蒜、姜、料酒调味，以免破坏荠菜本身的清香味。

宜：一般人皆可食用芥菜，尤其适合痢疾、水肿、淋病、乳糜尿、吐血、便血、血崩、月经过多、目赤肿痛患者以及高脂血症、高血压、冠心病、肥胖症、糖尿病、肠癌及痔疮等病症患者食用。

忌：便清泄泻及素体体弱者不宜常食芥菜。

（1）荠菜炒冬笋

【材料】冬笋 450 克，荠菜末 30 克。

【调料】酱油 6 克，白糖 3 克，味精 4 克，花椒 12 克，料酒 6 毫升。

【制作方法】①冬笋切小块。②锅中入油少许，将花椒炸出香味，捞出。倒入冬笋翻炒，加酱油、白糖、料酒，加盖焖烧至入味。③加入荠菜末、味精炒匀，淋上少量香油出锅即可。

【功效】健脾养胃、润肠通便。有助于防治高血压、冠心病、肥胖症、糖尿病、肠癌及痔疮等。

（2）荠菜干丝汤

【材料】荠菜、豆腐干各 30 克，小白菜、枸杞各少许。

【调料】盐、味精、香油各适量。

【制作方法】①荠菜洗净切丁，焯水；豆腐干切丝；小白菜洗净掰开。②将荠菜、豆腐干入水煮沸，放入白菜、盐、味精、枸杞再煮一小会儿即可。

【功效】健脾利水、止血解毒；降压明目。可辅助治疗热性病症、水肿、高脂血症、肥胖症。

◆ 韭菜

【降脂关键】韭菜中含有挥发油，可促进食欲，降低血脂；韭菜中含有大量的膳食纤维与硫化物，能够降低胆固醇，对于高脂血症、高血压与冠心病有一定的疗效。

【食疗作用】韭菜能温肾助阳、益脾健胃、行气理血，多吃韭菜，可养肝，增强脾胃之气，对心脑血管疾病也有一定的食疗作用。此外，常食韭菜还能使黑色素细胞内酪氨酸系统功能增强，有效改变皮肤毛囊的黑色素，消除皮肤白斑，并使头发乌黑发亮。

【选购保存】冬季到春季出产的韭菜，叶肉薄且柔软，夏季出产的韭菜则叶肉厚且坚实。选购的时候选择韭菜上带有光泽的、叶片不会下垂、结实而新鲜水嫩的。保存宜放冰箱冷藏。

【食用宜忌】韭菜切开后，放于空气中，其味道会散发，所以，建议在烹调前再切。

宜：韭菜一般人群皆可食用，尤其是高脂血症、高血压、夜盲症、干眼病患者食用。

忌：消化不良、肠胃功能较弱、胃病患者不宜常食韭菜。

（1）韭菜炒豆腐干

【材料】韭菜400克，豆腐干100克，红椒20克。

【调料】盐3克，鸡精1克。

【制作方法】①将韭菜洗净，切段；豆腐干洗净，切细条；红椒洗净，切段。②锅加油烧至七成热，倒入韭菜翻炒，再加入豆腐干和红椒一起炒至熟。③最后加入盐和鸡精调味，起锅装盘即可。

【功效】促进食欲，杀菌，降血脂。适于高脂血症、冠心病患者食用。

（2）核桃仁拌韭菜

【材料】核桃仁300克，韭菜150克。

【调料】白糖10克，白醋3毫升，盐2克，香油8毫升，味精1克。

【制作方法】①韭菜洗净，切段，入沸水焯熟。②锅内放油，待油烧至五成热下入核桃仁炸成浅黄色捞出。③在另一只碗中放入韭菜、白糖、白醋、盐、味精、香油拌匀，和核桃仁一起装盘即成。

【功效】补肾助阳、益智补脑、健脾益胃、润肠通便、降血脂，适用于辅助治疗肾阳虚之腰膝酸软、阳痿精冷以及高脂血症，阿尔茨海默症，便秘等。

◆ 红薯

【降脂关键】红薯富含膳食纤维，可防止便秘，能够阻止糖分转化为脂肪，是理想的减肥食品。红薯能够预防心血管系统的脂质沉积，预防动脉粥样硬化，减少皮下脂肪，防治过度肥胖，预防高脂血症。

【食疗作用】红薯能供给人体大量的黏液蛋白、糖、维生素 C 和维生素 A，因此具有补虚乏、益气力、健脾胃、强肾阴以及和胃、暖胃、益肺等功效。常吃红薯能防止肝脏和肾脏中的结缔组织萎缩，预防胶原病的发生。

【选购保存】优先挑选表面光滑、无黑色或褐色斑点、闻起来没有霉味的纺锤形状红薯。表面有斑点或有发芽的红薯有毒不要购买。发霉的红薯含酮毒素，不可食用。保存宜放冰箱冷藏，或放在阴凉干燥处。

【食用宜忌】烂的红薯和发芽的红薯有毒；食用红薯一定要蒸熟煮透。

宜：红薯，一般人群皆可食用，尤其适合高血压、高脂血症、肥胖症、冠心病、动脉硬化、便秘、胶原病、癌症等患者食用。

忌：胃及十二指肠溃疡及胃酸过多的患者不宜食用。凉红薯不宜食用，会导致胃腹不适。

（1）芝麻红薯

【材料】红薯500克，芝麻20克。

【调料】白糖10克，冰糖20克。

【制作方法】①芝麻炒香，盛出碾碎；冰糖砸碎；将芝麻和冰糖拌匀。②红薯去皮洗净，切成小块，放入锅里蒸熟，稍凉时压成薯泥。③锅中加油烧热，放入薯泥反复翻炒，炒干后调入白糖，再点入一些油，炒至红薯沙时撒上芝麻冰糖渣即成。

【功效】健脾补虚、开胃消食、润肠通便；降血脂、降血压。适于体虚便秘、食欲不振、高脂血症、高血压的患者食用。

（2）炒红薯丝

【材料】红薯200克。

【调料】盐3克，鸡精2克，葱3克。

【制作方法】①红薯去皮洗净，切丝备用。②锅下油烧热，放入红薯丝炒至八成熟，加盐、鸡精炒匀。③待熟装盘，撒上葱花即可。

【功效】补虚益气、润肠通便；降血脂、降血压。适于体虚乏力、便秘及高脂血症、高血压、冠心病等患者食用。

◆ 竹荪

【降脂关键】竹荪属于碱性食品，长期服用能调节中老年人体内血脂和脂肪酸的含量，有降低高血压的作用；能够保护肝脏，减少腹壁脂肪的积存，有俗称“刮油”的作用。

【食疗作用】竹荪具有补气养阴、润肺止咳、清热利湿、健脾益胃及降血脂、降血压的功效。

【选购保存】应尽量选择形状完整、色泽金黄、菌裙摆均匀且较长的。最好用真空保存，散装的竹荪最好放在太阳底下晒干后保存。

【食用宜忌】竹荪的干品烹制前最好先用淡盐水泡发，并且剪去菌盖头以去除怪味。

宜：肥胖、失眠、高血压、高脂血症、高胆固醇、免疫力低下、肿瘤患者及脑力工作者可以常食竹荪。

忌：脾胃虚寒之人以及腹泻者不宜多吃。

（1）竹荪冬菇汤

【材料】竹荪、胡萝卜、冬菇各适量，枸杞3克。

【调料】高汤600克，盐、白胡椒粉各3克，香菜少许。

【制作方法】①竹荪、冬菇、枸杞泡发洗净；胡萝卜去皮洗净，切片；香菜洗净备用。②高汤倒入锅中煮沸，放入竹荪、冬菇、胡萝卜、枸杞煮熟，加入盐、白胡椒粉。③最后撒上香菜即可。

【功效】清热利湿、健脾益胃；能减少腹壁脂肪的聚积，降血脂，降血糖，降血压，预防动脉硬化和肝硬化，同时还可增强人体的抵抗力。

（2）浓汤竹荪扒金菇

【材料】竹荪10条，金针菇150克，菜心50克。

【调料】盐、味精、糖、鸡精、淀粉、浓汤各适量。

【制作方法】①将竹荪用水浸软，金针菇、菜心洗净备用。②将金针菇、竹荪、菜心焯水后摆放在碟底，金针菇摆在菜心上，然后铺上竹荪。③锅上火，倒入浓汤，加入所有调味料煮沸，用淀粉勾芡后淋入碟中即可。

【功效】降血脂，降血压。适于高脂血症和高血压患者食用。

◆ 莴笋

【降脂关键】莴笋中含有大量的膳食纤维和维生素，能够促进肠胃蠕动，延缓肠道对脂肪和胆固醇的吸收，是防治高脂血症的理想食物。

【食疗作用】莴笋有增进食欲、刺激消化液分泌、促进胃肠蠕动等功能，还有利尿、降血压、预防心律失常的作用。

【选购保存】选购莴笋应选择茎粗大、肉质细嫩、多汁新鲜、无枯叶、无空心、中下部稍粗或成棒状、叶片不弯曲、无黄叶、不发蔫、不苦涩的。莴笋泡水保鲜法：将莴笋放入盛有凉水的器皿内，一次可放几棵，水淹至莴笋主干 1/3 处，可放置室内 3 ～ 5 天。

【食用宜忌】在烹制时少放盐才好吃。焯莴苣时要注意时间和温度，时间过长、温度过高会使莴笋绵软，失去清脆口感。

宜：小便不通、尿血、水肿、痛风、糖尿病、肥胖、神经衰弱症、高血压、高脂血症、心律不齐、失眠患者以及妇女产后缺奶或乳汁不通者可经常食用莴笋。

忌：多动症儿童及眼病、脾胃虚寒、腹泻便溏者不宜常食莴笋。

（1）莴笋丝拌黑芝麻

【材料】莴笋 300 克，熟黑芝麻少许。

【调料】盐 2 克，味精 1 克，醋 6 毫升，生抽 10 毫升。

【制作方法】①莴笋去皮洗净，切丝。②锅内注水烧沸，放入莴笋丝焯熟，捞起沥干并装入盘中。③加入盐、味精、醋、生抽拌匀，撒上熟黑芝麻即可。

【功效】降血脂、降血压；滋阴生津、利尿润肠。适于小便不通、水肿、糖尿病、高脂血症、肥胖症、便秘等患者食用。

（2）莴笋烩蚕豆

【材料】莴笋 200 克，蚕豆 100 克，胡萝卜 50 克。

【调料】盐 3 克，枸杞 3 克，鸡精 2 克，醋、水淀粉各适量。

【制作方法】①莴笋去皮洗净，切菱形块；蚕豆、枸杞洗净备用；胡萝卜洗净，切菱形块。②锅放油烧热，放入蚕豆炒至五成熟时，再放入莴笋、胡萝卜、枸杞一起炒，加盐、鸡精、醋调味。③将熟时用水淀粉勾芡，装盘即可。

【功效】强心、利尿、降血脂；健脾、祛湿。适于高脂血症、高胆固醇的患者食用。

◆ 竹笋

【降脂关键】竹笋具有低脂肪、低糖、多纤维的特点，肥胖的人经常吃竹笋，每餐进食的油脂就会被其吸附，降低肠胃黏膜对于脂肪的吸收与积蓄，达到减肥的目的，同时能够预防消化道肿瘤。

【食疗作用】竹笋具有清热化痰、益气和胃、利水道、利膈爽胃、去食积等功效。另外，竹笋含脂肪、淀粉很少，属天然低脂、低热量食品，是肥胖者减肥的佳品。

【选购保存】竹笋节之间的距离越近的竹笋越嫩，以外壳色泽鲜黄或淡黄略带粉红，笋壳完整且饱满光洁为佳。宜在低温条件下保存，但不能保存过久，否则质地变老会影响口感。建议保存 1 周左右。

【食用宜忌】竹笋在食用前应该先用开水焯一下，去除笋中的草酸。靠近笋尖的部位应该顺着切，下部应该横切，烹制易熟烂入味。

宜：竹笋营养丰富，一般人均可食用，尤其适合肥胖者、高血压者、习惯性便秘者、糖尿病患者、心血管疾病患者食用。

忌：严重肾炎、尿道结石、胃痛出血、慢性肠炎、久泻滑脱者不宜常食，患有泌尿系统结石的患者不宜多吃，以防加重病情。

（1）鲜竹笋炒木耳

【材料】竹笋 200 克，木耳 150 克。

【调料】盐 5 克，味精 3 克，葱段少许。

【制作方法】①竹笋洗净，切滚刀块；木耳泡发洗净，切粗丝。②竹笋入沸水中焯水，取出控干水分。③锅中放油，爆香葱段，下入竹笋、木耳炒熟，调入盐、味精，炒至入味即可。

【功效】滋阴润肺、益气生津、润肠通便、降脂减肥。适于阴虚干咳、大便干燥、肥胖者和高脂血症、高血压患者食用。

（2）酱爆脆笋

【材料】竹笋300克。

【调料】盐3克，葱3克，红椒10克，酱油、醋各适量。

【制作方法】①竹笋洗净，切片；葱洗净，切花；红椒洗净，切圈。②锅下油烧热，放入竹笋炒至五成熟时，放入红椒，加盐、酱油、醋炒至入味。③装盘，撒上葱花即可。

【功效】促进排尿，降血压，降血脂，预防心律失常，改善消化系统和肝脏的功能。适于高血压和心脏病患者食用。

◆ 芦笋

【降脂关键】芦笋中的铬元素能够调节血液中脂肪与糖分的浓度，从而促进脂肪与糖分在体内的堆积。芦笋中含有丰富的胡萝卜素、维生素、膳食纤维，都能够调节血脂，预防高脂血症。

【食疗作用】经常食用芦笋，对心脏病、高血压、心律不齐、疲劳症、水肿、膀胱炎、排尿困难、胆结石、肝功能障碍和肥胖等病症有一定的疗效。芦笋可以使细胞生长正常化，具有防止癌细胞扩散的功能，对淋巴腺癌、膀胱癌、肺癌、肾结石、皮肤癌、白血病有极好的疗效。

【选购保存】选购芦笋，以全株形状正直、笋尖花苞（鳞片）紧密、不开芒、未长腋芽、没有腐臭味、表皮鲜亮不萎缩、细嫩粗大者为佳。宜用报纸卷包，置于冰箱冷藏。

【食用宜忌】芦笋中的叶酸很容易被破坏，所以如果想通过使用芦笋补充叶酸的人，应该避免高温烹煮，最好用微波炉小功率热熟。

宜：高血压、高脂血、癌症、动脉硬化患者，体质虚弱、气血不足、营养不良、贫血及肥胖、习惯性便秘者和肝功能不全、肾炎水肿、尿路结石者可经常食用。

忌：芦笋中含嘌呤较多，所以痛风患者不宜食用。

（1）芦笋炒洋葱

【材料】洋葱 150 克，芦笋 200 克。

【调料】盐 3 克，味精少许。

【制作方法】①芦笋洗净，切成斜段；洋葱洗净切成片。②锅中加水烧开，下入芦笋段稍焯后捞出沥水。③锅中加油烧热，下入洋葱炒香，再下入芦笋炒熟，下入盐和味精炒匀即可。

【功效】开胃消食、降脂减肥、滋阴润燥、防癌抗癌。适于食欲不振、肥胖、水肿、高脂血症患者食用。

（2）三鲜芦笋

【材料】芦笋 200 克，草菇、火腿、虾仁各适量。

【调料】盐、味精各 3 克，香油 10 克。

【制作方法】①芦笋洗净，切片；草菇洗净，对切成两半，与芦笋同入开水锅中焯水后取出；火腿切片，虾仁洗净，煮熟。②将备好的材料同拌，调入盐、味精拌匀。③再淋入香油即可。

【功效】调节机体代谢，提高身体免疫力。适于高脂血症、高血压、心脏病等疾病患者食用。

◆ 魔芋

【降脂关键】魔芋的主要成分是一种名叫葡甘露聚糖的可溶性膳食纤维，葡甘露聚糖吸水后能膨胀至原体积的 30 ~ 100 倍，食后有饱足感，有利于减少脂肪和热量的摄入，是良好的降脂减肥食物。

【食疗作用】魔芋具有止咳化痰、化淤消肿、健脾消积、利尿、护发养发等功效。魔芋还具有补钙、排毒的作用。

【选购保存】购买时以弹性大、水分多而不软的魔芋为佳。袋装魔芋可直接保存。一次未吃完可以放入冰箱冷藏，但是要每天都换水。

【食用宜忌】魔芋凝胶很有嚼头，但本身却没有浓厚的味道，很多人会吃不习惯，而用很重的调味料来增加它的风味，这么一来很可能把本来低热量的魔芋做成了热量不低、含钠却很高的菜肴，宜清淡饮食的高脂血症患者切不可效仿。

宜：魔芋非常适宜糖尿病、高脂血症、冠心病、肥胖症、便秘等患者食用。

忌：年纪大、病程较久的糖尿病患者，若有腹胀、反酸、烧心、食欲差等症状，则不宜多食魔芋。生魔芋有毒，必须煎煮3小时以上才能食用，且每次不宜过量，否则会引起腹胀。

（1）荠菜魔芋汤

【材料】荠菜300克，魔芋200克。

【调料】姜丝、盐各适量。

【制作方法】①荠菜去叶，择洗干净，切成大片；魔芋洗净，切片。②锅中加入适量清水，加入芥菜、魔芋及姜丝，用大火煮沸。③转中火煮至芥菜熟软，加盐调味即可。

【功效】止咳化痰、化瘀消肿、健脾消积、利尿解毒；降脂减肥。适于食积腹胀、高脂血症、肥胖症、高血压、水肿等患者食用。

（2）泡菜烧魔芋

【材料】魔芋豆腐400克，泡萝卜100克，泡红椒50克，青蒜叶20克。

【调料】姜米、葱花、味精、料酒、盐、蒜末、豆瓣酱各适量。

【制作方法】①先将魔芋豆腐切成块条，泡萝卜切成条形厚片，泡红椒切成小段。②再将魔芋、豆腐入沸水中焯出碱味。③净锅置火上，油烧至五成热，下豆瓣酱炒红，下泡红椒、姜米、蒜末炒出香味，下泡萝卜片，烧沸出味后下魔芋、料酒，烧至魔芋入味，汁快干时，调入盐和味精，下蒜末炒匀后起锅装盘。

【功效】减肥通便，适用于预防高脂血症及心脑血管疾病患者食用。

◆ 莲藕

【降脂关键】莲藕中含有黏液蛋白和膳食纤维，能与人体内的胆酸盐和食物中的胆固醇及甘油三酯结合，使其从粪便中排出，从而减少脂类的吸收。

【食疗作用】莲藕具有滋阴养血的功效，可以补五脏之虚、强壮筋骨、补血养血。生食能清热润肺、凉血行瘀，熟食可健脾开胃、止泄固精，对肺热咳嗽、烦躁口渴、脾虚泄泻、食欲不振及各种血证有较好的食疗作用。藕性偏凉，产妇不宜过早食用。

【选购保存】选择新鲜、脆嫩、色白、藕节短、藕身粗的莲藕为好。从藕尖数起第二节藕最好。保存以放入冰箱内冷藏为佳。

【食用宜忌】莲藕切片后可放入沸水中焯烫片刻，捞出后再放清水中过水，一来可以使莲藕不变色，二来还可以保持莲藕本身的爽脆。

宜：一般人皆可食用莲藕，尤其适合体弱多病、营养不良、高热、吐血者，以及高血压、肝病、食欲不振、铁性贫血者食用。

忌：脾胃消化功能低下、大便溏薄的患者及产妇要少食、慎食莲藕。

（1）糖醋藕片

【材料】莲藕2节，白芝麻8克。

【调料】果糖6克，白醋20毫升，盐适量。

【制作方法】①将莲藕削皮洗净，切成薄片，浸入淡盐水中。②锅内水烧开，放入藕片焯烫，并滴进几滴醋同煮，煮熟后捞起，沥干。③将藕片加醋、盐、果糖拌匀，撒上白芝麻即可。

【功效】降脂，润肠通便，减少脂类的吸收。适于高血压和高脂血症以及肥胖症患者食用，也适于肺热燥咳、咽喉干燥的人食用。

（2）莲藕菱角排骨汤

【材料】莲藕、菱角各300克，胡萝卜80克，排骨500克。

【调料】盐4克，白醋10毫升。

【制作方法】①排骨斩件，汆水，捞出洗净。②莲藕削去皮，洗净切块；胡萝卜洗净、切块；菱角入开水中烫熟，捞起，剥净外面皮膜。③将排骨、莲藕、胡萝卜、菱角放入锅内，加水盖过原材料，加入醋，以大火煮开，转小火炖40分钟，加盐调味即可。

【功效】降血压、降血脂、降血糖、软化血管、促进血液循环。也适于肺热咳嗽、咳血者食用。

◆ 黑木耳

【降脂关键】黑木耳富含的卵磷脂可使体内脂肪呈液质状态，有利于脂肪在体内完全消耗。可降血脂和防止胆固醇在体内沉积。

【食疗作用】黑木耳具有补气血、滋阴、补肾、活血、通便等功效，对便秘、痔疮、胆结石、肾结石、膀胱结石及心脑血管疾病有食疗作用。

【选购保存】优质黑木耳乌黑光润，其背面略呈灰白色，体质轻松，身干肉厚，朵形整齐，表面有光泽，耳瓣舒展，朵片有弹性，嗅之有清香之气。塑料袋装好，封严，常温或冷藏保存均可。

【食用宜忌】黑木耳中所含的多糖成分具有调节血糖、降血糖的功效，对高脂血症合并糖尿病患者有很好的食疗作用。

宜：高脂血症、高血压、脑血栓、冠心病、癌症、硅沉着病、结石、肥胖患者可经常食用黑本耳。

忌：黑木耳较难消化，并有一定的滑肠作用，故脾虚消化不良或大便稀烂者要慎食。

（1）**黑木耳炒奶白菜**

【材料】奶白菜250克，黑木耳40克，红椒100克。

【调料】盐4克，味精2克。

【制作方法】①奶白菜洗净切段；黑木耳泡发，洗净切小块；红椒去子，洗净切片。②锅中倒油烧热，下黑木耳和红椒翻炒，加入奶白菜，快速翻炒。③最后加入盐和味精，炒匀即可。

【功效】降血压、降血脂、清热泻火、保护血管。适于高血压、高脂血症、冠心病等患者食用，常食还能预防便秘。

（2）**黑木耳炒山药**

【材料】山药350克，水发木耳50克。

【调料】盐、味精、花生油、醋、酱油、葱片各适量。

【制作方法】①山药去皮洗净，切成片状待用；水发木耳择洗干净，切成小片。②山药放清水锅中，加适量醋焯水，捞出沥干水分备用。③锅中加花生油烧热，下葱片爆香，放入山药片和木耳翻炒，加入盐、味精、醋和酱油，炒匀装盘即成。

【功效】健脾益气、滋阴益肾、降脂减肥。

◆ 银耳

【降脂关键】银耳内含有大量的膳食纤维，可以刺激胃肠蠕动，帮助胆固醇排出体外。银耳中的多糖体可抑制血小板聚集，预防血栓形成，保护血管环境，避免胆固醇附着，同时还能抗肿瘤。

【食疗作用】银耳是一味滋补良药，特点是滋润而不腻滞，具有生津、润肺养胃的功效，适于虚劳、咳嗽、痰中带血、津少口渴、病后体虚、气短乏力者食用。

【选购保存】宜选购嫩白晶莹、略带乳黄者。干品要注意防潮，用塑料袋装好，封严，常温或冷藏保存均可。

【食用宜忌】黑木耳中所含的多糖成分具有调节血糖、降血糖的功效。而且黑木耳含有丰富的钾，是优质的高钾食物，对糖尿病和高血压患者也有很好的食疗作用。

宜：一般人群皆可食用银耳，尤其适合虚劳咳嗽、肺痈、痰中带血、虚热口渴、便秘下血、妇女崩漏及心悸失眠、神经衰弱、盗汗遗精、白细胞减少症、高血压、动脉粥样硬化、肿瘤、肝炎、阴虚火旺、老年慢性支气管炎、肺结核、肺源性心脏病患者食用。

（1）拌双耳

【材料】黑木耳 100 克，银耳 100 克，青椒、红椒各少许。

【调料】盐 3 克，味精 1 克，醋 8 克。

【制作方法】①黑木耳、银耳洗净，泡发；青椒、红椒洗净，切成斜段，用沸水焯一下待用。②锅内注水烧沸，放入泡发的黑木耳、银耳焯熟后，捞起晾干并装入盘中。③加入盐、味精、醋拌匀，撒上青椒、红椒即可。

【功效】滋阴润燥、清热泻火、益气补虚；降血脂、降血压、软化血管。适于高脂血症患者食用。

（2）银耳枸杞汤

【材料】银耳 300 克，枸杞 20 克。

【调料】白糖 5 克。

【制作方法】①将银耳泡发后洗净；枸杞洗净。②再将泡软的银耳切成小块。③锅中加水烧开，下入银耳、枸杞煮开，调入白糖即可。

【功效】滋阴润肺、养肝明目、润肠通便；降血脂、降血压。适于肺虚咳嗽、两目干涩、肥胖症、便秘及高脂血症患者食用。

◆ 芦荟

【降脂关键】芦荟中含有的异柠檬酸钙具有强心、促进血液循环、降低胆固醇含量、软化硬化的动脉的作用。

【食疗作用】清热、通便、杀虫、祛湿。辅助治疗热结便秘、妇女经闭、小儿惊痫、疳热虫积、癣疮、痔瘘、瘰疬及萎缩性鼻炎。

【选购保存】以气味浓、溶于水中无杂质及泥沙者为佳。置于阴凉通风处保存。

【食用宜忌】首次食用芦荟要注意有无过敏现象。有些人对芦荟有过敏现象，出现红肿、刺痛、起疙瘩、腹痛等，严重的腹部还会有灼热感。

宜：月经来潮、妊娠、腹痛、痔疮、便血和脾胃虚弱者忌用。

（1）芦荟炒苦瓜

【材料】芦荟 350 克，苦瓜 200 克。

【调料】盐、味精各适量。

【制作方法】①芦荟去皮，洗净切成条；苦瓜去瓤，洗净，切成条，做焯水处理。②炒锅加油烧热，放苦瓜条翻炒，再加入芦荟条、盐、味精一起翻炒，炒至断生即可。

【功效】杀菌消炎、增强免疫功能、愈合伤口、清热通便、预防结肠炎、降血脂、降血糖、降血压、软化血管。还可改善循环系统及睡眠质量，辅助治疗消化系统疾病，增进食欲。

（2）黄桃芦荟黄瓜

【材料】罐头黄桃 80 克，芦荟 200 克，黄瓜 20 克，红枣 10 克，圣女果 1 个。

【调料】白糖 15 克。

【制作方法】①芦荟洗净，去皮，切成小块；红枣、圣女果洗净；黄瓜洗净，切片。②锅中加水烧开，放入芦荟、白糖煮 15 分钟，装入碗中。③把黄桃片、红枣、圣女果、黄瓜摆放在芦荟上即可。

【功效】强心，促进血液循环，软化硬化动脉，降低血胆固醇，扩张毛细血管。适于高血压、动脉硬化患者食用。

◆ 香菇

【降脂关键】香菇中所含有的香菇嘌呤可防止脂质在动脉壁沉积，能够有效降低胆固醇、甘油三酯。香菇中的天门冬素和天门冬氨酸，具有降血脂、维护血管的功能。

【食疗作用】香菇具有化痰理气、益胃和中、透疹解毒之功效，对食欲不振、身体虚弱、小便失禁、大便秘结、形体肥胖等病症有食疗作用。

【选购保存】选购以菇香浓，菇肉厚实，菇面平滑，大小均匀，色泽黄褐或黑褐，菇面稍带白霜，菇褶紧实细白，菇柄短而粗壮，干燥，不霉，不碎者为佳。干香菇应放在干燥、低温、避光、密封的环境中储存，新鲜的香菇放在冰箱里冷藏。

【食用宜忌】发好的香菇放在冰箱里冷藏才不会损失营养；泡发香菇的水不要倒掉，很多营养物质都溶在水中。

宜：肝硬化、高血压、糖尿病、癌症、肾炎、贫血、痘疹透发不畅、佝偻病患者宜经常食用香菇。

忌：慢性虚寒性胃炎患者、痘疹已透发之人不宜食用香菇。

（1）香菇豆腐丝

【材料】豆腐丝 200 克，香菇 6 个，红辣椒 2 个。

【调料】白糖 5 克，盐适量，味精少许。

【制作方法】①豆腐丝洗净稍烫，捞出晾凉切段，放盘内，加盐、白糖、味精拌匀。②香菇洗净泡发，捞出去柄，切成细丝；将红辣椒去蒂和籽，洗净，切成细丝。③油烧热，入香菇丝和辣椒丝，炒香，将香菇、辣椒丝倒在腌过的豆腐丝上，拌匀。

【功效】预防血管硬化，降血脂和血压。适于高血压、高脂血症、动脉硬化患者食用。

（2）香菇炒芹菜

【材料】芹菜 400 克，水发香菇 50 克。

【调料】醋、干淀粉、酱油、味精、菜油各适量。

【制作方法】①芹菜择去叶、根，洗净，剖开切成约 2 厘米的长节，用盐拌匀腌渍约 10 分钟，再用清水漂洗，沥干待用。②香菇洗净切片；醋、味精、淀粉混合后装入碗内，加水约 50 毫升兑成汁待用。③炒锅置大火上烧热，倒入菜油 30 毫升，待油炼至无泡沫冒青烟时，即下入芹菜爆炒 3 分钟，投入香菇片迅速炒匀，再加入酱油炒约 1 分钟，最后淋入芡汁，速炒起锅即可。

【功效】健脾润肠；利尿减肥、降血脂、降血压。适于高脂血症、高血压及心脑血管疾病患者食用。

◆ 蘑菇

【降脂关键】蘑菇中含有人体难以消化的粗纤维、半粗纤维和木质素，可保持肠内水分平衡，还可吸收余下的胆固醇、糖分，将其排出体外，对预防便秘、高血压、动脉硬化、糖尿病等都十分有利。

【食疗作用】蘑菇具有益神开胃、化痰理气、补脾益气之功效，同时也能降血糖，降血脂，预防动脉硬化。

【选购保存】以粗壮、肉厚、肥嫩、不霉、不虫蛀、无杂质者为优。有毒蘑菇的颜色比较浓艳，菌伞带有红、紫、黄或其他杂色斑点，基底红色，形状异常，发出辛辣、恶臭气。低温贮藏。

【食用宜忌】菌汤不要反复煮，因为反复煮的汤内嘌呤含量高；不宜加太多肉，植物油也要少放。

宜：高血压患者、糖尿病患者、高脂血症患者、咳嗽痰多者、体质虚弱者、免疫力低下者及老年人宜常食蘑菇。

忌：腹泻便溏者应少食蘑菇。

（1）莴笋蘑菇

【材料】秀珍菇200克，莴笋350克，红甜椒1个。

【调料】盐、白糖、味精、黄酒、水淀粉、素鲜汤各适量。

【制作方法】①莴笋去皮，洗净切菱形片；秀珍菇洗净切片；甜椒洗净切片。②锅上火，倒入素鲜汤、秀珍菇片、莴笋片、红椒片炒匀。③加黄酒、盐、白糖、味精烧沸，用水淀粉勾芡即成。

【功效】改善人体的新陈代谢，调节植物神经，减少人体血清胆固醇，降压利尿，降脂。适于高血压、溃疡病、肝病等患者食用。

（2）蘑菇绿豆芽瘦肉汤

【材料】蘑菇120克，绿豆芽35克，猪瘦肉30克。

【调料】盐5克，酱油少许，八角1个。

【制作方法】①将蘑菇洗净切丝；绿豆芽洗净；猪瘦肉洗净切丝备用。②汤锅上火倒入花生油，将八角爆香，下入肉丝翻炒，烹入酱油，下入蘑菇、绿豆芽略炒。③倒入水煮开，调入盐，至熟即可。

【功效】保持肠内水分平衡，吸收余下的胆固醇、糖分，降血脂，降血压；清热利尿、益气补虚。可用于预防高血压、高脂血症、动脉硬化、糖尿病、便秘等疾病。

◆ 草菇

【降脂关键】草菇富含维生素C，可增高高密度脂蛋白的含量，增加胆固醇的排泄，降低胆固醇合成的速率，从而降低总胆固醇。

【食疗作用】草菇具有清热解毒、养阴生津、滋阴壮阳、通乳及降血脂、降血压的作用，可预防坏血病，促进创面愈合，护肝健胃，增强人体免疫力。

【选购保存】选择新鲜清香无异味，大小适中，无霉点的草菇。

干草菇应放在干燥、低温、避光、密封的环境中储存，新鲜的草菇要放在冰箱里冷藏。

【食用宜忌】草菇含有丰富的硒元素，可减慢人体对碳水化合物的吸收，从而减缓餐后血糖的上升。常食草菇可预防动脉血管粥样硬化，适合糖尿病、心脑血管疾病患者食用。

宜：一般人皆可食用草菇，尤其适合高血压、高脂血症、动脉硬化、冠心病、癌症、糖尿病患者以及体质虚弱、气血不足、营养不良、食欲不振者食用。

忌：草菇性寒，平素脾胃虚寒之人应少食。

（1）草菇西兰花

【材料】草菇 100 克，水发香菇 10 朵，西兰花 1 棵，胡萝卜 1 根。

【调料】盐、鸡精各 3 克，蚝油、白糖、水淀粉各 10 克。

【制作方法】①所有原材料洗净，胡萝卜切片，其他撕成小块。②锅加适量水烧开，将胡萝卜、草菇、西兰花分别放入汆水。③锅烧热，放入蚝油，放香菇、胡萝卜片、草菇、西兰花炒匀，加少许清水，加盖焖煮至所有材料熟，加盐、鸡精、白糖调味，以水淀粉勾薄芡，炒匀即可。

【功效】增强血管壁的弹性和韧度、降血压、降血脂。可预防冠心病、动脉硬化等疾病的发生。

（2）草菇圣女果

【材料】草菇 100 克，圣女果 50 克。

【调料】盐 5 克，淀粉 3 克，葱 8 克，鸡汤 50 克。

【制作方法】①将草菇、圣女果洗净，切成两半。②草菇用沸水焯至变色后捞出。③锅置火上，加油，待油烧至七八成热时，倒入葱煸炒出香味，放入草菇、圣女果，加入鸡汤，待熟后放入少许盐、味精，用水淀粉勾芡，拌匀即可出锅。

【功效】益气补虚；降血压、降血脂、通利肠道、防癌抗癌。适于高血压、高脂血症患者食用。

◆ 平菇

【降脂关键】平菇中含有一种特殊成分——酪氨酸酶，它具有降血压和胆固醇的作用，且平菇是低脂肪、低热量、低糖、低盐的食物，非常适合高脂血症者食用。

【食疗作用】平菇具有补虚及抗癌之功效，能改善人体新陈代谢、增强体质，故可作为体弱者的营养品。

【选购保存】应选择整齐不坏、颜色正常、质地脆嫩而肥厚、气味纯正清香、无杂味、无病虫害、八成熟的鲜平菇。可以将平菇装入塑料袋中，存放于干燥处。

【食用宜忌】近年研究发现，平菇等菌类食品含有一种叫“蘑菇核糖酸”的物质，这种物质能刺激机体产生干扰素，从而抑制病毒增生，所以常吃平菇等菌类食品，能防治流行性感冒、肝炎等病毒性感染的疾病。

宜：产妇及心血管疾病、肝炎、慢性胃炎、胃及十二指肠溃疡、软骨病、高血压、高脂血症、尿路结石患者宜常食。

忌：对菌类食品过敏者不宜食用平菇。

（1）大白菜炒双菇

【材料】大白菜、香菇、平菇、胡萝卜各100克。

【调料】盐3克。

【制作方法】①大白菜洗净切段；香菇、平菇均洗净切块，焯烫片刻；胡萝卜去皮、切片。②净锅上火，倒油烧热，放入大白菜、胡萝卜翻炒。③再放入香菇、平菇，调入盐炒熟即可。

【功效】益气补虚及通利肠道、防癌抗癌、美容养颜。适于体虚、便秘、癌症以及心血管疾病患者食用。

（2）干锅素什锦

【材料】 平菇、滑子菇各150克，黄瓜200克，青、红椒各适量。

【调料】 盐2克，生抽8克，蒜5克。

【制作方法】 ①平菇洗净，撕成小块；滑子菇洗净；黄瓜去皮洗净，切块；青、红椒洗净，切圈；蒜去皮，切末。②油锅烧热，下青、红椒及蒜末炒出香味，放入平菇、滑子菇炒熟。③加入盐、生抽调味，炒匀即可装盘。

【功效】 益气补虚，降血压、降血脂。对预防尿路结石和女性更年期综合征也有一定的食疗作用。适于高血压、高脂血症以及肥胖患者食用。

◆ 金针菇

【降脂关键】 金针菇含有丰富的锌元素，可使胆固醇下降。还可促进骨骼成长，预防骨质疏松症，稳定血糖。适合高脂血症患者食用。

【食疗作用】 金针菇具有补肝、益肠胃及抗癌之功效。对肝病、胃肠道炎症、溃疡、肿瘤等病症有食疗作用。金针菇中锌含量较高，对预防男性前列腺疾病较有助益。金针菇还是高钾低钠食品，可防治高血压，对老年人也有益。

【选购保存】 新鲜的金针菇以未开伞、菇体洁白如玉、菌柄挺直、均匀整齐、无褐根、基部少粘连为佳。手感黏湿、菇体虫蛀、带泥沙杂者质次。晒干，用塑料袋包好，可以保存一段时间。

【食用宜忌】 金针菇一定要煮熟再吃，否则容易引起中毒。

宜：一般人群及气血不足、营养不良的老人、儿童、产妇及癌症、肝脏病、胃肠道溃疡、心脑血管疾病患者宜经常食用。

忌：脾胃虚寒者应少吃。

（1）芥油金针菇

【材料】红椒35克，芥末粉15克，金针菇200克，芹菜少许。

【调料】盐3克，味精5克，花椒油、香油、老抽各8毫升。

【制作方法】①金针菇用清水泡半个小时，洗净，放入开水中焯熟；红椒、芹菜洗净，切丝，放入水中焯一下。②金针菇、红椒、芹菜装入盘中。③将芥末粉加盐、味精、花椒油、香油、老抽和温开水，搅匀成糊状，待飘出香味时，淋在盘中即可。

【功效】降血脂、利尿降压。可预防男性前列腺炎、胃肠道溃疡、肿瘤、癌症等。适于高脂血症、高血压、溃疡病、癌症、前列腺炎、便秘等患者食用。

（2）金针菇鳝鱼丝

【材料】鳝鱼150克，金针菇100克，鸡蛋2个。

【调料】湿面粉、红油、盐各适量。

【制作方法】①金针菇洗净，焯水后捞出；鳝鱼洗净，切丝，入水汆一下。②将鸡蛋打入碗中，加入湿面粉、盐调匀，煎成饼切块，装盘。③油锅烧热，下鳝鱼、金针菇炒匀，再加入红油、盐调味，盛入鸡蛋饼上即可。

【功效】平肝降压、祛风除湿、健脾利水、降血脂和血压，可有效预防心脑血管疾病、骨质疏松和老年痴呆的发生。适于体质虚弱的高血压患者食用。

◆ 茶树菇

【降脂关键】茶树菇低脂低糖，且含有多种矿物元素，能有效降血糖和血脂。

【食疗作用】茶树菇中的糖类化合物能增强免疫力，促进形成抗氧化成分；茶树菇中的核酸还能明显控制细胞突变成癌细胞或其他病变细胞，从而避免肿瘤的发生。

【选购保存】好的茶树菇粗细大小应该是一致的，如果不一致，则说明不是一个生长期的，掺杂着陈年茶树菇。另外，茶树菇闻起来应该没有霉味。茶树菇储存先包一层纸，再放入塑料袋，置于阴凉通风干燥处保存即可。冰箱冷藏的话，要注意经常拿出来通通风，否则容易霉变。如果是茶树菇干，则可以保存数月。

【食用宜忌】茶树菇素以鲜美爽口、汤色清红而著称，与鸡、鸭等肉类同烹则味道更佳。

宜：一般人均可食用茶树菇，尤其适合高血压、高脂血症、尿频、水肿、风湿病患者食用。

忌：对菌类食品过敏者不宜食用。

（1）茶树菇蒸草鱼

【材料】草鱼 300 克，茶树菇、红甜椒各 75 克。

【调料】盐 4 克，黑胡椒粉 1 克，香油 6 克，高汤 50 克。

【制作方法】①草鱼两面均抹上盐、黑胡椒粉腌 5 分钟，置入盘中备用。②茶树菇洗净切段，红甜椒洗净切细条，都铺在草鱼上面。③将高汤淋在草鱼上，放入蒸锅中，以大火蒸 20 分钟，取出淋上香油即可。

【功效】降血脂、降血压、降血糖；健脾祛湿、利水消肿。适于肥胖、水肿患者食用。

（2）西芹茶树菇

【材料】茶树菇 300 克，西芹丝 100 克。

【调料】蚝油、淀粉各 15 克，盐、白糖各 2 克，葱白 20 克，姜丝、蒜蓉、椒丝各 5 克。

【制作方法】①将茶树菇洗净，下油锅稍炸，捞出沥油。②将西芹丝入沸水中汆熟。③油锅烧热，爆香葱白、姜丝、椒丝、蒜蓉，再放入茶树菇、西芹丝，加入调味料炒匀入味，用淀粉勾芡即可。

【功效】降血压、降血脂、防癌抗癌，可有效预防冠心病、动脉硬化、肿瘤的发生。适于高脂血症以及其他心脑血管疾病患者食用。

◆ 鸡腿菇

【降脂关键】鸡腿菇中含有大量的不饱和脂肪酸，可以减少血液中的胆固醇，预防动脉硬化和冠心病、肥胖症等。

【食疗作用】鸡腿菇有增进食欲、促进消化、增强人体免疫力的功效。此外，它还是一种药用蕈菌，有补脾益胃、清心安神的功效，经常食用还可治疗痔疮。

【选购保存】选购鸡腿菇时应选择菇体粗壮肥大、色白细嫩、肉质密实、不易开伞的。可将鸡腿菇除净杂物，然后放入淡盐水中浸泡 10 ~ 15 分钟，捞出后沥干水分，再装入塑料袋中保存。

【食用宜忌】把新鲜的鸡腿菇晾晒一下，然后放入非铁质容器中，一层一层地叠放，每一层都洒一层盐，如此贮存可保持一年以上。

宜：一般人均可食用，尤其是食欲不振及糖尿病、高脂血症、痔疮患者等特别适宜。

忌：痛风患者不宜食用。

（1）鸡腿菇西兰花

【材料】红椒 5 克，西兰花 100 克，鸡腿菇 80 克。

【调料】盐 3 克，味精 5 克，香油、生抽各 10 毫升。

【制作方法】①红椒洗净，切圈。②鸡腿菇、西兰花洗净，入沸水中焯熟，沥干后与红椒一起装盘。③将盐、味精、香油、生抽调成味汁，淋在西兰花、鸡腿菇、红椒上即可。

【功效】降低血液中的胆固醇水平，有利于脂肪代谢，有效降血脂，预防动脉硬化和冠心病、肥胖症等。另外，还有养心润肺、健脾开胃及防癌抗癌的功效。适于癌症、痔疮、食欲不振等患者食用。

（2）鲍汁鸡腿菇

【材料】鲍汁、鸡腿菇、滑子菇、香菇、西兰花各适量。

【调料】盐、蚝油、水淀粉、香油各适量。

【制作方法】①鸡腿菇、滑子菇、香菇洗净，切小块；西兰花洗净。②所有原料分别烫熟，捞出沥干水分，三菇摆盘待用。③另起锅油烧热，入鲍汁、盐、蚝油、香油烧开，用水淀粉勾芡浇在三菇上，摆上焯烫过的西兰花。

【功效】养阴、平肝、固肾；降血脂和血压，保护血管，调整肾上腺分泌，具有双向调节血压的作用，同时还能预防动脉硬化、脑卒中等并发症。

（二）谷物粮豆类

◆ 薏米

【降脂关键】薏米含纤维素较多，其丰富的水溶性纤维素，可以降低血液中胆固醇以及甘油三酯含量，能有效预防高血压、高脂血症、中风、心血管病以及心脏病的发生。

【食疗作用】薏米具有利水渗湿、健脾止泻、除痹、排脓及抗癌、解热、镇静、镇痛、抑制骨骼肌收缩等功效，还可美容健肤，对于扁平疣等病症有一定食疗功效，还有增强人体免疫功能、抗菌的作用。入药可治疗水肿及脚气、脾虚泄泻，也可用于肺痈、肠痈等病的辅助治疗。

【选购保存】选购薏米时，以粒大、饱满、色白、完整者为佳。保存前要筛除薏米中的粉粒、碎屑，置于干燥密闭的容器内保存即可。

【食用宜忌】薏米在煮之前，最好先洗净浸泡数小时，煮时先用大火烧开，再改用小火熬。

宜：薏米有很强的抗菌抗癌作用，所以癌症患者化疗、放疗后可多食。另外，泄泻、湿痹、水肿、肠痈、肺痈、淋浊、慢性肠炎、阑尾炎、风湿性关节痛、尿路感染、白带过多、癌症、高血压患者可以经常食用薏米。

忌：便秘、尿多者及怀孕早期的妇女不宜食用薏米。

（1）猪腰山药薏米粥

【材料】猪腰100克，山药80克，薏米50克，糯米120克。

【调料】盐3克，味精2克，葱花适量。

【制作方法】①猪腰处理干净，切成花刀；山药洗净，去皮切块；薏米、糯米淘净，泡好。②锅中注水，下入薏米、糯米、山药煮沸，再用中火煮半小时。③改小火，放入猪腰，待猪腰变熟，下入盐、味精调味，撒上葱花即可。

【功效】降低血液中的胆固醇含量，还能利水渗湿、补肾强腰、增强机体免疫力。适于肾虚、痰湿型高脂血症患者食用。

（2）薏米猪肠汤

【材料】薏米20克，猪小肠120克。

【调料】米酒5克。

【制作方法】①薏米用热水泡1小时；猪小肠洗净后放入滚水汆烫至熟，切小段。②猪小肠、500毫升水、薏米放入锅中煮沸，转中火煮30分钟。③食用时，倒入米酒即成。

【功效】降低血液中胆固醇及甘油三酯的含量，可有效预防高血压、高脂血症、中风、心血管疾病以及心脏病的发生。猪小肠具有润肠通便、解毒、润燥补虚的功效，可预防便秘、痔疮、便血等症。米酒活血化瘀、益气补虚，可疏通血管，预防高血压性动脉硬化、心肌梗死、脑梗死等症的发生。

◆ 糙米

【降脂关键】糙米中的膳食纤维能与胆汁中的胆固醇结合，促进胆固醇的排出，进而帮助高脂血症患者降血脂。

【食疗作用】糙米具有提高人体免疫力、加速血液循环、消除烦躁、促进肠道有益菌群繁殖、加速肠道蠕动、软化粪便等功效。

【选购保存】优质糙米呈黄绿色、粗糙。保存时应置通风、阴凉、干燥的环境，既能降温、又可散湿。

【食用宜忌】糙米口感较粗，煮起来比较费时，煮前可洗净用冷水浸泡过夜，然后连浸泡水一起投入高压锅，煮半小时以上。

宜：糙米的营养价值很高，一般人皆可食用糙米。尤其适合高脂血症、肥胖症、糖尿病、胃肠功能障碍、贫血、便秘、癌症等患者食用。

（1）糙米鸡蛋粥

【材料】牛奶 50 克，鸡蛋 1 个，糙米 100 克。

【调料】白糖 5 克，葱花少许。

【制作方法】①糙米洗净，浸泡片刻；鸡蛋煮熟后切碎。②锅置火上，注入清水，放入糙米煮至八成熟，倒入牛奶，煮至米烂，再放入鸡蛋，加白糖调匀，撒上葱花即可。

【功效】调节体内新陈代谢、降低胆固醇。适于高脂血症患者食用。

（2）山药糙米鸡

【材料】鸡半只，山药 10 克，松子 1 汤匙，红枣 5 个，糙米半碗。

【调料】葱花 3 克，盐适量。

【制作方法】①鸡洗净，汆烫去血水，切块备用；其他材料洗净。②烧开一小锅水，再放入鸡块、山药、红枣、糙米，大火煮 5 分钟后以小火慢炖约 30 分钟，再撒入松子、葱花，调入盐即可。

【功效】降低胆固醇，防治动脉硬化。适合高脂血症、冠心病等患者食用。

◆ 玉米

【降脂关键】玉米含有丰富的粗纤维、钙、镁、硒等物质以及卵磷脂、维生素 E、亚油酸等。这些都具有降低血清胆固醇的作用，可预防高血压和冠心病，减轻动脉硬化和脑功能衰退症状。

【食疗作用】玉米具有开胃益智、宁心活血、调理中气等功效，可延缓人体衰老、增强记忆力。玉米须具有利尿降压、止血止泻、助消化的作用。

【选购保存】选购以整齐、饱满、无缝隙、色泽金黄、无霉变、表面光亮者为佳。保存时宜去除外皮和毛须，洗净擦干后用保鲜膜包裹置冰箱中冷藏。

【食用宜忌】吃玉米时应把玉米粒的胚尖全部吃掉，因为玉米的许多营养成分都集中在这里。

宜：水肿、小便不利、腹泻、动脉粥样硬化、冠心病、习惯性流产、不育症等患者可常食玉米。

忌：遗尿患者忌吃玉米。另外，玉米发霉后能产生致癌物质，所以发霉的玉米绝对不能食用。

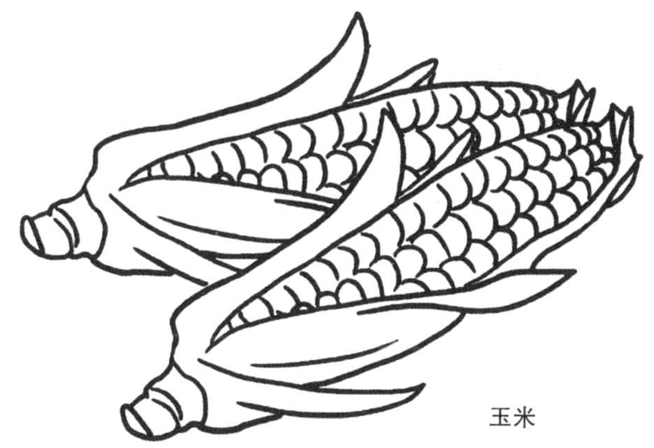

玉米

（1）玉米排骨汤

【材料】玉米棒250克，猪排骨200克，胡萝卜30克。

【调料】盐6克，姜片4克，清汤适量。

【制作方法】①将玉米棒洗净切条，猪排骨洗净斩块、汆水，胡萝卜去皮洗净切成粗条。②净锅上火倒入清汤，入姜片，下入玉米棒、猪排骨、胡萝卜煲至熟。③加入盐调味即可食用。

【功效】降血压、降血脂、增强机体免疫功能。

（2）西芹拌玉米

【材料】芹菜350克，玉米200克。

【调料】香油20克，盐4克，鸡精2克，醋适量。

【制作方法】①将西芹洗净，切成小块；玉米洗净备用。②将芹菜和玉米入沸水锅中汆水，捞出沥干，装盘。③加入香油、盐和鸡精，搅拌均匀即可。

【功效】降血脂，降血压。适于高脂血症、高血压等患者食用。

◆ 黑芝麻

【降脂关键】芝麻含有丰富的亚油酸和膳食纤维，具有调节胆固醇、降血脂的作用。

【食疗作用】芝麻具有润肠、通乳、补肝、益肾、养发、强身、抗衰老等功效。芝麻对于肝肾气血不足所致的视物不清、腰酸腿软、耳鸣耳聋、发枯发落、眩晕、眼花、头发早白等症食疗效果显著。

【选购保存】芝麻有白色、黄色、棕红色以及黑色等多种，以黑芝麻品质最佳。在选购时，以粒大、饱满、香味正、无杂质的芝麻为上品。存放于通风、干燥处，天热时要注意保持阴凉，以防止其走油变质。

【食用宜忌】芝麻中含有丰富的维生素E，具有保护皮肤的作用，故女性常食可改善皮肤干枯、粗糙，使皮肤白皙红润、有光泽、有弹性，还能防止各种皮肤炎症。

宜：高脂血症、高血压、身体虚弱、贫血、老年哮喘、肺结权、荨麻疹、血小板减少性紫癜、妇女产后乳汁缺乏、慢性神经炎、习惯性便秘、糖尿病、末梢神经麻痹、痔疮以及出血体虚等患者可常食黑芝麻。

忌：患有慢性肠炎、便溏腹泻等患者要慎食芝麻。

（1）芝麻豌豆羹

【材料】豌豆200克，黑芝麻30克。

【调料】白糖适量。

【制作方法】①豌豆洗净，泡2小时，磨成浆。②黑芝麻炒香，研碎备用。③豌豆浆入锅中熬煮，加入黑芝麻煮至浓稠，加入白糖拌匀即可。

【功效】降血胆固醇，促进胃肠蠕动，预防便秘，降血脂、血压，预防心脑血管疾病的发生，还可养肾乌发、美颜润肤。

（2）黑芝麻果仁粥

【材料】熟黑芝麻10克，核桃仁、杏仁各15克，大米1杯，清水5杯。

【调料】冰糖适量。

【制作方法】①将杏仁洗净；核桃仁去皮；大米洗净后，用水浸泡1个小时。②锅置火上，放入清水与大米，大火煮开后转小火，熬煮20分钟。③加入核桃仁、杏仁、冰糖，继续用小火熬煮30分钟，粥煮好后加入黑芝麻即可。

【功效】降低血胆固醇，保护心血管，防止动脉硬化。

◆ 荞麦

【降脂关键】荞麦中含有的烟酸成分有降低血液胆固醇，调节血脂，扩张小血管、冠状动脉并增加其血流量的作用。

【食疗作用】荞麦有健胃、消积、止汗的功效，对胃痛胃胀、消化不良、食欲不振、肠胃积滞、慢性泄泻等病症有较好的食疗作用，还能帮助人体代谢葡萄糖，可预防糖尿病。荞麦秧和叶中含大量芦丁，经常煮水服用可预防高血压引起的脑溢血。此外，荞麦所含的纤维素可使人大便恢复正常，并预防各种癌症。

【选购保存】选购时应注意挑选大小均匀、子实饱满、有光泽的荞麦粒。应在常温、干燥、通风的环境中保存。

宜：荞麦是体弱者、老人、妇女和儿童皆宜的主食。荞麦质地较硬，不容易煮熟，建议烹调前先洗净，再用清水浸泡数小时。食欲不振、饮食不香、肠胃积滞、慢性泄泻、黄汗、夏季痧症、高脂血症血、高血压、糖尿病等病症患者可经常食用荞麦。

忌：体虚气弱、脾胃虚寒者及体质敏感的人不宜常食荞麦。

（1）拌荞麦面

【材料】瘦肉200克，黄瓜100克，荞麦面150克，红椒1个。

【调料】盐3克，味精2克，香麻油5克。

【制作方法】①黄瓜洗净切成丝；瘦肉洗净切丝，入沸水中焯熟；红椒洗净切丝。②锅中加入水烧开，下入荞麦面，煮熟后捞出。③将荞麦面、瘦肉丝、黄瓜丝、红椒丝和盐、味精、香麻油一起拌匀即可。

【功效】降低血液中胆固醇、甘油三酯的含量，调节血脂，扩张冠状动脉。适于高血压、高脂血症、肥胖症等患者食用。

（2）牛奶煮荞麦

【材料】鸡蛋2个，荞麦200克，牛奶适量。

【调料】白糖适量。

【制作方法】①将荞麦放入锅中炒香后盛出，再放入搅拌机中打成碎末。②将鸡蛋打入杯中，冲入开水。③把用开水冲好的鸡蛋倒入牛奶中，倒入荞麦粉、白糖煮至入味即可。

【功效】降血脂，降血压，扩张冠状动脉，增强血管壁的弹性、韧度和致密性。还可防治阿尔茨海默症，改善睡眠状况。适于体质虚弱的老年性高脂血症、高血压患者食用。

◆ 燕麦

【降脂关键】燕麦是富含皂苷素的粗粮作物，可以调节人体的肠胃功能，降低胆固醇，因此经常食用燕麦，可以有效预防高脂血症、高血压和心脑血管疾病。

【食疗作用】燕麦具有健脾、益气、补虚、止汗、养胃、润肠的功效，可以很好地辅助治疗便秘以及水肿，可增强人的体力、延年益寿。此外，它还可以改善血液循环、缓解生活工作带来的压力。

【选购保存】应挑选大小均匀、子实饱满、有光泽的燕麦粒。密封后存放在阴凉干燥处。

【食用宜忌】燕麦一次食用量不宜过多，否则会导致胃痉挛或者肠胀气。

宜：脂肪肝、糖尿病、水肿、习惯性便秘、体虚自汗、多汗、盗汗、高血压、高脂血症、动脉硬化等病症患者，以及产妇、婴幼儿和空勤、海勤人员均可经常食用燕麦。糖尿病患者食用燕麦时，应相应减少主食量。

忌：孕妇忌食。

（1）燕麦小米豆浆

【材料】黄豆、燕麦、小米各 30 克。

【调料】糖 3 克。

【制作方法】①黄豆、小米用清水泡软，捞出洗净；燕麦洗净。②将泡软的黄豆、燕麦、小米放入锅中，加入适量水搅打成豆浆，并用小火煮熟。③滤出豆浆，加入白糖搅拌调味即可。

【功效】健脾利水；降低胆固醇，消肿降脂。尤其适于体型肥胖的高脂血症患者食用。

（2）燕麦猪血粥

【材料】燕麦 150 克，猪血 100 克。

【调料】米酒少许。

【制作方法】①将猪血洗净切成小块；燕麦洗净。②再将燕麦、猪血放入锅中煮 1 小时。③待成粥后，加入米酒调味即可。

【功效】降低胆固醇和血脂，防治动脉粥样硬化；补血。适于贫血、高血压、高脂血症患者食用。

◆ 黄豆

【降脂关键】黄豆具有健脾、益气、宽中、润燥、补血、降低胆固醇、利水、抗癌的功效。其含有的特殊成分异黄酮能降血压和胆固醇，可预防高血压及血管硬化。

【食疗作用】黄豆含有抑胰酶，对糖尿病患者有益。黄豆中的各种矿物质对缺铁性贫血有益，而且能促进酶的催化、激素分泌和新陈代谢。

【选购保存】颗粒饱满、大小颜色一致、无杂色、无霉烂、无虫蛀、无破皮的是好黄豆。将黄豆晒干，再用塑料袋装起来，放在阴凉干燥处保存。

【食用宜忌】黄豆不宜生食，在炒黄豆之前用凉盐水洗一下，或者在炒黄豆时滴几滴黄酒，再放入一些盐，可减少豆腥味。

宜：动脉硬化、高血压、冠心病、高脂血症、糖尿病、癌症等患者可经常食用黄豆。

忌：患有肝病、肾病、痛风、消化功能不良、胃脘胀痛、腹胀等慢性疾病的人应尽量少食黄豆。

（1）菜心炒黄豆

【材料】菜心 300 克，黄豆 200 克。

【调料】盐 4 克，鸡精 1 克。

【制作方法】①将菜心洗净沥干水分，切碎；黄豆洗净，入沸水锅中焯水至八成熟，捞起待用。②炒锅注油烧热，放入黄豆快速翻炒，加入菜心一起炒匀，至熟。③加入少许盐和鸡精调味，装盘。

【功效】健脾益胃、清热化湿。尤其适于高血压、高脂血症、高胆固醇及动脉硬化、冠心病患者食用。此外，对妇女更年期综合征也有较好的食疗作用。

（2）泡嫩黄豆

【材料】黄豆1000克，干红辣椒100克，盐水6000毫升，片糖100克，白酒25毫升，醪糟50克。

【调料】盐300克，食用碱25克，香料包1个（花椒、八角、小茴香、桂皮各10克）。

【制作方法】①黄豆洗净，放入含有碱的开水锅中烫至不能再发芽，捞起，用沸水漂洗后晾凉，用清水泡4天取出，沥干水分。②将盐水、片糖、干红辣椒、白酒、醪糟汁和盐一并放入坛中，搅拌，使片糖和盐融化。③放入黄豆及香料包，盖上坛盖，泡1个月左右即成。

【功效】降血压、降胆固醇，软化血管，预防动脉硬化。

◆ 绿豆

【降脂关键】绿豆具有防止实验性动脉粥样硬化、抑制血脂上升的作用，还能使已升高的血脂迅速下降。

【食疗作用】绿豆有滋补强壮、调和五脏、清热解毒、消暑止渴及保肝、利水消肿的功效。常服绿豆汤对接触有毒、有害化学物质而可能中毒者有一定的预防效果。绿豆还能够预防脱发，使骨骼和牙齿坚硬，帮助血液凝固。

【选购保存】辨别绿豆时，一观其色，如是褐色，说明其品质已经变了；二观其形，如表面白点多，说明已被虫蛀。将绿豆在阳光下暴晒5个小时，然后趁热密封保存。

【食用宜忌】绿豆不宜煮得过烂，否则会破坏有机酸和维生素，降低其清热解毒的功效。但未煮熟的绿豆腥味太重，食后易导致恶心、呕吐，所以要注意火候。

宜：有疮疖痈肿、丹毒等热毒所致的皮肤感染及高血压、水肿、红眼病等病症患者均可食用绿豆。

忌：凡脾胃虚寒、肾气不足、易泻、体质虚弱和正在服用中药者均不宜食用绿豆。绿豆忌与狗肉同食，会引起中毒；忌与榛子同食，容易导致腹泻。

（1）绿豆粥

【材料】绿豆50克，粳米100克。

【调料】清水1000毫升，白糖适量。

【制作方法】①先将绿豆洗净，再以温水浸泡2小时左右。②然后与洗净的粳米同入沙锅内，加水1000毫升。③煮至豆烂米开汤稠时，加入白糖即可。

【功效】降血压、降血脂，能有效防止动脉粥样硬化。中医认为，绿豆功能清热解毒、解暑止渴、利尿通淋、益气补虚、健脾和胃。适于脾胃气虚、湿热内盛的高脂血症患者食用。

（2）山药绿豆汤

【材料】新鲜紫山药140克，绿豆100克。

【调料】砂糖10克。

【制作方法】①绿豆泡水至膨胀，沥干水分后放入锅中，加入清水，以大火煮沸，再转小火续煮40分钟至绿豆完全软烂，加入砂糖搅拌至溶化后熄火。②山药去皮洗净切小丁。③另外准备一锅滚水，放入山药丁煮熟后捞起，与绿豆汤混合即可食用。

【功效】可有效阻止血脂在血管壁的沉淀，降血脂、血压，利尿消肿，清热解暑。适于高血压、高脂血症、高胆固醇血症、糖尿病、动脉硬化及冠心病患者食用。

◆ 黑豆

【降脂关键】黑豆中所含有的不饱和脂肪酸可以有效降低血胆固醇，大量的镁元素也能够降低血胆固醇。

【食疗作用】黑豆具有祛风除湿、调中下气、活血、解毒、利尿、明目等功效。黑豆含有丰富的维生素E，能清除体内的自由基，减少皮肤皱纹，达到养颜美容的目的。此外，黑豆含有丰富的膳食纤维，可促进肠胃蠕动，预防便秘。

【选购保存】以豆粒完整、大小均匀、颜色乌黑、没有被虫蛀过者为好。褪色的黑豆不要选购。黑豆宜存放在密封罐中，置于阴凉处保存，不要让阳光直射。还需注意的是，因豆类食品容易生虫，购回后最好尽早食用。

【食用宜忌】食用黑豆时不应去皮，因为黑豆皮含有花青素，是很好的抗氧化剂，能帮助清除人体内的自由基。

宜：体虚、脾虚水肿、脚气水肿、小儿盗汗、自汗、热病后出汗、小儿夜间遗尿、妊娠腰痛、腰膝酸软、老人肾虚耳聋、白带频多、产后中风、四肢麻痹者适合经常食用黑豆。黑豆宜与牛奶同食，有利于吸收维生素B_{12}。

忌：不宜与蓖麻子同食。

（1）黑豆牛蒡炖鸡汤

【材料】黑豆、牛蒡各300克，鸡腿400克。

【调料】盐4克。

【制作方法】①黑豆淘净，以清水浸泡30分钟。②牛蒡削皮，洗净切块；鸡腿剁块，汆水后捞出。③黑豆、牛蒡先下锅，加6碗水煮沸，转小火炖15分钟，再下鸡块续炖20分钟，待肉熟烂，加盐调味即成。

【功效】降血脂；补肾养虚，生津止渴，清热利尿。适于肝肾亏虚型高脂血症、糖尿病以及腰膝酸软、神疲乏力者食用。

（2）南瓜豆浆球

【材料】南瓜 50 克，黑豆 200 克。

【调料】糖 10 克。

【制作方法】①黑豆洗净、泡水 8 小时，放入果汁机搅打，倒入锅，煮沸，滤取汤汁，即成黑豆浆。②南瓜削皮洗净，用挖球器挖成圆球，放入滚水煮熟，捞起沥干。③南瓜球、黑豆浆、糖装杯即可食用。

【功效】清热利尿、润肠通便、降血压、降血糖、美容养颜、降低胆固醇和血压。还能益智补脑、补肾润肠。非常适于高血压、糖尿病、便秘等患者以及老年人食用。

◆ 红豆

【降脂关键】红豆含有丰富的膳食纤维、维生素 E、锌、钾、镁等活性成分，能降低血糖和血脂。此外，红豆中所含的热量偏低，是糖尿病和高脂血症患者的理想食物。

【食疗作用】红豆有止泻、消肿、通乳、健脾养胃、清热利尿及抗菌消炎、解除毒素等功效，还能增进食欲，促进胃肠消化吸收，对湿热泄泻、水肿、乳汁不通、热淋等症有较好的食疗作用。

【选购保存】以豆粒完整、大小均匀、颜色深红、紧实薄皮的红豆为佳。将拣去杂物的红豆摊开晒干，装入塑料袋，再放入一些剪碎的干辣椒，扎紧袋口，存放于干燥处保存。

【食用宜忌】红豆常常混合其他谷类食品食用，如可制成豆沙包、豆饭、豆粥等。红豆豆质较硬，不容易熟，建议烹煮前用水浸泡数小时。

宜：面部长黑斑以及长痤疮、酒渣鼻、头面游风常食红豆能得到很好的治疗。

忌：尿频者不宜多食。

（1）南瓜红豆炒百合

【材料】南瓜200克，红豆、百合各150克。

【调料】盐3克，鸡精2克，白糖适量。

【制作方法】①南瓜去皮去子，洗净切菱形块。②红豆泡发洗净；百合洗净备用。③锅置火上，入油烧热，放入南瓜、红豆、百合一起炒至八成熟，加入适量盐、鸡精、白糖调味，然后炒至熟，装盘即可食用。

【功效】清热解毒、利尿消肿、降脂减肥。适于体型肥胖的高血压患者食用。常食本品可润肠通便、生津止渴、养心安神及降血压，可预防高脂血症、高血压、糖尿病以及烦躁易怒、失眠多梦等病症。

（2）红豆玉米葡萄干

【材料】红豆100克，玉米200克，豌豆50克，红葡萄干30克。

【调料】盐3克，白糖适量。

【制作方法】①红豆泡发洗净。②玉米、豌豆均洗净备用。③锅下油烧热，放入红豆、玉米、豌豆一起炒至五成熟，放入葡萄干，加盐、白糖调味，炒熟即可装盘。

【功效】滋阴生津、清热利尿；降血脂、降血压、美容养颜。适于高脂血症、高血压、贫血、尿道感染等患者食用。

◆ 毛豆

【降脂关键】毛豆中含有能清除血管壁上脂肪的化合物以及丰富的食物纤维，能起到降血脂和降低血液中胆固醇的作用，还可以改善便秘。

【食疗作用】毛豆具有降脂、抗癌及润肺、强筋健骨等功效。所含植物性蛋白质有降低胆固醇的功能；所含丰富的油脂多为不饱和脂肪酸，能清除积存在血管壁上的胆固醇，可预防多种老年性疾病。

【选购保存】新鲜毛豆的豆荚嫩绿色，粗硬而有细毛，扁平形。保存于通风、干燥、阴凉处。

【食用宜忌】毛豆含有丰富的钾，在夏季食用能缓解炎热天气造成的疲乏无力和食欲下降。毛豆含有丰富的植物蛋白、多种有益的矿物质、维生素及膳食纤维。其中蛋白质不但含量高，且品质优，可以与肉、蛋中的蛋白质相媲美，易于被人体吸收利用。毛豆一定要煮熟透后才能食用。

宜：毛豆适合更年期妇女、脾胃虚弱的老人及高胆固醇血症、高脂血症、动脉硬化等病症患者食用。

忌：幼儿、尿毒症、对黄豆过敏者忌食。

（1）五香毛豆

【材料】毛豆 350 克。

【调料】干辣椒 50 克，八角 5 克，盐 3 克，鸡精 2 克。

【制作方法】①将毛豆洗净，放入开水锅中煮熟，捞出沥干待用；干辣椒洗净，切段；八角洗净，沥干。②锅置火上，注油烧热，下入干辣椒和八角爆香，再加入毛豆翻炒均匀。③调入盐和鸡精调味，装盘。

【功效】降低胆固醇，促进胃肠蠕动，可预防便秘及高脂血症、高血压、动脉硬化等多种心脑血管疾病。

（2）青豆核桃仁

【材料】毛豆 350 克，核桃仁 200 克。

【调料】盐 3 克，鸡精 2 克，香油 15 克，蒜蓉适量。

【制作方法】①将毛豆去壳洗净，沥干待用；核桃仁洗净，焯水待用。②锅置火上，注油烧热，下入蒜蓉炒香，倒入毛豆滑炒，再加入核桃仁翻炒至熟。③最后加入盐和鸡精调味，起锅装盘，淋上适量香油即可。

【功效】降血脂，预防动脉硬化及阿尔茨海默症（老年痴呆症）。

◆ 豆腐

【降脂关键】豆腐中丰富的大豆卵磷脂有益于神经、血管、大脑的生长发育，在健脑的同时，所含的豆固醇还能抑制胆固醇的摄入。

【食疗作用】豆腐能益气宽中、生津润燥、清热解毒、和脾胃及抗癌，还可以降低血铅浓度、保护肝脏、促进机体代谢。此外，豆腐中还含有植物雌激素，能保护血管内皮细胞免受氧化破坏，可预防骨质疏松、乳腺癌和前列腺癌的发生。

【选购保存】豆腐本身的颜色略带点黄色，优质豆腐切面比较整齐，无杂质，豆腐本身有弹性。豆腐买回后，应立刻浸泡于清凉水中，并置于冰箱中冷藏，待烹调前再取出。

【食用宜忌】豆腐的消化较慢，而且含嘌呤较多，消化不良者、痛风患者等宜慎食，食用豆腐量过多还可能引起腹胀、恶心等症状。

宜：心血管疾病、糖尿病、癌症患者均可食用豆腐。

忌：痛风、肾病、缺铁性贫血患者及腹泻患者不宜食用豆腐。

（1）海带豆腐

【材料】豆腐300克，海带100克。

【调料】盐、葱花、姜末、红辣椒丁、高汤各适量。

【制作方法】①海带用温水泡好后洗净，切成菱形片；豆腐洗净，切片，放入沸水锅中焯一下，捞出沥干水分。②油锅上火烧热，下葱花和姜末爆香，倒入高汤，烧开后放入海带略煮一会儿，再放入豆腐，盖上锅盖，用小火炖约30分钟。③放入红辣椒丁、盐，炒匀即可。

【功效】降血脂、血压、胆固醇。还适于甲状腺肿大等患者食用。

（2）土家豆腐

【材料】豆腐200克，洋葱15克。

【调料】盐3克，高汤300克，青、红辣椒10克，辣椒油、胡椒粉、香菜各适量。

【制作方法】①豆腐过滚水后切薄片；辣椒切小段；洋葱切块。②锅多放些油，将豆腐煎至两面金黄；放入洋葱，加辣椒油、盐炒匀；倒入高汤煮3分钟；放入胡椒粉拌匀出锅。③撒上辣椒、香菜即可。

【功效】降血压、降血脂，对心脑血管疾病有很好的食疗效果。

◆ 芸豆

【降脂关键】芸豆是一种高钾、高镁、低钠食品，能降血脂并提高人体免疫力，尤其适合高脂血症、心脏病、动脉硬化、低血钾症患者和忌盐者食用。

【食疗作用】芸豆具有温中下气、利肠胃、益肾、补元气等功效。芸豆含有皂苷、尿毒酶和多种球蛋白等独特成分，能提高人体自身的免疫能力，增强抗病能力；芸豆还能激活淋巴T细胞，对肿瘤细胞的发展有抑制作用。

【选购保存】新鲜芸豆豆荚呈叶绿色，每荚含种子4～8粒，种子肾形，有红、白、黄、黑等颜色。可储存于阴凉干燥处。

【食用宜忌】食用芸豆必须煮至熟透，消除其毒性。不宜生食或食用半生不熟的芸豆，食后容易中毒，导致头昏、呕吐，甚至致人死亡。

宜：心脏病、动脉硬化、高脂血症、低血钾患者和忌盐者可常食芸豆。

忌：消化功能不良、慢性消化道疾病患者忌食。

（1）酸辣芸豆

【材料】芸豆150克，黄瓜100克，胡萝卜50克。

【调料】红油10克，生抽8毫升，醋5毫升，盐3克，味精2克。

【制作方法】①将芸豆泡发，再入锅中煮熟，装碗。②将黄瓜、胡萝卜均洗净，切成滚刀块；将胡萝卜块焯熟后，与黄瓜一起装入芸豆碗中。③所有调料拌匀，淋在芸豆上即可。

【功效】降血脂，降血压，软化血管。适于高脂血症、高血压和肥胖症患者食用。还能有效预防动脉硬化和冠心病。

（2）蜜汁芸豆

【材料】芸豆300克。

【调料】盐3克，姜5克，蜂蜜适量，红椒少许。

【制作方法】①芸豆洗净备用；红椒去蒂，洗净，切圈；姜去皮洗净，切条。②锅入水烧开，加入盐，放入芸豆煮至熟透，将红椒、姜过一下水，一起捞出沥干，装盘，淋入蜂蜜，搅拌一下即可食用。

【功效】降血脂，降血压；温中下气，降逆止呃，补肾强腰，强身健体。适于脾胃虚寒、肾虚腰痛、胃寒呕吐、打嗝以及高血压、高脂血症患者食用。

◆ 腐竹

【降脂关键】腐竹含有的卵磷脂可除掉附在血管壁上的胆固醇，防止血管硬化，预防心血管疾病，保护心脏。

【食疗作用】腐竹能清热润肺、止咳化痰，还有良好的健脑作用，能预防阿尔茨海默症（老年痴呆症）。此外，其还含有丰富的铁，而且易被人体吸收，对缺铁性贫血有一定疗效。所含的大豆皂苷有抗炎、抗溃疡等作用。

【选购保存】购买腐竹时要注意，有些看起来颜色特别鲜亮的腐竹，生产过程中可能添加了化学物质“吊白块”，它能分解出甲醛、二氧化硫等有毒物质，损害人体健康。腐竹要保存于阴凉、通风、干燥处。

【食用宜忌】腐竹要用凉水泡发，用热水泡容易碎；腐竹适于久放，但是过伏天的腐竹要经阳光晒、凉风吹数次。

宜：一般人皆可食用，尤其适合高脂血症、肥胖症、缺铁性贫血、咳嗽痰多以及阿尔茨海默症（老年痴呆症）、心脑血管疾病的患者食用。

忌：患有肾炎、肾功能不全、糖尿病酮症酸中毒、痛风患者，以及正在服用四环素、优降灵等药的人不宜食用。

（1）双椒腐竹

【材料】腐竹 250 克，青辣椒、红辣椒各 100 克。

【调料】盐、味精、香油各适量。

【制作方法】①腐竹泡发洗净，入开水中焯水，捞出沥干斜切成段；青辣椒、红辣椒洗净，切斜片。②把腐竹、青辣椒、红辣椒装入盘中。③调入盐、味精，淋上香油，拌匀即可。

【功效】降脂瘦身，开胃消食。适于高脂血症、肥胖症，以及食欲不振的患者食用。

（2）酱烧腐竹

【材料】腐竹 300 克，青辣椒、红辣椒各 10 克。

【调料】盐 3 克，味精 2 克，生抽 8 毫升，豆瓣酱 5 克。

【制作方法】①腐竹洗净泡发，入开水中焯水后捞出沥干，切成斜段；青辣椒、红辣椒洗净切好。②油锅烧热，放入腐竹以大火翻炒，加入青辣椒、红辣椒、豆瓣酱、生抽炒匀。③烧至腐竹颜色变深，再加点水焖 2 分钟，加入盐和味精调味即可。

【功效】降脂减肥、增强食欲。可用于肥胖症、高脂血症以及胃口不佳者的辅助治疗。

（三）肉禽蛋奶类

◆ 牛奶

【降脂关键】牛奶含有大量的钙，能够降低人体内的脂肪，从而预防高脂血症。

【食疗作用】牛奶具有补肺健脾、生津润肠、美白养颜的功效。牛奶中的碘、锌和卵磷脂能大大提高大脑的工作效率，牛奶还能促进心脏和神经的耐疲劳性。喝牛奶能促进睡眠安稳，泡牛奶浴可以改善失眠。常喝牛奶还能使皮肤白皙光滑，增强皮肤弹性。

【选购保存】新鲜牛奶应有鲜美的乳香味，以乳白色、无杂质、质地均匀为宜。牛奶买回来后应尽快放入冰箱冷藏，以低于7℃为宜。

【食用宜忌】袋装牛奶不要加热饮用。如果高温加热反而会破坏牛奶中的营养成分，牛奶中添加的维生素也会遭到破坏。

宜：一般人群均可饮用牛奶，尤其适合消化道溃疡、病后体虚、黄疸、大便秘结及气血不足等患者食用，高脂血症、高血压、糖尿病、肥胖症以及心脑血管疾病的患者宜饮用脱脂牛奶。

忌：肝硬化、泌尿系统结石、肾衰竭等患者不宜食用。

（1）杏仁核桃牛奶饮

【材料】杏仁35克，核桃仁30克，牛奶250克。

【调料】白糖10克。

【制作方法】①杏仁、核桃仁放入清水中洗净。②将杏仁、核桃仁、牛奶放入炖锅内，加清水后将炖锅置火上烧沸。③再用小火熬煮25分钟，加入白糖即成。

【功效】润肺止咳、润肠通便、补脑益智，常食本品不仅能稳定血脂和血压，预防动脉硬化，还可预防老年痴呆症。

（2）红豆牛奶汤

【材料】红豆 50 克，熟牛奶 200 毫升。

【调料】蜂蜜适量。

【制作方法】①红豆洗净，泡水 8 小时。②红豆放入锅中，加水开中火煮约 30 分钟，再用小火焖煮约 30 分钟备用。③将红豆、蜂蜜、牛奶放入碗中，搅拌均匀即可。

【功效】补肺健脾、生津润肠、养血补血及降脂利尿。适于脾胃虚弱、呕吐、小便涩痛及高脂血症、高血压等患者食用。

◆ 鸡蛋

【降脂关键】鸡蛋中含有的卵磷脂可使血清胆固醇和脂肪乳转化为极细的颗粒并保持悬浮状态，不易在血管内沉积，可预防动脉硬化。

【食疗作用】鸡蛋清性微寒而气清，能益精补气、润肺利咽、清热解毒，还具有护肤美肤的作用，有助于延缓衰老。蛋黄性温而气浑，能滋阴润燥、养血息风。

【选购保存】用拇指、食指和中指捏住鸡蛋摇晃，好的鸡蛋没有声音。在 20℃左右时，鸡蛋大概能放一周，如果放在冰箱里保存，最多保鲜半个月。

【食用宜忌】炒鸡蛋前宜将鸡蛋顺一个方向搅打，并加入少量水，可使鸡蛋更加鲜嫩。

宜：身体虚弱、贫血、营养不良、女性产后病后；以及高血压、高血脂、冠心病等患者可经常食用。

忌：肝炎、高热、腹泻、胆石症、皮肤生疮化脓、肾炎等病症患者应慎食。

（1）鸡蛋玉米羹

【材料】玉米浆 300 克，鸡蛋 2 个。

【调料】黄酒10毫升，白糖2克，葱15克，鸡油15克，菱粉75克，盐、味精各适量。

【制作方法】①鸡蛋打散；葱洗净切成葱花。②锅置火上，加入玉米浆、黄酒、盐、味精，烧开后用菱粉勾成薄芡，淋入蛋液。③调入白糖，再淋入鸡油搅匀，撒上葱花即可起锅。

【功效】补气健脾、清热解毒；降血脂、降血压。适于肺虚咳嗽、阴虚盗汗及高脂血症、高血压等患者食用。

（2）枸杞蛋包汤

【材料】枸杞20克，鸡蛋2个。

【调料】盐5克。

【制作方法】①枸杞用水泡软洗净。②锅中加两碗水煮开后转中火，打入鸡蛋。③将枸杞放入锅中和鸡蛋同煮至熟，加盐调味即可。

【功效】养肝明目、益气补虚、益智降脂。适于肝肾不足所致的两目干涩、失眠健忘、气虚乏力等症，也适合于高脂血症、高血压患者食用。

◆ 驴肉

【降脂关键】驴肉是典型的高蛋白质、低脂肪食物，胆固醇含量也不高，而且它还富含钾，可防治血管硬化，调节体液的酸碱平衡，参与细胞内糖和蛋白质的代谢。

【食疗作用】驴肉中氨基酸构成十分全面，8种人体必需氨基酸和10种非必需氨基酸的含量都十分丰富；是一种高蛋白、低脂肪、低胆固醇肉类；驴肉的不饱和脂肪酸含量，尤其是生物价值极高的亚油酸、亚麻酸的含量都远远高于猪肉、牛肉。

【选购保存】选熟驴肉先要看包装，包装应密封、无破损、无胀袋，注意熟肉制品的色泽，肌肉部分呈暗褐色无光泽为不新鲜驴肉。

驴肉的存储熟肉制品应在0℃～4℃的条件下冷藏保存，否则容易变质。

【食用宜忌】 不要购买加入了合成色素或发色剂而色泽太艳的驴肉。

宜： 脾虚肾亏、身体羸弱者及贫血症患者宜经常吃些驴肉。

忌： 慢性肠炎、腹泻患者、瘙痒性皮肤病患者以及孕妇不宜食用。

（1）手撕驴肉

【材料】 驴肉、甜椒各适量。

【调料】 葱白、香菜、盐、葱、姜、八角、桂皮、料酒、芝麻油各适量。

【制作方法】 ①驴肉洗净，入水氽烫；甜椒、葱白洗净切丝；香菜洗净切段。②驴肉入高压锅，加盐、葱、姜、八角、桂皮、料酒、清水，上火煮至软烂，取肉撕成丝。③将上述所有材料入容器，加芝麻油，搅拌均匀，装盘即可。

【功效】 益气补血，对高脂血症和动脉硬化有很好的预防作用。适于高脂血症、高血压、冠心病、贫血患者以及病后体虚者食用。

（2）腊驴肉

【材料】 腊驴肉500克。

【调料】 盐1克，味精1克，醋10毫升，老抽15毫升，红油20毫升。

【制作方法】 ①腊驴肉洗净，切片。②锅内注水烧沸，放入切好的驴肉片氽熟后，捞起晾干装入碗中，向碗中加入盐、味精、醋、老抽、红油拌匀。③再倒入盘中即可。

【功效】 补气养血、滋阴壮阳、安神去烦。对动脉硬化、冠心病、高血压有良好的辅助治疗作用。

◆ 兔肉

【降脂关键】兔肉的脂肪和胆固醇低于其他肉类，且其脂肪多为不饱和脂肪酸。兔肉富含大量的卵磷脂，不仅能够有效抑制血小板凝聚，防止血栓形成，而且能够有效降低胆固醇、预防脑功能衰退。

【食疗作用】兔肉可滋阴凉血、益气润肤、解毒祛热、益智补脑。兔肉还含有丰富的卵磷脂，卵磷脂有抑制血小板凝聚和防止血栓形成的作用，还有保护血管壁、防止动脉硬化的功效。卵磷脂中的胆碱能提高记忆力，防止脑功能衰退。

【选购保存】肌肉呈均匀的红色，具有光泽，脂肪洁白或呈乳黄色为新鲜肉，肌肉色泽稍转暗，切面尚有光泽，但脂肪无光泽的为次鲜肉。冷冻储存。

【食用宜忌】兔肉属于高蛋白、低脂肪、低胆固醇的肉类，有“肉中之素”的雅名。对于高血压患者来说，吃兔肉可以阻止血栓的形成，并且对血管壁有明显的保护作用。

宜：兔肉是肥胖症、慢性胃炎、胃溃疡、十二指肠溃疡、结肠炎等患者比较理想的肉食。而且，营养不良、肝痛、心血管病、糖尿病患者及儿童、老年人也宜常食兔肉。

忌：孕妇、脾胃虚寒者不宜食用。兔肉不宜与芹菜同食，否则易伤头发。

青豆烧兔肉

【材料】兔肉 200 克，青豆 150 克。

【调料】姜末、盐各 5 克，葱花、鸡精各 3 克。

【制作方法】①兔肉洗净，切成大块；青豆洗净。②将切好的兔肉入沸水中汆去血水，洗净待用。③锅上火，加油烧热，下入兔肉、青豆炒熟，加姜末、盐、鸡精调味，撒上葱花即可起锅。

【功效】降低胆固醇、血脂，抑制血小板聚集，防止血栓形成。有助于预防动脉硬化、脑血栓、心肌梗死等并发症的发生。

◆ 鸽肉

【降脂关键】鸽肉的脂肪含量低，且鸽的肝脏贮有极佳的胆素，可帮助人体很好地利用胆固醇，防止动脉硬化。

【食疗作用】鸽肉具有补肾、益气、养血之功效。鸽血中富含血红蛋白，能使术后伤口更好地愈合。而女性常食鸽肉，可调补气血、提高性欲。此外，乳鸽肉含有丰富的软骨素，经常食用，可使皮肤变得白嫩、细腻。

【选购保存】选购时以无鸽痘，皮肤无红色充血痕迹，肌肉有弹性，经指压后凹陷部位立即恢复原位，具有鸽肉固有色泽和气味者为佳。鸽肉容易变质，宜放冰箱里冷藏。

【食用宜忌】鸽肉属高蛋白、低脂肪、低热量食物，不仅能降血压、降血脂，还对糖尿病患者大有益处。

宜：体虚、头晕、毛发稀疏脱落、头发早白、未老先衰、神经衰弱、记忆力减弱、贫血、高血压病、高脂血症、冠心病、动脉硬化、妇女血虚经闭、习惯性流产、男子不育、精子活动力减退、睾丸萎缩、阴囊湿疹瘙痒等病症患者可经常食用鸽肉。

忌：食积胃热、先兆流产、尿毒症、体虚乏力患者不宜食用。

(1) 老鸽枸杞汤

【材料】枸杞 10 克，老鸽 1 只。

【调料】盐适量。

【制作方法】①老鸽清理干净，入沸水氽烫。②用冷水将老鸽冲凉，放入锅内，加适量水煮开。③将枸杞洗净放入锅中与鸽肉一起炖 3 ～ 4 小时，加盐调味即可。

【功效】补肝肾、明目、降压，对高血压、高脂血症、冠心病等病症均有食疗作用，也适于肝肾亏虚、视物昏花、高血压患者食用。

（2）蒸乳鸽

【材料】乳鸽 2 只。

【调料】料酒、盐、味精、清汤、葱末、姜末各适量。

【制作方法】①将乳鸽洗净，入开水氽烫，捞出。②乳鸽放入盘内，加葱末、姜末、料酒、盐、味精，上屉蒸至七成熟，取出，去骨头；将鸽肉放在汤碗内。③将清汤倒入盛鸽肉的汤碗，加盖，上笼蒸至鸽肉熟烂，取出即可。

【功效】补气血；降血压、降血脂。适于气血亏虚的高脂血症和高血压患者食用，也适于肾虚的高脂血症患者食用，常食可改善患者体虚、头晕、贫血、阳痿、腰膝酸软等症状，还能预防多种心脑血管疾病的发生。

◆ 牛蛙

【降脂关键】牛蛙属于高蛋白、低脂肪、低热量的食物，且富含钙、钾元素，可减少胆固醇，保护心血管。

【食疗作用】牛蛙具有清热解毒、消肿止痛、补脾益肾的功效。民间认为牛蛙是大补元气、辅助治疗脾胃虚弱的营养食品，适用于精力不足、低蛋白血症和各种阴虚症状的患者食用。牛蛙还具有防癌抗癌的作用，能预防肠胃疾病癌变。

【选购保存】选购牛蛙时，宜以皮紧肉实者为佳。牛蛙肉宜冷冻贮藏。

【食用宜忌】牛蛙肉不可过多食用，食用过多易染上寄生虫病，而寄生虫一旦侵入眼球，会引起各种炎症，导致角膜溃疡、视力下降，严重者会导致双目失明。

宜：牛蛙适宜身体虚弱、营养不良、气血不足、精力不足、盗汗不止、虚劳咳嗽、肝硬化腹水、体虚水肿、低蛋白血症、高血压病、高脂血症、冠心病、动脉硬化、糖尿病、神经衰弱者食用。

忌：脾虚、便泻、痰湿、外感初起咳嗽者不宜食用。

木瓜粉丝牛蛙汤

【材料】木瓜450克，粉丝50克，牛蛙400克，姜丝5克。

【调料】淀粉3克，味精1克，盐、糖各5克。

【制作方法】①木瓜去皮洗净，切成块状；粉丝泡发洗净。②牛蛙洗净，用花生油、姜丝、生粉、糖、盐、味精调味，腌30分钟。③将清水800毫升放入瓦煲内，煮沸后放入粉丝、木瓜，滚至木瓜熟后，放入牛蛙，慢火将牛蛙滚熟，加盐调味即成。

【功效】降低血中胆固醇、血脂；补益脾胃、利尿祛湿。常吃可有效预防高脂血症、肥胖症、水肿病、胃肠溃疡、风湿病等。

（四）水产类

◆ 带鱼

【降脂关键】带鱼的脂肪含量高于一般鱼类，且多为不饱和脂肪酸，这种脂肪酸的碳链较长，具有降低胆固醇的作用。

【食疗作用】带鱼全身的鳞和银白色油脂层中还含有一种抗癌成分6-硫代鸟嘌呤，对辅助治疗白血病、胃癌、淋巴肿瘤等有益；带鱼含有丰富的镁元素，对心血管系统有很好的保护作用，可预防高血压、心肌梗死等心血管疾病。

【选购保存】新鲜带鱼为银灰色，有光泽；将带鱼清洗干净，擦干，剁成大块，抹上一些盐和料酒，再放到冰箱冷冻。

【食用宜忌】有些带鱼在银白光泽的表皮上附着一层物质，容易被氧化而发黄，所以当带鱼表面发黄时，就说明不新鲜。

宜：老人、儿童、孕产妇及气短乏力、久病体虚、血虚头晕、营养不良和皮肤干燥者，高脂血症患者宜常食。

忌：有疥疮、湿疹等皮肤病，皮肤过敏、癌症、红斑性狼疮、痈疖疔毒、淋巴结核、支气管哮喘等病症者，肥胖者应忌食。

（1）金辣椒带鱼

【材料】 带鱼 500 克。

【调料】 高汤 200 克，盐、酱油、醋、料酒、白糖、姜丝、干辣椒段、花椒油、香菜段、蒜片适量。

【制作方法】 ①将带鱼洗净，切段，用盐和料酒略腌。②锅加油烧热，下带鱼炸至两面金黄时捞出，沥油待用。③锅留底油，下姜丝、蒜片、干辣椒煸炒，放入带鱼，烹入料酒、白糖、醋、酱油，加少许高汤，烧至入味后淋花椒油，起锅将鱼盛入盘内，加入香菜段即可。

【功效】 降血脂、降血压、强心暖胃、益气补虚。适于高脂血症、高血压、久病体虚、血虚头晕的患者食用。

（2）豉香带鱼

【材料】 带鱼 400 克，豆豉 100 克，鸡蛋 1 个。

【调料】 红椒丁、葱花、熟芝麻各适量，盐 4 克，料酒 15 毫升，淀粉 25 克。

【制作方法】 ①将带鱼清理干净，切成小段，加入鸡蛋和淀粉裹匀。②油烧热，放入带鱼煎至两面微黄，装盘待用。③锅底留油，下入豆豉炒香，加入红椒、葱花稍炒，加料酒、盐炒至入味，起锅倒在带鱼上，最后撒上熟芝麻即可。

【功效】 降血脂，降血压，清除血管壁上沉积的胆固醇，对心血管系统有很好的保护作用。适于高脂血症、高血压、心肌梗死等疾病患者食用。

◆ 鲤鱼

【降脂关键】 鲤鱼脂肪含量不高，以液体形式存在，大部分是不饱和脂肪酸，有显著降低胆固醇的作用。

【食疗作用】鲤鱼有滋补健胃、利水消肿、通乳、清热解毒、止咳下气的功效，可用来辅助治疗各种水肿、浮肿、腹胀、少尿、黄疸、孕妇胎动不安、乳汁不通等症。常食鲤鱼还可以预防冠心病、延缓衰老。鲤鱼还能够调节人体内分泌功能，对糖尿病有一定的食疗作用。

【选购保存】最好的鲤鱼游在水的下层，呼吸时鳃盖起伏均匀。保存时在鲤鱼的鼻孔滴一两滴白酒，把鱼放在通气的篮子里，盖一层湿布，能使鱼活 2 ~ 3 天。

【食用宜忌】鲤鱼的胆汁有毒，生食或熟食都会引起中毒，从而出现胃肠症状、脑水肿、中毒性休克等，严重者还可导致死亡。

宜：食欲低下、工作太累、情绪低落、胎动不安者，心源性水肿、营养不良性水肿、脚气水肿、女性妊娠水肿、肾炎水肿、黄疸肝炎、肝硬化腹水、咳喘等病症患者可经常食用。

忌：红斑狼疮、痈疽疔疮、荨麻疹、支气管哮喘、小儿腮腺炎、血栓闭塞性脉管炎、恶性肿瘤、淋巴结核、皮肤湿疹等病症患者不宜食用。

（1）核桃烧鲤鱼

【材料】鲤鱼 500 克，核桃 350 克。

【调料】生姜片、葱段、酱油、味精各适量。

【制作方法】①鲤鱼杀后洗净，煎锅放油烧至七成热，放入鲤鱼煎成金黄色，捞起沥油。②将核桃肉下锅炸约 2 分钟。③另一锅内加清水，水沸时放入炸好的鲤鱼和核桃仁以小火慢炖，熟后加入生姜片、酱油、味精调味，撒上葱段，即可起锅。

【功效】降低胆固醇，稳定血压，软化血管，预防动脉硬化。适于高血压、高脂血症、动脉硬化和冠心病等患者食用。

（2）鲤鱼冬瓜汤

【材料】茯苓 25 克，红枣 30 克，枸杞 15 克，鲤鱼 450 克，冬瓜200克。

【调料】盐、姜片各适量。

【制作方法】①将茯苓、红枣、枸杞洗净，茯苓压碎用棉布袋包起，一起放入锅中。②鲤鱼洗净，取鱼肉切片，鱼骨切小块后用棉布袋包起备用。③冬瓜去皮洗净，切块状，和姜片、鱼骨包一起放入锅中，加入适量水，用小火煮至冬瓜熟透，放入鱼片，转大火煮至鱼熟，加盐调味，再取出药材包和鱼骨包即可。

【功效】健脾化湿、益气补虚、利尿消肿；降脂减肥。可辅助治疗脾虚湿盛型食积不化、泄泻、水肿以及高脂血症、高血压、肥胖等病症。

◆ 鳝鱼

【降脂关键】鳝鱼中含有丰富的不饱和脂肪酸，有显著的降低胆固醇作用。

【食疗作用】鳝鱼具有补气养血、祛风湿、强筋骨、壮阳等功效，对降低血液中胆固醇的浓度，预防因动脉硬化而引起的心血管疾病有显著的食疗作用，还可用于辅助治疗面部神经麻痹、中耳炎、乳房肿痛等病症。

【选购保存】鳝鱼要挑选大而肥的、体色为灰黄色的活鳝。鳝鱼最好现杀现烹，不要吃死鳝鱼。

宜：身体虚弱、气血不足、风湿痹痛、四肢酸痛及高脂血症、冠心病、动脉硬化、糖尿病患者宜经常食用。

忌：瘙痒性皮肤病、支气管哮喘、淋巴结核、癌症、红斑性狼疮等患者不宜食用。

(1) 皮条鳝鱼

【材料】鳝鱼400克。

【调料】葱丝、酱油、醋、白糖、蒜蓉、黄酒、盐、淀粉各适量。

【制作方法】①将鳝鱼清理干净，切条，用黄酒、盐和淀粉调匀挂糊。②油烧热，将鳝鱼条炸至熟捞起。③将酱油、醋、白糖、蒜蓉放入碗中调成卤汁。④炒锅倒入卤汁用旺火烧沸，放入鳝鱼条翻炒，起锅装盘，撒上葱丝即可。

【功效】降低胆固醇浓度，可预防因高脂血症引起的动脉硬化等心血管疾病。还可补气血、祛风湿、强筋骨、壮阳。适于辅助治疗中风、面部神经麻痹、中耳炎、乳房肿痛、风湿性关节炎等病症。

（2）花椒煸鳝段

【材料】鳝鱼 450 克。

【调料】蒜薹、干辣椒、蒜蓉、花椒、盐、鸡精、料酒、红油各适量。

【制作方法】①鳝鱼洗净，切段；蒜薹洗净切段；干辣椒洗净切段。②炒锅注入适量油烧至六成熟，下入鳝段炸至熟，捞起沥油。③锅底留少许油，倒入蒜蓉和干辣椒爆香，倒入鳝段和蒜薹同炒，加入花椒、盐、鸡精、料酒、红油调味，起锅装盘。

【功效】降低胆固醇、甘油三酯；散寒除湿。可用来辅助治疗寒湿痹症。

◆ 草鱼

【降脂关键】草鱼含有丰富的不饱和脂肪酸，对血液循环有利，是心血管病患者的良好食物。

【食疗作用】草鱼具有暖胃、平肝、祛风、活痹、截疟、降压、祛痰及轻度镇咳等功效，是温中补虚的养生食品。此外，草鱼对增强体质、延缓衰老有食疗作用。而且，多吃草鱼还可以预防乳腺癌。

【选购保存】应购买鲜活的草鱼。将草鱼放在水中，游在水底层，且鳃盖起伏均匀在呼吸的为鲜活草鱼。将鲜活草鱼宰杀洗净放入冰箱内保存。

【食用宜忌】草鱼肉中含有丰富的硒元素，经常食用，有稳定血糖的功效，还可抗衰老、养颜美容，而且对肿瘤患者也有食疗作用。

宜：一般人群均可食用，尤其适合虚劳、风虚头痛、肝阳上亢高血压、久疟及冠心病、高血脂、糖尿病、中风、小儿发育不良、水肿、肺结核、产后乳少等患者经常食用。

忌：女子在月经期不宜食用。

（1）热炝草鱼

【材料】草鱼400克，姜、干红椒各适量。

【调料】盐、辣椒面各3克，料酒、香油各10毫升，味精2克。

【制作方法】①草鱼清理干净，切片，加盐、味精、辣椒面、料酒腌渍；姜去皮洗净，切丝；干红椒洗净，切段。②油锅烧热，下姜、干红椒炒香，放入草鱼炸熟。③淋入香油，起锅装盘即可。

【功效】降低胆固醇，增强免疫。还能开胃消食、健脾补虚。适于高血压、冠心病、高脂血症、小儿发育不良、水肿以及食欲不振等患者食用。

（2）草鱼煨冬瓜

【材料】冬瓜500克，草鱼250克。

【调料】生姜10克，葱2克，绍酒10毫升，盐5克，醋5毫升。

【制作方法】①将草鱼去鳞、鳃和内脏，洗净切块；冬瓜洗净，去皮切块。②炒锅内加油烧沸，将草鱼放入锅内煎至金黄色，加冬瓜、盐、生姜、葱、绍酒、醋、水各适量。③煮沸后转小火炖至鱼肉熟烂即成。

【功效】利尿、减肥、降脂、降低胆固醇、软化血管。尤其适于高脂血症、糖尿病、肥胖症等患者食用。

◆ 泥鳅

【降脂关键】泥鳅富含优质蛋白，脂肪含量和胆固醇含量均极少，而且含一种类似廿碳五烯酸的不饱和脂肪酸，可降低胆固醇。

【食疗作用】泥鳅具有暖脾胃、祛湿、疗痣、壮阳、止虚汗、补中益气、强精补血之功效，是治疗急慢性肝病、阳痿、痔疮等病症的辅助佳品。此外，泥鳅皮肤中分泌的黏液即所谓的“泥鳅滑液”，有较好的抗菌、消炎作用，对小便不通、热淋便血、痈肿、中耳炎有很好的食疗作用。

【选购保存】选择鲜活、无异味的泥鳅。把活泥鳅用清水漂一下，捞起放进一个不漏气的塑料袋里（袋内先装点水），将袋口用橡皮筋或细绳扎紧，放进冰箱的冷冻室里冷冻。

【食用宜忌】烹制冰冻保存的泥鳅，可先取出放进一盆干净冷水里（不能用热水），待冰块融化后制作，鲜香味美。

宜：一般人均可食用，尤其适合老年人、身体虚弱、脾胃虚寒、营养不良、体虚盗汗以及癌症、肿瘤、心血管、急性黄疸型肝炎、阳痿、痔疮、皮肤疥癣瘙痒等病症患者食用。

忌：痛风患者不宜食用。

（1）老黄瓜炖泥鳅

【材料】泥鳅 400 克，老黄瓜 100 克。

【调料】盐 3 克，醋 10 毫升，酱油 15 克，香菜少许。

【制作方法】①泥鳅洗净，切段；老黄瓜洗净，去皮，切块；香菜洗净。②锅内注油烧热，放入泥鳅翻炒至变色，注入适量水，并放入黄瓜焖煮。③煮至熟后，加入盐、醋、酱油调味，撒上香菜即可。

【功效】保护心血管、降血脂、降血压，还能健脾胃、利小便、疗痔疮。适于心血管疾病、小便不通、痔疮、皮肤瘙痒等患者食用。

（2）泥鳅烧豆腐

【材料】泥鳅 400 克，豆腐 150 克。

【调料】盐 3 克，辣椒粉 10 克，胡椒粉、红油、味精、香葱各适量。

【制作方法】①泥鳅提前入清水浸泡，洗净沥干；豆腐洗净切块；香葱洗净切段。②起油锅，油烧热后入泥鳅煎至金黄色，注入开水，放入辣椒粉、豆腐、胡椒粉、红油。③煮至熟时调入盐和味精调味，撒入葱段，盛入干锅即可。

【功效】降血压、降血脂、降血糖，可保护血管，防止血管硬化。

◆ 青鱼

【降脂关键】青鱼肉所含不饱和脂肪酸是脑细胞的基质，能降低血胆固醇，减少脑溢血的发病率。

【食疗作用】青鱼具有补气、健脾、养胃、化湿、祛风、利水等功效，对脚气湿痹、烦闷、疟疾、血淋等症有较好的食疗作用。由于青鱼还含丰富的硒、碘等微量元素，故有抗衰老、防癌作用。

【选购保存】选购青鱼的时候若青鱼的鳃盖紧闭，不易打开，鳃片鲜红，鳃丝清晰，表明鱼质量新鲜。新鲜的鱼眼球饱满突出，角膜透明，眼面发亮。保存时在活鱼嘴里滴些白酒，放在阴凉黑暗的地方，盖上透气的东西，即使在夏天也能存放 3 ～ 5 天。

【食用宜忌】青鱼胆有毒，处理鱼时，切勿弄破鱼胆，要把鱼胆完整去除。

宜：水肿、肝炎、肾炎、脚气、营养不良、高脂血症、高胆固醇血症、动脉硬化及脾胃虚弱、气血不足等病症患者可经常食用。

忌：癌症、红斑性狼疮、淋巴结核、支气管哮喘、痈疖疔疮、皮肤湿疹、疥疮瘙痒等病症患者不宜食用。

（1）萝卜丝炖青鱼

【材料】青鱼 1 条，白萝卜 100 克，粉丝 50 克。

【调料】青椒 10 克，红椒 10 克，盐 3 克，姜、蒜、料酒、鸡精各适量。

【制作方法】①青鱼洗净打花刀，用盐和料酒腌渍；粉丝泡发；蒜、白萝卜、青椒、红椒、姜均洗净切丝。②锅中加油烧热，加水，放鱼入锅，大火煮至汤变白色。③放入白萝卜丝、青红椒丝、姜丝、粉丝、蒜、盐、鸡精，小火煮3分钟即可盛出。

【功效】降血糖、胆固醇，促进脂肪代谢，能减少脑溢血的发病率。适于高血压性糖尿病、高脂血症、肥胖症等患者食用。

（2）西芹青鱼块

【材料】青鱼120克，芹菜150克。

【调料】盐、味精各3克，红椒10克，白酒、生抽、香油各10毫升。

【制作方法】①青鱼肉洗净，斩块，用白酒、盐、味精腌渍15分钟；芹菜洗净，切段；红椒洗净，切菱形片。②炒锅上火，注油烧至六成热，下鱼块炒至颜色微变，捞出，沥干油分。③锅内留油，放入红椒爆香，下芹菜炒熟，加入鱼块炒匀，加盐、味精、生抽、香油调味，盛盘即可。

【功效】降血脂、胆固醇和甘油三酯；补益气血。适于高脂血症、高血压以及动脉硬化、脑溢血等患者食用。

◆ 平鱼

【降脂关键】平鱼含有丰富的不饱和脂肪酸，有降低胆固醇的功效，还含有丰富的微量元素硒和铁，对冠状动脉硬化等心血管疾病有预防作用，并能延缓机体衰老。

【食疗作用】平鱼具有益气养血、柔筋利骨之功效，对贫血、血虚、神疲乏力、四肢麻木、脾虚泄泻、筋骨酸痛等有食疗作用。

【选购保存】平鱼体近菱形，扁平，口小，背部青灰色，体两侧银白色，体背小圆鳞，背鳍和臀鳍较长，且对称，胸鳍大，无腹鳍，尾鳍深叉形，下叶长于上叶。洗净擦干后，用保鲜膜包裹住，于冰箱冷藏保存，可保存5天左右；如果于冰箱冷冻保存，一般可放置3个月。

【食用宜忌】烹调平鱼之前，可以先用开水烫一下再烹调，可去除腥味。

宜：青少年、儿童及高脂血症、高胆固醇患者，以及脾胃虚弱、神疲乏力、风湿病患者等宜常吃。

忌：慢性疾病和过敏性皮肤病患者不宜食用。

（1）花生仁烤平鱼

【材料】平鱼4条，花生米30克。

【调料】盐3克，料酒10毫升，辣椒粉、孜然、姜各适量。

【制作方法】①平鱼清理干净，打上花刀，用盐和料酒浸渍；花生米切末；姜洗净切片。②姜片置于鱼腹内，在鱼身上均匀地抹上盐，撒上辣椒粉、孜然和花生米，淋上少许油。③把装鱼的盘子放入烤箱，烤20分钟后，取出即成。

【功效】降低胆固醇，降低血小板聚集，预防和治疗动脉粥样硬化等心脑血管疾病。还可益气养血、强筋健骨，对贫血、消化不良、筋骨酸痛也有食疗作用。

（2）香竹烤平鱼

【材料】平鱼5条。

【调料】青椒丁、红椒丁、芝麻、蒜蓉、姜片、盐、葱花、料酒各适量。

【制作方法】①平鱼清理干净，用盐和料酒腌渍。②把姜片和葱花置于鱼腹内，青椒、红椒、芝麻和蒜蓉和在一起均匀涂在鱼身上，用竹篱托着放入盘中，淋上少许油。③把盘子放入烤箱，烤20分钟后，取出即成。

【功效】降低胆固醇，对冠状动脉硬化等心血管疾病有预防作用。适于高胆固醇、高脂血症以及冠心病等患者食用。常食本菜还能延缓机体衰老，预防癌症的发生。

◆ 银鱼

【降脂关键】银鱼富含极高的蛋白质，易于被人体吸收，且脂肪含量极低，对降低胆固醇和血液黏稠度，预防高脂血症、心脑血管疾病有明显的作用。

【食疗作用】银鱼无论干鲜，都具有益脾、润肺、补肾、壮阳等特点，是上等滋补品。银鱼还是结肠癌患者的首选辅助治疗食品。银鱼属一种高蛋白低脂肪食品，对高脂血症患者食之亦宜，可辅助治疗脾胃虚弱、肺虚咳嗽、虚劳诸疾。

【选购保存】新鲜银鱼，以洁白如银且透明为佳，体长2.5～4.0厘米为宜，手从水中捞起银鱼后，将鱼放在手指上，鱼体软且下垂，略显挺拔，鱼体无黏液。银鱼不适合放在冰箱长时间保存，最好用清水盛放。

【食用宜忌】银鱼还有很好的抗癌作用，对食道癌、结肠癌皆有很好的食疗作用。

宜：一般人群皆可食用银鱼，尤其适合体质虚弱、营养不足、消化不良、高脂血症、高血压、糖尿病、癌症、肺虚咳嗽等患者食用。

忌：痛风患者不宜食用。

（1）银鱼干炒南瓜

【材料】银鱼干150克，南瓜350克。

【调料】盐、姜末、蒜末、葱末各适量。

【制作方法】①银鱼干冲洗干净，用水泡发；南瓜去皮去瓤，洗净切块，摊平放入微波炉中，大火5分钟煮熟，备用。②热锅温油，倒入发好的银鱼干，加入姜末、蒜末，轻轻翻炒2分钟。③最后加入微波煮好的南瓜块，大火翻炒2分钟，加盐、葱末调味出锅。

【功效】降血压、降血脂、扩张动脉血管、减少胆固醇的吸收，从而使血清胆固醇浓度下降。中医认为可益气补虚、利肠通便。

（2）花生炒银鱼

【材料】银鱼、花生米各100克，青、红椒条各适量。

【调料】盐、味精各3克，料酒、水淀粉、熟芝麻各10克。

【制作方法】①银鱼清理干净，加盐、料酒浸渍，再以水淀粉上浆。②油锅烧热，下银鱼炸至金黄色，再入花生、青椒、红椒同炒片刻。③调入味精炒匀，淋入香油，撒上熟芝麻即可。

【功效】降低血小板聚集，降低胆固醇，可用于防治高脂血症、高血压、动脉硬化和冠心病的发生。还能有效防治便秘、痔疮、肠癌等症，中医认为可辅助治疗脾胃虚弱、虚劳诸疾。

◆ 墨鱼

【降脂关键】墨鱼肉质中含有一种可降低胆固醇的氨基酸，可防止动脉硬化。

【食疗作用】墨鱼具有补益精气、健脾利水、养血滋阴、制酸、温经通络、通调月经、收敛止血、美肤乌发的功效。常吃墨鱼，可提高免疫力，防止骨质疏松，缓解倦怠乏力，对食欲不振等作用显著。

【选购保存】新鲜的墨鱼柔软有弹性的，墨鱼肉是浅褐色的，如果非常白，则有可能是经过漂白的。储存方法：新鲜墨鱼可以去除表皮、内脏和墨汁后，清洗干净，用保鲜膜包好，放入冰箱冷藏室的话，两天内需食用完。

【食用宜忌】墨鱼体内含有许多墨汁，不易洗净，可先撕去表皮，拉掉灰骨，放在水中，拉出内脏，再挖掉乌贼的眼珠，使其流尽墨汁，然后换几次清水将内外洗净即可。

宜：高血压、高脂血症、动脉硬化、肿瘤患者，月经不调者，消化道溃疡者以及体质虚弱者均可食用。

忌：痛风、尿酸过多、过敏体质、湿疹患者不宜食用。

（1）韭菜墨鱼

【材料】韭菜100克，墨鱼肉300克。

【调料】盐3克，味精1克，醋10毫升，生抽12毫升，红椒少许。

【制作方法】①墨鱼肉洗净，切“十”字刀纹，再切开，加盐腌片刻；韭菜洗净，切段；红椒洗净，切丝。②锅内注油烧热，放入墨鱼翻炒至卷起后，加入韭菜、红椒一起炒匀。③再加入盐、醋、生抽炒熟后，加入味精调味，起锅装盘即可。

【功效】降低胆固醇、甘油三酯。适于高脂血症、高血压与冠心病患者食用。

（2）滑炒墨鱼丝

【材料】墨鱼肉450克。

【调料】香菜段、盐、味精、料酒、胡椒粉、淀粉、花生油各适量。

【制作方法】①将墨鱼肉洗净切丝，加盐、料酒和淀粉腌制入味，上浆待用。②锅置火上，用温油将鱼丝滑熟，倒出控净油。③油锅烧热，放入鱼丝，烹入料酒，放香菜段，加盐、味精、料酒和胡椒粉调味炒匀，出锅即可。

【功效】健脾利水，滋阴养血，补肾固精；降低胆固醇。可防止动脉硬化等病症。

◆海带

【降脂关键】海带中钙的含量极为丰富，钙可降低人体对胆固醇的吸收，并能降血压。

【食疗作用】海带还含有丰富的钾，钾有平衡钠摄入过多的作用，并有扩张外周血管的作用。因此，海带对高血压有很好的食疗作用。另外，海带还能化痰、软坚、清热及预防夜盲症、维持甲状腺正常功能，还能抑制乳腺癌的发生。另外，海带几乎没有热量，对于预防肥胖症颇有益处。

【选购保存】质厚实、形状宽长、身干燥、色淡黑褐或深绿、边缘无碎裂或黄化现象的，才是优质海带。将干海带洗净，用淘米水泡上，煮30分钟，放凉后放入冰箱冷冻。

【食用宜忌】海带几乎无热量，常食对预防高血压性高脂血症以及肥胖症颇有益，对糖尿病患者也大有益处。

宜：甲状腺肿大、高血压、冠心病、动脉粥样硬化、急性肾衰竭、脑水肿患者可常食海带。

忌：孕妇、甲状腺功能亢进者不宜食用海带。

（1）猪骨海带汤

【材料】猪排骨600克，海带150克。

【调料】葱、生姜、大蒜、盐、味精、香油、白糖各适量。

【制作方法】①将猪排骨洗净，斩成块，入沸水汆烫，捞出沥净血水。②海带入水中泡开，洗净，切成块，葱、姜、大蒜均洗净，葱切成段，生姜、大蒜切成片。③净锅置火上，放入适量清水，开锅后加入排骨、海带、葱段、生姜片，烧沸，撇去浮沫，改小火慢煮至熟烂，加入蒜片、盐、味精、香油、白糖，拌匀即可。

【功效】降血脂、预防骨质疏松症；软坚散结、止咳化痰。适于甲状腺肿大、咳嗽痰多、肥胖症等患者食用。

（2）苦瓜海带瘦肉汤

【材料】苦瓜500克，海带100克，瘦肉250克。

【调料】盐、味精各少许。

【制作方法】①将苦瓜洗净，切成两瓣，去籽去瓤，切块。②海带浸泡1小时，洗净切丝；瘦肉洗净，切成小块。③把苦瓜、海带和瘦肉放入沙锅中，加适量清水煲至瘦肉烂熟，加盐、味精调味。

【功效】降血压、降血脂、保护血管，对肝火旺盛型高脂血症患者的目赤肿痛、头痛眩晕有较好的效果。还可清热解暑、利尿通淋、软坚散结。适于尿少水肿、便秘、甲状腺肿大、痱子、肥胖等患者食用。

◆ 紫菜

【降脂关键】紫菜中的镁元素含量比其他食物都多，能够有效降低血清胆固醇的含量。紫菜含有的牛磺酸成分能够降低有害的低密度胆固醇，从而预防高脂血症。

【食疗作用】紫菜不含胆固醇，且脂肪含量很低，适合中老年人食用。紫菜含有丰富的甘露醇，有利水消肿的作用，有利于保护肝脏。紫菜还富含碘，可以预防大脖子病，又可使头发润泽。

【选购保存】以色泽紫红、无泥沙杂质、干燥的紫菜为佳。存放于干燥处即可。

【食用宜忌】若凉水浸泡后的紫菜呈蓝紫色，说明该菜在包装前已被污染，这种紫菜对人体有害，不能食用。

宜：甲状腺肿大、贫血、高血压、高脂血症、淋巴结核、淋病、胃溃疡、夜盲症、阳痿、头皮屑增多等患者可经常食用。

忌：关节炎、结石、甲状腺功能亢进患者则不宜食用。

（1）西红柿蛋花紫菜汤

【材料】紫菜100克，西红柿、鸡蛋各50克。

【调料】盐3克。

【制作方法】①紫菜泡发，洗净；西红柿洗净，切块；鸡蛋打散。②锅置火上，加入油，注水烧至沸时，放入紫菜、鸡蛋、西红柿。③煮沸后加盐调味即可。

【功效】降低血清胆固醇的含量，从而防治高脂血症，保护心脑血管。还可清热利尿、美容养颜、益气补虚。适于甲状腺肿大、高血压等患者食用。

（2）紫菜松花粥

【材料】大米100克，紫菜少许，猪肉30克，皮蛋1个。

【调料】盐3克，麻油、胡椒粉、葱花、枸杞各适量。

【制作方法】①大米洗净，放入清水中浸泡；猪肉洗净切末；皮蛋去壳，洗净切丁；紫菜泡发后撕碎。②锅置火上，注入清水，放入大米煮至五成熟，再放入猪肉、皮蛋、紫菜、枸杞煮至米粒开花，加盐、麻油、胡椒粉调匀，撒上葱花即可。

【功效】降低血清胆固醇的含量，从而防治高脂血症。还可化痰软坚、清热解毒。适于热性病症患者、胃酸过多者食用。

◆ 牡蛎

【降脂关键】牡蛎富含维生素、矿物质，特别是所含牛磺酸能够降低人体血压和血清胆固醇。牡蛎中所含的氨基乙磺酸也有降低血胆固醇浓度的作用。因此，食牡蛎可预防动脉硬化。

【食疗作用】牡蛎具有平肝潜阳、镇惊安神、软坚散结、收敛固涩的功效；主治眩晕耳鸣、手足振颤、心悸失眠、烦躁不安、惊痫癫狂、瘰疬瘿瘤、乳房结块、自汗盗汗、遗精尿频、崩漏带下及吞酸胃痛、湿疹疮疡等病症。

【选购保存】应购买外壳完全封闭的牡蛎，不要挑选外壳已经张开的；保存牡蛎宜用清水浸泡活养。

【食用宜忌】牡蛎含有丰富的核酸，核酸在蛋白质合成中起着重要的作用，所以，常食牡蛎，可以延缓皮肤的老化，减少皱纹的形成。

宜：牡蛎一般人群均可食用，尤其适宜糖尿病、干燥综合征、高血压、动脉硬化、高脂血症患者食用，也适合肺门淋巴结核、颈淋巴结核及瘰疬、阴虚烦热失眠、心神不安等患者，体质虚弱的儿童，癌症患者放疗、化疗后食用。

忌：脾胃虚寒的人不宜食用。

（1）牡蛎豆腐羹

【材料】牡蛎肉150克，豆腐100克，鸡蛋1个，韭菜50克。

【调料】花生油20克，盐少许，葱段2克，香油2克，高汤适量。

【制作方法】①将牡蛎肉洗净泥沙；豆腐均匀切成细丝；韭菜洗净，切末；鸡蛋打入碗中，拌匀备用。②净锅上火倒入花生油，将葱炝香。③倒入高汤，下入牡蛎肉、豆腐丝，调入盐煲至入味，再下入韭菜末、鸡蛋，淋入香油即可。

【功效】降血压，降血脂，通利肠道，软化血管，预防动脉硬化。适于高脂血症、动脉硬化、冠心病等患者食用。

（2）牡蛎白萝卜蛋汤

【材料】牡蛎肉300克，白萝卜100克，鸡蛋1个。

【调料】盐5克，葱花少许。

【制作方法】①将牡蛎肉洗净，白萝卜洗净切丝，鸡蛋打入盛器搅匀备用。②汤锅上火倒入水，下入牡蛎肉、白萝卜烧开。③加盐，淋入鸡蛋煮熟，撒上葱花即可。

【功效】降血压、降血脂、降胆固醇、软化血管。中医认为，本品可镇静安神、平肝潜阳、收敛固涩，改善肝阳上亢型眩晕、头痛、失眠以及肾虚遗精等症。

◆ 螃蟹

【降脂关键】螃蟹是典型的高蛋白、低脂肪、低热量食物，且富含多种微量元素，可有效降血压、降血脂，对高血压、高脂血症以及糖尿病等患者都有较好的食疗作用。

【食疗作用】蟹肉具有舒筋益气、健脾消食、通经络、散诸热、清热、滋阴之功，对跌打损伤、筋伤骨折、过敏性皮炎有食疗作用。此外，蟹肉对于高血压、动脉硬化、脑血栓、高脂血症及各种癌症有较好的食疗效果。

【选购保存】要挑选壳硬、发青、蟹肢完整、有活力的螃蟹。也可以用手捏螃蟹脚，螃蟹脚越硬越好。把螃蟹放在盆、缸等容器中，在容器底部铺一层泥，再放些芝麻或打散的鸡蛋，放在阴凉处。

【食用宜忌】蟹肉可通经络、解结散血，可预防高血压性动脉硬化，以及高血压性头痛。

宜：跌打损伤、筋断骨碎、瘀血肿痛、产妇胎盘残留、临产阵缩无力、减肥者均适宜常食。

忌：患发热、胃癌，以及腹泻、慢性胃炎、胃及十二指肠溃疡、脾胃虚寒等病症者不宜食用。

（1）蟹块煮南瓜

【材料】螃蟹300克，南瓜250克。

【调料】盐、白糖各3克，蚝油、料酒各10毫升，高汤适量，姜、蒜各适量。

【制作方法】①螃蟹清理干净，斩件；南瓜洗净，去籽切块；姜洗净，切片；蒜去衣，然后拍碎备用。②油锅烧热，放入姜、蒜爆香，下螃蟹大火翻炒片刻。③放入南瓜，淋上料酒略炒，加入高汤、盐、白糖、蚝油，盖上锅盖煮至收汁，即可装盘。

【功效】降低胆固醇，通经络，散瘀血，有效扩张血管，增加冠脉流量，预防高血压性动脉硬化、冠心病以及高血压性头痛、头晕等病症。

（2）清蒸花蟹

【材料】花蟹450克，香菜3克。

【调料】盐3克，酱油、白糖、蒜头各10克。

【制作方法】①花蟹清理干净，斩块，用盐、酱油、白糖腌渍

20分钟；蒜头洗净，切片。②将花蟹上笼，撒上蒜片，用大火蒸15～20分钟，至蟹壳呈鲜红色，蟹肉熟时取出。③将熟花蟹摆入盘中，撒上香菜即可。

【功效】通利经络、解结散血；降血压、降血脂。适于高血压、高脂血症、糖尿病以及中风等患者食用。

◆ 田螺

【降脂关键】田螺所含的脂肪量极低，能有效降血脂和血压，预防心脑血管疾病的发生。

【食疗作用】田螺肉无毒，可入药，具有清热明目、解暑止渴、利尿通淋、醒酒等功效，对细菌性痢疾、痔疮、风湿性关节炎、肾炎水肿、疔疮肿痛、尿赤热痛、黄疸、佝偻病、脱肛、狐臭、胃痛、小儿湿疹、妇女子宫下垂等多种疾病有辅助治疗作用。

【选购保存】挑选时用小指尖往盖上轻轻压一下，有弹性的就是活螺。保存宜将田螺煮熟，用保鲜膜密封，放入冰箱冷藏。

【食用宜忌】烹调田螺时，最好烧煮10分钟以上，如此可有效地防止病菌和寄生虫感染。

宜：肥胖症、高脂血症、冠心病、动脉硬化、脂肪肝、黄疸、水肿、糖尿病、癌症、干燥综合征、小便不通、痔疮便血、脚气等病症患者以及醉酒之人可经常食用。

忌：脾胃虚寒、风寒感冒、便溏腹泻、胃寒等病症患者以及产妇和经期中的女性不宜食用。

（1）芦笋木耳炒螺片

【材料】芦笋、黑木耳各200克，螺肉250克，胡萝卜100克。

【调料】料酒5毫升，盐、味精各2克，高汤适量。

【制作方法】①螺肉洗净，切成薄片；芦笋洗净，斜切成小段，入沸水焯烫；黑木耳洗净，撕成小片；胡萝卜洗净，切成菱形片状。②锅倒油烧热，放入螺片滑炒，然后加入芦笋、黑木耳、胡萝卜煸炒，再烹入高汤继续翻炒至熟。③加入盐、味精、料酒调味即成。

【功效】清热解毒，利尿通淋，滋阴润燥，美容养颜。适于阴虚燥咳及尿路感染、高脂血症、高血压等患者食用。

（2）紫苏田螺肉

【材料】田螺肉 250 克，红椒 100 克，蒜薹 150 克，紫苏适量。

【调料】味精 2 克，盐、料酒、红油、醋、酱油各适量。

【制作方法】①田螺肉洗净，入沸水中汆烫，捞出备用；红椒去蒂洗净，切圈；蒜薹洗净，切粒；紫苏洗净，切碎。②热锅下油，入田螺肉翻炒片刻，放入蒜薹、红椒、紫苏同炒至熟，加盐、味精、料酒、红油、醋、酱油。③炒匀装盘即可。

【功效】解毒利尿、祛湿消肿、益胃消食；降脂减肥。适于高脂血症、高血压、糖尿病以及消化性溃疡患者食用。

◆ 蛤蜊

【降脂关键】蛤蜊肉含有具有降低血清胆固醇作用的代尔太 7-胆固醇和 24- 亚甲基胆固醇，它们兼有抑制胆固醇在肝脏合成和加速排泄胆固醇的独特作用，从而使体内胆固醇下降。

【食疗作用】蛤蜊有滋阴、软坚、化痰的作用，可滋阴润燥，能用于五脏阴虚消渴、盗汗、干咳、失眠、目干等病症的调理和治疗，对淋巴结肿大、甲状腺肿大也有较好疗效。蛤蜊含蛋白质多而含脂肪少，适合血脂偏高或高胆固醇血症者食用。

【选购保存】检查一下蛤蜊的壳，要选壳紧闭的，否则有可能是死蛤蜊。蛤蜊要放在水里养着保存。

【食用宜忌】只要在冷水中放入蛤蜊，以中小火煮至汤汁略为泛白，蛤蜊的鲜味就完全出来了。

宜：体质虚弱、营养不良、阴虚盗汗及肺结核咳嗽咯血、高脂血症、冠心病、动脉硬化、淋巴结肿大患者可经常食用。

忌：受凉感冒、阳虚、脾胃虚寒、腹泻便溏、寒性胃痛腹痛等病症患者及经期中的女性、产妇不宜食用蛤蜊。

（1）蛤蜊拌菠菜

【材料】菠菜400克，蛤蜊200克。

【调料】料酒15毫升，盐4克，鸡精1克。

【制作方法】①将菠菜洗净，切成长度相等的段，焯水，沥干装盘待用。②蛤蜊清理干净，加盐和料酒腌渍，入油锅中翻炒至熟。③加盐和鸡精调味，起锅倒在菠菜上即可。

【功效】降低胆固醇、血压，降脂减肥，滋阴润燥。适于血脂偏高或高胆固醇血症的患者食用。

（2）姜葱炒蛤蜊

【材料】蛤蜊400克，姜、葱各10克，水淀粉适量。

【调料】味精4克，料酒6毫升，香油8毫升，盐、蚝油5毫升。

【制作方法】①蛤蜊用清水养1小时，待其吐沙，洗净，再将其汆水。②姜洗净切片；葱洗净切段。③锅中注油烧热，爆香姜，下蛤蜊爆炒，再下葱段和调味料调味，用水淀粉勾芡即可。

【功效】降血压、降胆固醇、降糖，可有效预防心脑血管疾病、糖尿病的发生。还可滋阴补肾、调中下气、滋阴润燥、益气补虚、软坚散结。适于甲状腺肿大、干咳口燥等患者食用。

◆ 海参

【降脂关键】海参含胆固醇低，脂肪含量相对少，是典型的高蛋白、低脂肪、低胆固醇食物，而且其含有丰富的钙和镁，有降低胆固醇水平、减少脂肪囤积、保护心血管的作用。

【食疗作用】海参具有补肾益精、养血润燥、止血的功效，能辅助治疗精血亏损、虚弱劳怯、阳痿、梦遗、肠燥便秘、肺虚咳嗽咯血、肠风便血、外伤出血。海参还能抑制多种霉菌及某些人类癌细胞的生长和转移，起到杀菌、抗癌的作用。

【选购保存】体大、皮薄、个头整齐，肉肥厚，形体完整，肉刺多、齐全无损伤，光泽洁净，颜色纯正，无虫蛀斑且有香味的为上乘之品。宜放水中活养保存。

【食用宜忌】海参还含有硫酸软骨素，有助于人体生长发育，增强机体的免疫力。

宜：高血压、冠心病、肝炎、再生障碍性贫血、糖尿病、胃溃疡、骨质疏松及肾虚阳痿、腰膝酸软等患者可经常食用。

忌：急性肠炎、菌痢、感冒、咳痰、气喘及大便溏薄、出血兼有瘀滞及湿邪阻滞的患者忌食。

（1）海参汤

【材料】水发海参200克，胡萝卜、青菜各少许。

【调料】盐3克，高汤适量，生姜1片。

【制作方法】①海参洗净；胡萝卜洗净，去皮切片；青菜洗涤干净。②将高汤倒入锅内烧沸，放入海参、生姜用中火煲40分钟。③加入胡萝卜、青菜煮熟，调入盐即可。

【功效】降血压，改善血管功能，增强新陈代谢功能及免疫功能，防止便秘，通利大肠。

（2）蒜薹炒海参

【材料】猪肉、海参各250克，蒜薹100克。

【调料】盐3克，酱油、水淀粉各适量。

【制作方法】①猪肉洗净，切块；海参洗净，切块；蒜薹洗净，切段。②起油锅，放入猪肉、海参翻炒，再加入蒜薹同炒，然后再加入盐、酱油炒至入味。③起锅前，用水淀粉勾芡即可。

【功效】海参具有补肾壮阳、调节血管张力的作用，对肾虚阳痿、遗精早泄、腰膝酸软以及高血压患者有很好的食疗作用；蒜薹中含有相当量的维生素C，有舒张小血管，促进血液循环的作用，有助于防治血脂升高所致的头痛、头晕，有使大脑保持灵活和预防老年痴呆的作用。

◆ 干贝

【降脂关键】 干贝中含有一种具有降低血清胆固醇作用的代尔太7-胆固醇和24-亚甲基胆固醇，它们兼有抑制胆固醇在肝脏合成和加速排泄胆固醇的独特作用，从而使体内胆固醇下降。

【食疗作用】 干贝具有滋阴、补肾、调中、下气、利五脏之功效；可治疗头晕目眩、咽干口渴、虚痨咳血、脾胃虚弱等症。常食有助于降血压、降胆固醇。

【选购保存】 新鲜贝肉色泽正常且有光泽，无异味，手摸有爽滑感，弹性好；鲜活的扇贝不适合放在冰箱长时间保存，最好用清水盛放，待扇贝吐尽泥沙后，尽快烹饪。

【食用宜忌】 干贝在烹调之前可先用温水浸泡涨发，又或者用少量的清水加适量的黄酒、姜、葱隔水蒸软。

宜：营养不良、食欲不振、消化不良或久病体虚、脾胃虚弱、气血不足、五脏亏损、脾肾阳虚、老年夜尿频多及高脂血症、动脉硬化、冠心病等病症患者与各种癌症患者放疗化疗后，以及糖尿病、红斑性狼、干燥综合征等属阴虚体质者可经常食用干贝。

忌：痛风患者不宜食用。

（1）干贝蒸萝卜

【材料】 白萝卜100克，干贝30克。

【调料】 盐4克。

【制作方法】 ①干贝泡软，备用。②白萝卜削皮洗净，切成圈段，中间挖一小洞，将干贝一一塞入，盛于盘中，将盐均匀地撒在上面。③将盘移入蒸锅中，将干贝和白萝卜蒸至熟，续焖一会儿即可。

【功效】滋阴补肾、调中下气，有助于降血脂、降血压、降胆固醇、软化血管，能有效预防高脂血症、高血压、冠心病、动脉硬化以及肥胖症等疾病的发生。还可滋阴润肺、健脾消食、生津利尿，适于肺热咳嗽、小便不利、食积不化等患者食用。

（2）芥蓝干贝唇

【材料】干贝唇90克，芥蓝150克，木耳50克，红椒20克。

【调料】盐3克，醋、香油、鸡精、酱油各适量。

【制作方法】①将干贝唇洗净切块；芥蓝洗净切菱形片；木耳泡发洗净，撕开；红椒洗净切圈。②锅中注入适量清水，烧开后放入干贝唇稍烫一下，放入一小碗内；芥蓝焯水后沥干，摆盘；木耳、红椒焯水后放入碗内。③碗里加入盐、鸡精、酱油、香油、醋拌匀，装盘即可。

【功效】清热解毒、滋阴润燥、通利肠道。适于阴虚咳嗽、疔疮疖肿、肠燥便秘、高脂血症、高血压等患者食用。

（五）水果干果类

◆ 苹果

【降脂关键】苹果含有大量的果胶，这种可溶性纤维质可以降低胆固醇含量；还富含维生素C，可软化血管，预防动脉硬化。

【食疗作用】苹果具有润肺、健胃、生津、止渴、止泻、消食、顺气、醒酒的功效，而且对于癌症有良好的食疗作用。苹果含有大量的纤维素，常吃可以使肠道内胆固醇减少，缩短排便时间，能够减少直肠癌的发生。

【选购保存】苹果应挑个头适中、果皮光洁、颜色艳丽的。放在阴凉处可以保持7～10天，如果装入塑料袋放入冰箱可以保存更长时间。

【食用宜忌】苹果中富含钾，能促进钠从尿液排出，预防水钠潴留的发生。因此，对于进盐过多的高血压患者，多吃苹果可以将其钠盐清除，使血压下降。

宜：慢性胃炎、消化不良、慢性腹泻、神经性结肠炎、便秘、高血压、高脂血症和肥胖症、癌症、贫血患者和维生素 C 缺乏者可经常食用。

忌：脾胃虚寒者、糖尿病患者不宜常食。

（1）苹果西红柿双菜优酪乳

【材料】生菜 50 克，芹菜 50 克，西红柿 1 个，苹果 1 个，优酪乳 250 毫升。

【制作方法】①将生菜洗净，撕成小片；芹菜洗净，切成段。②将西红柿洗净，切成小块；苹果洗净，去皮、核，切成块。③将所有材料倒入榨汁机内，搅打成汁。

【功效】降血脂、降血压、软化血管、润肠通便、利尿通淋。适于高脂血症、高血压、便秘、少尿等患者食用。

（2）包菜苹果汁

【材料】包菜、苹果各 100 克，柠檬半个，冷开水 500 毫升。

【制作方法】①包菜洗净，切丝；苹果去核切块。②柠檬洗净，榨汁备用。③将包菜、苹果一同放入榨汁机中，加入水后榨汁，最后加入柠檬汁调味即可。

【功效】降压，降糖，降血脂，强心，利尿，预防便秘。适于高脂血症、高血压患者食用。

◆ 葡萄

【降脂关键】葡萄富含钾，能有效降血压，研究证明葡萄能比阿司匹林更好地阻止血栓形成，并且能降低人体血清胆固醇水平，降低血小板的凝聚力，对预防高脂血症引起的心脑血管病有一定作用。

【食疗作用】葡萄具有滋补肝肾、养血益气、强壮筋骨、生津除烦、健脑养神的功效。葡萄中含有较多酒石酸，有助消化。葡萄中所含天然聚合苯酚，能与细菌及病毒中的蛋白质结合，对于脊髓灰白质病毒及其他一些病毒有杀灭作用。

【选购保存】购买时可以摘底部一颗尝尝，如果果粒甜美，则整串都很甜。葡萄保留时间很短，最好购买后尽快吃完。剩余的可用保鲜袋密封好，放入冰箱内保存 4 ～ 5 天。

【食用宜忌】葡萄属于酸味食品，食用太多会阻碍钙的吸收。

宜：高血压、冠心病、脂肪肝、癌症、肾炎水肿、神经衰弱、风湿性关节炎、过度疲劳、体倦乏力及形体羸瘦、肺虚咳嗽、盗汗、贫血患者可经常食用。

忌：糖尿病、便秘、阴虚内热、津液不足者，肥胖之人，脾胃虚寒者及孕妇不宜多食。

（1）葡萄苹果汁

【材料】红葡萄 150 克，红色去皮的苹果 1 个，碎冰适量。

【制作方法】①红葡萄洗净，苹果切几片装饰用。②把剩余苹果切块，与葡萄一起榨汁。③碎冰倒在成品上，放入装饰苹果片。

【功效】降血脂，有助于预防冠心病、动脉硬化等病症的发生。

（2）西兰花葡萄汁

【材料】西兰花 90 克，梨 1 个，葡萄 200 克，碎冰适量。

【制作方法】①西兰花洗净切块；葡萄洗净。②梨洗净，去皮去心，切块。③把以上材料放入榨汁机中打成汁，倒入杯中，加冰块即可。

【功效】滋阴生津、润肺止咳、补肝肾、健脑安神；降血压、降血脂、抗癌。适于高血压、贫血以及肝火旺盛引起的头晕、失眠、癌症患者食用。

◆ 山楂

【降脂关键】山楂所含的三萜类及黄酮类等成分，具有显著的扩张血管及降压作用，有增强心肌、抗心律不齐、调节血脂及胆固醇含量的功能。

【食疗作用】山楂具有消食健胃、活血化瘀、收敛止痢的功效，同时，它含有的黄酮类和维生素 C、胡萝卜素等物质，能够阻断并减少自由基的生成，增强机体的免疫力，有延缓衰老、抗癌的作用。

【选购保存】宜选购外表呈深红色，鲜亮而有光泽，果实丰满、圆鼓并且叶梗新鲜的成熟山楂。山楂较易保存，放在常温处即可。

【食用宜忌】山楂中含有丰富的钙、维生素 C、黄酮类物质、胡萝卜素及有机酸，可降血糖、血压、血脂，可预防高血压、高脂血症以及糖尿病性脑血管疾病。

宜：一般人群皆可食用，尤其适合伤食后引起的腹满饱胀、上腹疼痛者，中老年心脏衰弱、高血压、冠心病心绞痛、高脂血症、阵发性心动过速及各种癌症患者，女性月经过期不来及产后瘀血腹痛、恶露不尽者食用。

忌：消化性溃疡及胃酸过多者及孕妇不宜食用。

（1）山楂苹果羹

【材料】山楂干 20 克，苹果 50 克，大米 100 克。

【调料】冰糖 5 克，葱花少许。

【制作方法】①大米淘洗干净，用清水浸泡；苹果洗净切小块；山楂干用温水稍泡后洗净。②锅置火上，放入大米，加水煮至八成熟。③再放入苹果、山楂干煮至米烂，放入冰糖熬融后调匀，撒上葱花便可。

【功效】健脾消食、涩肠止泻、美白养颜；降血脂、降血压。适于胃肠胀气、脾虚泄泻、高脂血症、肥胖症等患者食用。

（2）山楂猪排汤

【材料】山楂100克，猪脊骨250克，黄精10克。

【调料】清汤适量，盐4克，姜片3克，白糖4克。

【制作方法】①将山楂洗净去核；猪脊骨洗净斩块，汆水洗净备用；黄精洗净备用。②净锅上火倒入清汤，调入盐、姜片、黄精烧开后续煮30分钟。③再下入猪脊骨、山楂煲至熟，调入白糖搅匀即可。

【功效】滋阴补肾、健脾消食、疏肝理气。适于肝肾亏虚型高脂血症患者，可改善头晕目眩、两目干涩、腰膝酸软等症。

◆ 草莓

【降脂关键】草莓中富含果胶及纤维素，可加强胃肠蠕动，加速肠道内胆固醇的排泄，还能改善便秘，对防治高脂血症、高血压、动脉硬化以及冠心病均有较好的疗效。

【食疗作用】草莓具有生津润肺、养血润燥、健脾、解酒的功效，可以用于干咳无痰、烦热干渴、积食腹胀、小便浊痛、醉酒等。而且，草莓中还含有一种胺类物质，对白血病、再生障碍性贫血等血液病也有辅助治疗作用。

【选购保存】挑选草莓的时候应该尽量挑选色泽鲜亮、有光泽、结实、手感较硬者，太大、过于水灵的草莓不宜购买。保存宜放置冰箱内冷藏，不宜保存太久。

【食用宜忌】草莓中含有丰富的维生素和矿物质，可辅助降血糖，而且其含热量低，可防止餐后血糖迅速上升，不会增加胰腺负担。

宜：风热咳嗽、咽喉肿痛、声音嘶哑、夏季烦热口干、腹泻如水者及鼻咽癌、肺癌、扁桃体癌、喉癌、坏血病、高血压、动脉硬化、冠心病、脑溢血患者可经常食用。

忌：脾胃虚弱、肺寒腹泻者及孕妇不宜常食。

（1）草莓柳橙汁

【材料】草莓 10 颗，柳橙 1 个，鲜奶 90 毫升，碎冰 60 克。

【调料】蜂蜜 30 克。

【制作方法】①草莓洗净，去蒂，切成块。②柳橙洗净，对切压汁。③将除碎冰外的材料放入搅拌机内，快速搅 30 秒，最后加入碎冰。

【功效】清热利尿、润肠通便、益胃健脾、降血脂、降血压、美容养颜。适于小便短赤、大便干燥、胃阴亏虚以及高脂血症、高血压等患者食用。

（2）草莓蜂蜜汁

【材料】草莓 180 克，豆浆 180 毫升，冰块少许。

【调料】蜂蜜适量。

【制作方法】①将草莓洗净，去蒂。②在果汁机内放入豆浆、蜂蜜和冰块，搅拌 20 秒。③待冰块完全融化后，将草莓放入，搅拌 30 秒即可。

【功效】对高血压、动脉硬化、冠心病有较好的食疗作用，还可提高人体免疫力、延缓衰老等。

◆ 蓝莓

【降脂关键】蓝莓中含有丰富的花青素，有很好的抗动脉硬化、抗血栓形成的作用，对于预防高脂血症所引起的心脑血管并发症有积极的意义。

【食疗作用】蓝莓能有效降低胆固醇，防止动脉粥样硬化，促进心血管健康，有增强心脏功能、预防癌症和心脏病的功效，能防止脑神经衰老，增强脑力；可以强化视力，缓解眼球疲劳。

【选购保存】选择颜色从淡蓝到紫黑而完整的，并有均匀果粉的蓝莓。蓝莓耐贮性较强，在室内 18℃ ~ 26℃常温条件下，采用小包装可保存2周不改变原来风味。

【食用宜忌】蓝莓中含有的花青素是纯天然的抗衰老营养补充剂，也是人类迄今为止发现的最有效的抗氧化剂。

宜：心脏病、白内障、夜盲症、糖尿病、高脂血症患者，长时间注视电脑、电视者，经常驾驶汽车者，经常日晒者，功课繁忙的学生，免疫功能欠佳者，皮肤粗糙、有细纹或长斑者均可经常食用。

忌：脾虚腹泻者应慎食。

（1）蓝莓汁

【材料】蓝莓300克，冷开水适量。

【制作方法】①蓝莓洗净，对半切开。②蓝莓放入搅拌机中，倒入适量冷开水，搅打均匀。③最后倒入杯中即可。

【功效】降低胆固醇、防止动脉粥样硬化、促进心血管健康、增强心脏功能、预防癌症和心脏病。适用于高脂血症患者。此外，还具有抗衰老抗氧化的作用。

（2）蓝莓乳

【材料】蓝莓200克，酸奶200毫升，冰块适量。

【制作方法】①蓝莓洗净，对半切开。②蓝莓、牛奶放入搅拌机中，搅打均匀。③最后加入冰块即可。

【功效】益胃润肠，养肝明目；降血脂。常食可促进胃肠蠕动，预防便秘，还可养肝明目，防治各种眼睛疾病，对视网膜病变有良好的食疗作用。还可防止脑神经老化、软化血管、强心、抗癌、增强机体免疫功能。

◆ 香蕉

【降脂关键】香蕉中富含大量的膳食纤维和维生素C，可促进胃肠蠕动，减少肠道对胆固醇的吸收，有效防治便秘。还富含钾，有利于减肥、降压。适合高脂血症、高血压以及肥胖的患者食用。

【食疗作用】香蕉具有清热、通便、解酒、降血压、抗癌之功效。香蕉富含纤维素可润肠通便，对于便秘、痔疮患者大有益处，所含的维生素 C 是天然的免疫强化剂，可抵抗各类感染。

【选购保存】果皮颜色黄黑泛红，稍带黑斑，表皮有皱纹的香蕉风味最佳。香蕉买回来后，最好用绳子串起来，挂在通风处。

【食用宜忌】香蕉中富含钾，能降低机体对钠盐的吸收，故其有降血压的作用。香蕉中还含有血管紧张素转化酶抑制物质，可抑制血压升高，所以是防治高血压的极佳水果。

宜：口干烦渴、大便干燥难解、痔疮、肛裂、大便带血、癌症、上消化道溃疡、肺结核、顽固性干咳、高血压、冠心病、动脉硬化和中毒性消化不良者可经常食用。

忌：慢性肠炎、虚寒腹泻、糖尿病、胃酸过多者不宜食用。

（1）香蕉燕麦牛奶

【材料】香蕉 1 根，燕麦 80 克，牛奶 200 毫升。

【制作方法】①将香蕉去皮，切成小段。②燕麦洗净。③将香蕉、燕麦、牛奶放入榨汁机内，搅打成汁即可。

【功效】抑制血压升高，降低心血管和肝脏中的胆固醇、甘油三酯；滋阴润燥，补益中气。适于高血压、高脂血症、高胆固醇血症患者食用。

（2）香蕉苦瓜苹果汁

【材料】香蕉 1 根，苦瓜 100 克，苹果 50 克，水 100 毫升。

【制作方法】①香蕉去皮，切成小块；苹果洗净，去皮，去核，切小块。②将苦瓜洗净去子，切成大小适当的块。③将全部材料放入搅拌机内搅打成汁。

【功效】促进胃肠蠕动，预防便秘，利水减肥；还可减少低密度脂蛋白及甘油三酯含量，增加高密度脂蛋白含量，有效降低血中胆固醇。

◆ 西瓜

【降脂关键】西瓜营养丰富，但不含胆固醇和脂肪，所以不会影响到血脂的升高。西瓜富含钾以及多种可降血脂、降血压的成分，能平衡血脂、调节心脏功能，有效预防冠心病、动脉硬化等病症。

【食疗作用】西瓜具有清热解暑、除烦止渴、降压美容、利水消肿等功效。西瓜富含多种维生素，具有平衡血压、调节心脏功能、预防癌症的作用，可以促进新陈代谢，有软化及扩张血管的功能。常吃西瓜还可以使头发秀丽稠密。

【选购保存】瓜皮表面光滑、花纹清晰，用手指弹瓜可听到“嘭嘭”声的是熟瓜。未切开时低温保存 5 天左右，切开后用保鲜膜裹住，放入冰箱，可低温保存 3 天左右。

【食用宜忌】西瓜所含的糖和盐能利尿并消除肾脏炎症，所含的蛋白酶能把不溶性蛋白质转化为可溶的蛋白质，并增加肾炎患者的营养。

宜：慢性肾炎、高血压、黄疸性肝炎、胆囊炎、膀胱炎、水肿、发热烦渴或急性病高热不退、口干多汗、口疮等患者可经常食用。

忌：脾胃虚寒、寒积腹痛、小便频数、慢性肠炎、胃炎、胃及十二指肠溃疡等属于虚冷体质的人以及糖尿病患者要慎食。

（1）解暑西瓜汤

【材料】西瓜 250 克，苹果 100 克。

【调料】白糖 50 克，淀粉 10 克。

【制作方法】①将西瓜、苹果洗净，去皮切成丁。②净锅上火倒入水，调入白糖烧沸。③加入西瓜、苹果，用水淀粉勾芡即可。

【功效】清热利尿、泻火解毒、降血脂、降血压。适于尿道涩痛、湿热泻痢、高脂血症、高血压等患者食用。

（2）胡萝卜西瓜汁

【材料】胡萝卜 200 克，西瓜 300 克。

【调料】蜜蜂、柠檬汁各适量。

【制作方法】①将西瓜去皮、子；将胡萝卜洗净，切块。②将西瓜和胡萝卜一起放入榨汁机中，榨成汁。③加入蜂蜜与柠檬汁，拌匀即可。

【功效】清热泻火、利尿、降脂、降血压，适于内火旺盛的高脂血症患者食用。

◆ 猕猴桃

【降脂关键】猕猴桃含有丰富的果胶和维生素 C，可降低血中胆固醇浓度，常食还能预防高脂血症以及心脑血管疾病。猕猴桃还含有一种天然糖醇类物质——肌醇，对调节脂肪代谢、降低血脂有较好的疗效。

【食疗作用】猕猴桃有生津解热、调中下气、止渴利尿、滋补强身之功效。猕猴桃还含有硫醇蛋白的水解酶和超氧化物歧化酶，具有养颜、提高免疫力、抗癌、抗衰老、消炎的功效，含有的血清促进素还具有稳定情绪的作用。

【选购保存】选择无破裂、无霉烂、无皱缩、少有柔软感、气味清香的猕猴桃为好，通常果实越大，质量越好。还未成熟的猕猴桃可以和苹果放在一起，有催熟作用，保存时间不宜太长。

【食用宜忌】猕猴桃含有一种天然糖醇类物质——肌醇，可调节糖代谢、降血糖。

宜：胃癌、食管癌、肺癌、乳腺癌、高血压病、冠心病、黄疸性肝炎、关节炎、尿道结石患者，食欲不振、消化不良者，情绪不振、常吃烧烤类食物的人可经常食用。

忌：脾胃虚寒者、腹泻便溏者、糖尿病患者、先兆性流产和妊娠的女性不宜食用。

（1）包菜猕猴桃柠檬汁

【材料】包菜150克，猕猴桃2个，柠檬半个。

【制作方法】①将包菜放进清水中彻底洗干净，卷成卷。②猕猴桃洗净，去皮，切成块；柠檬洗净，切片。③将所有材料放入榨汁机中榨汁即可。

【功效】降压、降血脂、利尿、降低血中胆固醇浓度、软化血管，可预防心脑血管疾病。适于高脂血症、肥胖等患者食用。

（2）桑椹猕猴桃奶

【材料】桑椹80克，猕猴桃1个，牛奶150毫升。

【制作方法】①将桑椹洗干净；猕猴桃洗干净，去掉外皮，切成大小适中的块。②将桑椹、猕猴桃放入果汁机内，加入熟牛奶，搅拌均匀即可。

【功效】抑制胆固醇在动脉内壁的沉积，有助于防治动脉硬化，可改善心肌功能，还能滋阴补肝肾，增强胃肠蠕动，可有效防治心脏病、便秘。

◆ 橙子

【降脂关键】橙子含有大量维生素C和胡萝卜素，可以抑制致癌物质的形成。降低胆固醇和血脂，还能软化和保护血管，促进血液循环。

【食疗作用】橙子有化痰、健脾、温胃、助消化、增食欲、增强毛细血管韧性、降血脂等功效。经常食用能保持皮肤湿润，强化免疫系统，有效防止流感等病毒的侵入。常吃橙子有助于维持大脑活力，提高免疫力。

【选购保存】好橙子表皮皮孔较多，摸起来比较粗糙。置于阴凉干燥处可保存 1 ~ 2 周，置于冰箱可保存更长时间。

【食用宜忌】橙汁含有类黄酮和柠檬素，可以促进高密度脂蛋白增加，并运送低密度脂蛋白到体外，有效预防心脑血管疾病。

宜：高血压、高脂血症、心脑血管疾病、流感等患者，以及胸膈满闷、恶心欲吐、瘿瘤之人及饮酒过多、宿醉未消之人可经常食用。

忌：糖尿病患者不宜常食。另外，橙子宜常吃但不宜多吃，泌尿系结石患者更不可多吃。

韭菜香瓜柳橙汁

【材料】韭菜 70 克，香瓜 80 克，柳橙 1 个，柠檬 1 个。

【制作方法】①柠檬洗净，切块；柳橙去囊和子；香瓜去皮和种子，切块。②韭菜折弯曲后备用。③将柠檬、柳橙、韭菜和香瓜交错放入榨汁机里榨成汁即可。

【功效】增强机体抵抗力，增强毛细血管的弹性，降低血中胆固醇和血压。也可清肠通便，降低肠道对脂肪的吸收率，排除体内有害物质。适于高脂血症、高血压、动脉硬化患者食用。

◆ 橘子

【降脂关键】研究证实，食用橘子可以降低沉积在动脉血管中的胆固醇和甘油三酯，有助于使动脉粥样硬化发生逆转。

【食疗作用】橘子具有开胃理气、生津润肺、化痰止咳等功效，可用于脾胃气滞、胸腹胀闷、呃逆少食、胃肠燥热、肺热咳嗽等症。橘子富含维生素 C 和柠檬酸，具有消除疲劳和美容的作用。

【选购保存】挑选表面平滑光亮、皮薄、果实比较成熟的。储存时装在网袋中，放置通风处即可。如果要长期储存，放进冰箱，可以保存一个月不变质。

【食用宜忌】橘子不仅富含营养，它的外皮阴干后，就是常用的中药——陈皮，陈皮可化湿祛痰。

宜：老年慢性支气管炎、老年气喘患者以及爱美的人均可经常食用。

忌：风寒咳嗽、多痰、糖尿病、口疮、食欲不振、大便秘结、咳嗽多痰者应慎食。

（1）苹果橘子油菜汁

【材料】苹果半个，橘子 1 个，油菜 50 克，菠萝 50 克，冰水 200 毫升。

【制作方法】①将油菜洗净，橘子、菠萝去皮；苹果去皮去子，均以适当大小切块。②将所有材料放入榨汁机中一起搅打成汁即可。

【功效】降低血中胆固醇含量，软化血管，预防动脉硬化。还可利尿、清热解暑、美白养颜。适于高脂血症患者食用。

（2）芹菜橘子哈密瓜汁

【材料】芹菜、橘子各 100 克，哈密瓜 200 克，西红柿 50 克。

【调料】蜂蜜、冷开水少许。

【制作方法】①将哈密瓜、橘子去皮、子，切块；芹菜洗净，切小段；西红柿洗净，切薄片备用。②将上述材料放入榨汁机中，加入冷开水榨汁。③最后加入蜂蜜调味即可。

【功效】降血脂、软化血管。适于高脂血症以及心脑血管疾病患者食用。

◆ 柠檬

【降脂关键】柠檬富含维生素 C 和维生素 P，能缓解钙离子促使血液凝固的作用，有效降血脂和血压，增强血管的弹性和韧性，预防动脉硬化和心肌梗死等心血管疾病。

【食疗作用】柠檬具有生津祛暑、化痰止咳、健脾消食之功效，可用于暑天烦渴，孕妇食少、胎动不安，高脂血症等患者食用。柠檬富含维生素 C，对于预防癌症和一般感冒都有帮助。还可用于治疗坏血病。柠檬汁外用也是美容洁肤的佳品。

【选购保存】要选果皮有光泽、新鲜而完整的柠檬。放入冰箱，可长期保存。

【食用宜忌】柠檬含糖量很低，且有生津止渴的作用，对高脂血症合并糖尿病的患者大有益处。此外，柠檬中含有一种成分圣草枸橼酸苷，可减少脏器功能障碍、白内障等并发症的发病率。

宜：口干烦渴、消化不良、维生素 C 缺乏者及肾结石、高血压、心肌梗死等患者可经常食用。此外，餐后喝点柠檬水，有益于消化；柠檬很适宜与海产品同吃。

忌：牙痛者、胃及十二指肠溃疡或胃酸过多者不宜食用。

（1）菠菜柠檬橘汁

【材料】菠菜 200 克，橘子 1 个，苹果 20 克，柠檬半个。

【调料】蜂蜜 2 大匙，冷开水 240 毫升。

【制作方法】①将菠菜洗净，择去黄叶，切小段。②橘子剥皮，撕成瓣；苹果去皮去核，切成小块；柠檬去皮，切小块。③将所有材料放入榨汁机内搅打 2 分钟。

【功效】降血压、软化血管、预防便秘。适于高血压患者食用。

（2）李子生菜柠檬汁

【材料】生菜 150 克，李子 1 个，柠檬 1 个。

【制作方法】①将生菜洗净，菜叶卷成卷。②将李子洗净，去核；柠檬连皮切三片，余下的柠檬用保鲜膜包好，放入冰箱保存，以备下次用。③将生菜、李子、柠檬一起榨成汁即可。

【功效】清热泻火、降压、杀菌、润肠、养颜，适于高血压、高脂血症、便秘、内火旺盛以及皮肤粗糙、长雀斑的患者食用。

◆ 无花果

【降脂关键】无花果所含的脂肪酶、水解酶等有降血脂和分解血脂的功能，可减少脂肪在血管内的沉积，进而起到降血压、预防冠心病的作用。

【食疗作用】无花果有健胃、润肠、利咽、滋阴、催乳及防癌的功效。口服无花果液，能提高细胞的活力，提高人体免疫功能，具有抗衰防老、减轻肿瘤患者化疗毒副作用的功效，可以杀死癌细胞，预防多种癌症的发生。

【选购保存】以呈紫红色、触感稍软且无损伤的为佳。而干品以咖啡色、皮厚者为好。新鲜的无花果实宜即买即食，干品应隔绝空气密封干燥保存。

【食用宜忌】无花果中的果胶和半纤维素吸水膨胀后能吸附多种化学物质，排出肠道内各种有害物质，净化肠道，促进有益菌类在肠道的繁殖，起到抑制血糖上升，维持正常胆固醇含量，排出致癌物质的作用。

宜：消化不良、食欲不振、慢性便秘、痔疮肿痛、急慢性咽喉炎、肺热声哑、妇女产后乳汁缺乏及癌症、高血压、高脂血症、冠心病、动脉硬化者可经常食用。

忌：脾胃虚寒、腹痛便溏、糖尿病患者不宜食用。

（1）无花果生鱼汤

【材料】生鱼 1 条，无花果 10 克，马蹄 50 克，海底椰 10 克。

【调料】盐 4 克，味精 5 克。

【制作方法】①海底椰、无花果、马蹄洗净；生鱼宰杀洗净后切成小段。②煎锅上火，油烧热，下入生鱼段煎熟。③下入无花果、马蹄和海底椰，加适量清水炖 40 分钟，调入盐和味精即可。

【功效】滋阴利咽、利尿通淋、解毒消肿、降脂减肥，适于咽喉干痛、小便短赤、高脂血症、肥胖症等患者食用。

（2）无花果煲乳鸽

【材料】马蹄 100 克，无花果 50 克，乳鸽 1 只，红枣 10 克。

【调料】姜、香油各 5 克，盐 3 克，胡椒粉、鸡精各 2 克，高汤适量。

【制作方法】①马蹄洗净去皮；乳鸽洗净；姜洗净切片；无花果、红枣洗净。②锅上火，注入适量清水，待水沸，放入乳鸽汆烫，滤除血水。③沙锅置于大火上，放入高汤、姜片、乳鸽、无花果、红枣、马蹄，大火炖开后转用小火煲约 90 分钟，调入盐、鸡精、胡椒粉，淋入香油即可。

【功效】清热解毒、利尿通淋、益气补虚。适于高脂血症患病日久者、体质虚弱者和尿少者食用。

◆ 桂圆

【降脂关键】桂圆富含维生素 C，可促进胃肠蠕动，减少肠道对胆固醇的吸收，有效防治便秘。还富含钾，有利水减肥、降压的作用。适合高脂血症、高血压以及肥胖的患者食用。

【食疗作用】桂圆含有多种营养物质，有补血安神、健脑益智、补养心脾的功效，是健脾益智的佳品，对失眠、心悸、神经衰弱、记忆力减退、贫血有较好的滋补作用，对病后需要调养及体质虚弱的人有良好的食疗作用。

【选购保存】 市售的干龙眼肉以色金黄、肉厚、质细软、体大、半透明、气香、味甜、嚼之口感“起砂”者为佳，生晒龙眼肉为好。宜放于干燥密闭的容器里保存。

【食用宜忌】 挑选新鲜桂圆要注意，三个手指捏果粒，若果壳坚硬，则表明果实较生未熟；若感觉柔软而有弹性，则是成熟的特征；若软而无弹性，是成熟过度，即将变质。

宜：心跳心慌、头晕失眠者，神经衰弱、健忘和记忆力低下者，年老气血不足、产后体虚、贫血者，肿瘤患者及更年期女性可经常食用。

忌：有上火发炎症状，内有痰火或阴虚火旺，以及湿滞饮停者，舌苔厚腻、气壅胀满、风寒感冒、消化不良之时，糖尿病患者，痤疮、外科痈疽疔疮、女性盆腔炎、尿道炎、月经过多者应忌食。

（1）桂圆山药红枣汤

【材料】 桂圆肉 100 克，新鲜山药 150 克，红枣 6 枚。

【调料】 冰糖适量。

【制作方法】 ①山药削皮洗净，切小块；红枣洗净。②煮锅内加 3 碗水煮开，加入山药块煮沸，再下红枣。③待山药熟透、红枣松软，将桂圆肉剥散加入，待桂圆之香甜味渗入汤中就可熄火，加冰糖提味即成。

【功效】 健脾益气、补血养心。适于气血两虚的高脂血症患者食用，可改善面色萎黄、神疲乏力、头晕目眩等症状。

（2）桂圆黑枣汤

【材料】 桂圆 50 克，黑枣 30 克。

【调料】冰糖适量。

【制作方法】①桂圆去壳，去核备用；黑枣用清水洗净，备用。②锅中加水烧开，下入黑枣煮5分钟，加入桂圆。③再煮25分钟，下冰糖煮至溶化即可。

【功效】滋阴养血、健脾补虚；降脂。适于高脂血症、高血压、冠心病、贫血症等患者食用。

◆ 核桃

【降脂关键】核桃中所含的维生素C能软化血管，所含的膳食纤维可降低胆固醇，稳定血脂。

【食疗作用】核桃具有温补肺肾、定喘润肠的作用，可用于治疗由于肝肾亏虚引起的腰腿酸软、筋骨疼痛、牙齿松动、须发早白、虚劳咳嗽、小便频数、妇女月经和白带过多等。

【选购保存】应选个大、外形圆整、干燥、壳薄、色泽白净、表面光洁、壳纹浅而少的核桃。核桃仁要用有盖的容器密封装好，放在阴凉、干燥处存放，避免潮湿。

【食用宜忌】核桃仁含有较多的蛋白质及人体必需的不饱和脂肪酸，这些成分皆为大脑组织细胞代谢的重要物质，能滋养脑细胞，增强脑功能，预防老年痴呆症。

宜：肾亏腰痛、肺虚久咳、气喘、便秘、健忘息倦、食欲不振、腰膝酸软，以及气管炎、便秘、神经系统发育不良、神经衰弱、高血压、心脑血管疾病患者可经常食用。

忌：肺脓肿、慢性肠炎患者不宜食用。

（1）琥珀核桃仁烧冬瓜

【材料】冬瓜200克，核桃仁100克。

【调料】白糖、冰糖、熟猪油、糖色各适量。

【制作方法】①将冬瓜洗净，削皮去瓤，切菱形片；核桃仁切片备用。②锅置火上，倒入熟猪油烧至三成热，放入清水、白糖、冰糖、糖色烧沸，再放入冬瓜片，用大火烧约10分钟，然后用小火慢慢收稠糖汁。③待冬瓜呈琥珀色时，撒入核桃仁片，装入盘内即可。

【功效】润肠通便、利尿通淋、补肾益智；降脂减肥。适于便秘、小便不通、肥胖症、高脂血症患者以及老年人食用。

（2）蜜枣核桃仁枸杞汤

【材料】蜜枣125克，核桃仁100克，枸杞20克。

【调料】白糖适量。

【制作方法】①将蜜枣去核洗净；核桃仁用开水泡开，捞出沥干水；枸杞洗净备用。②锅中加水烧开，将蜜枣、核桃仁、枸杞放入锅中煲20分钟。③最后放入白糖即可。

【功效】养肝补肾，濡目聪耳；降血脂，降血压。适于两目干涩、耳鸣耳聋、高脂血症、高血压等患者食用。

◆ 杏仁

【降脂关键】杏仁不含胆固醇，但含有丰富的黄酮类和多酚类成分，这种成分不但能够降低人体内胆固醇的含量，还能显著降低高血压、心脑血管疾病和很多慢性病的发病危险。

【食疗作用】杏仁有生津止渴、润肺定喘的功效，可用于治疗热病伤津、口渴咽干、肺燥喘咳等症。此外，苦杏仁经酶水解后产生氢氰酸，对呼吸中枢有镇静作用，是一味可止咳化痰的中药。

【选购保存】宜选购壳不分裂、不发霉的杏仁，购买的杏仁颜色要均匀统一。此外，优质新鲜的杏仁气味香甜。杏仁宜放在密封的盒子里。

【食用宜忌】杏仁富含蛋白质、钙、不饱和脂肪酸和维生素E，有降血糖和降胆固醇的作用。此外，杏仁中所含的苦杏仁苷可保护血管，维持正常血压水平。

宜：干咳无痰、肺虚久咳及便秘、因伤风感冒引起的多痰、咳嗽气喘、大便燥结，以及高血压、高脂血症、动脉粥样硬化等患者可经常食用。

忌：产妇、婴儿、糖尿病患者不宜食用杏仁。

（1）杏仁芝麻羹

【材料】黑芝麻 50 克，杏仁 30 克，糯米 300 克。

【调料】冰糖适量。

【制作方法】①糯米、杏仁均泡发洗净；将黑芝麻下锅用小火炒香，然后研碎。②将糯米冷水下锅，用大火熬 10 分钟，之后放黑芝麻、杏仁。③慢慢搅拌，20 分钟后放冰糖即可。

【功效】润肺止咳、润肠通便、排毒降脂，适于咳嗽痰多、便秘、高脂血症、老年痴呆等患者食用。

（2）杏仁哈密汁

【材料】杏仁 30 克，哈密瓜 300 克。

【制作方法】①哈密瓜用水洗净，去皮后切成块。②将杏仁、哈密瓜倒入榨汁机，加少量开水榨出汁。③把汁倒入杯中即可饮用。

【功效】润肺止咳、生津止渴、润肠降脂。适于肺虚咳嗽、暑热烦渴、口干咽燥，以及高脂血症、便秘等患者食用。

◆ 花生

【降脂关键】花生中某些维生素和微量元素成分有很好的降血压、软化血管的作用，对保护血管、防治高血压及心血管疾病大有益处。

【食疗作用】花生可以促进人体的新陈代谢、增强记忆力，可益智、抗衰老、延长寿命。此外，花生还具有止血功效，其外皮含有可对抗纤维蛋白溶解的成分，可改善血小板的质量。而且花生对于预防心脏病、高血压、脑溢血、前列腺肥大等病症也有较好作用。

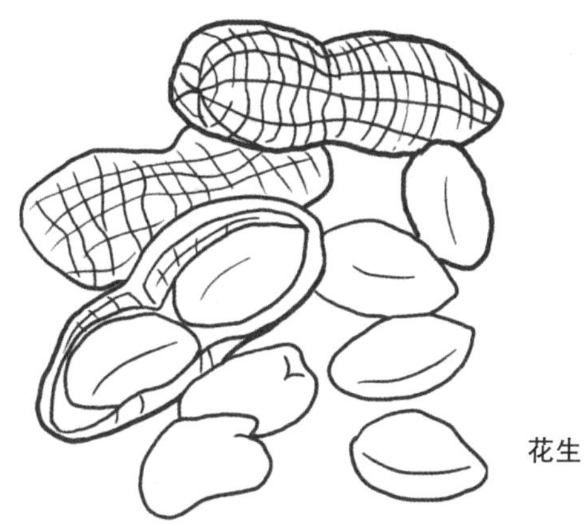

花生

【选购保存】以果荚呈土黄色或白色、色泽均匀一致，果仁以颗粒饱满、形态完整、大小均匀、肥厚而有光泽、无杂质为好。应晒干后放在低温、干燥处保存。

【食用宜忌】花生所含的油脂成分花生四烯酸能增强胰岛素的敏感性，有利于降血糖，而且花生含糖量少，适合2型糖尿病患者食用，也能有效预防糖尿病并发症的发病率。

宜：一般人皆可食用花生，尤其适合营养不良、脾胃失调、燥咳、反胃、脚气病、咳嗽痰喘、乳汁缺乏，以及高血压、咳血、血尿、鼻出血、牙龈出血的患者食用。

忌：胆囊炎、慢性胃炎、慢性肠炎及脾虚便溏患者不宜食用。

（1）龙眼花生汤

【材料】龙眼10枚，生花生100克。

【调料】糖适量。

【制作方法】①将龙眼去壳，取肉备用。②生花生用清水洗净，再放入水中浸泡 20 分钟，捞起备用。③锅中加水，将龙眼肉与花生一起下入，煮 30 分钟后加糖调味即可。

【功效】养血健脾、益智补脑、安神助眠。适于高脂血症伴失眠健忘、面色无华、体虚便秘等症者食用。

（2）莲子红枣花生汤

【材料】莲子 100 克，花生 50 克，红枣 5 枚。

【调料】冰糖 55 克。

【制作方法】①将莲子、花生、红枣分别用清水洗净备用。②锅上火倒入水，下入莲子、花生、红枣炖熟。③撇去浮沫，放入冰糖煮化即可。

【功效】清心火安神、益肾固精；降脂润肠。适于心烦失眠、遗精滑泄、便秘及高脂血症等患者食用。

◆ 红枣

【降脂关键】红枣中黄酮类、芦丁含量较高，黄酮可保护血管，降低胆固醇和血压，芦丁可使血管软化，所以红枣也是高脂血症、高血压患者的保健食品。

【食疗作用】红枣具有益气补血、健脾和胃、祛风之功效，对于治疗过敏性紫癜、贫血、高血压和肝硬化患者的血清转氨酶增高以及预防输血反应等有辅助作用。红枣中含有抗疲劳作用的物质，能增强人的耐力；红枣还具有减轻毒性物质对肝脏损害的作用。

【选购保存】以光滑、油润、肉厚、味甜、无霉蛀者为佳。保存宜用木箱或麻袋装，置于干燥处，防蛀、防霉、防鼠咬。

【食用宜忌】枣富含钙和铁，对防治骨质疏松及贫血有重要作用，对高血压伴贫血的患者大有益处，也适合中老年人以及更年期女性食用。鲜枣中丰富的维生素 C，能使体内多余的胆固醇转变为胆汁酸，可预防结石病。

宜：中老年人、女性朋友以及高血压、慢性肝病、心血管疾病、过敏性紫癜、支气管哮喘、过敏性血管炎、气血不足、营养不良、心慌失眠、贫血头晕、肿瘤化疗而致骨髓抑制者可经常食用。

忌：湿热内盛、痰湿偏盛、腹部胀满，以及糖尿病患者应少食或忌食。

（1）红枣鸡汤

【材料】红枣 5 枚，鸡肉 250 克，核桃仁 100 克。

【调料】盐少许。

【制作方法】①将红枣、核桃仁用清水洗净；鸡肉洗净，切成小块。②将沙锅洗净，加适量清水置于火上，放入核桃、红枣、鸡肉，以大火烧开。③去浮沫，改用小火炖 1 小时，放入盐调味即可。

【功效】补肾益智、益气养血、润肠通便。适于肾虚腰膝酸软、遗精早泄及贫血、高脂血症等患者食用。

（2）葡萄干红枣汤

【材料】葡萄干 30 克，红枣 15 克。

【调料】冰糖适量。

【制作方法】①葡萄干洗净。②红枣去核，洗净。③锅中加适量水，放入葡萄干、红枣和冰糖煮至枣烂即可。

【功效】补血益气、滋阴润燥、活血养颜。适于气阴两虚型高脂血症患者食用。

◆ 腰果

【降脂关键】腰果中所含的脂肪多为不饱和脂肪酸，其中油酸占总脂肪酸的 67.4%，亚油酸占 19.8%，有降低血中胆固醇和降血压的作用，是高脂血症、冠心病患者的食疗佳品。

【食疗作用】腰果对食欲不振、心衰、下肢浮肿及多种炎症有显著功效，尤其有酒糟鼻的人更应多食。腰果对夜盲症、干眼病及皮肤角化有防治作用，能增强人体抗病能力，防治癌症。腰果还含有丰富的油脂，可以润肠通便、润肤美容、延缓衰老。

【选购保存】挑选外观呈完整月牙形，色泽白，饱满，气味香，油脂丰富，无蛀虫、斑点者为佳。不宜久存。应存放于密罐中，放入冰箱冷藏保存，或放在阴凉、通风处，避免阳光直射。

【食用宜忌】腰果中的某些维生素和微量元素有很好的降血压、软化血管的作用，对保护血管、防治心脑血管疾病大有益处。

宜：一般人皆可食用腰果，尤其适合便秘、风湿性关节炎、高血压、高脂血症、尿结石等患者食用。

忌：胆功能严重不良者、肠炎腹泻患者、痰多肥胖者不宜食用，过敏体质的人不宜食用。

（1）腰果蹄筋

【材料】腰果 50 克，猪蹄筋 200 克。

【调料】葱花 15 克，盐、味精各 3 克。

【制作方法】①猪蹄筋洗净，切碎末，入开水锅中，加入盐、味精，煮至黏稠状取出，放入水箱冷冻。②将冷冻后的猪蹄筋切成块状，摆入盘中。③最后撒上腰果、葱花即可。

【功效】补脑益智，安神助眠；保护血管。适于神经衰弱、失眠头晕以及心脑血管疾病患者食用。

（2）腰果炒芹菜

【材料】芹菜 200 克，百合、腰果各 100 克，红椒、胡萝卜各 50 克。

【调料】盐、糖各 3 克，鸡精 2 克，水淀粉适量。

【制作方法】①芹菜洗净，切段；百合洗净，切片；红椒去蒂洗净，切片；胡萝卜洗净，切片；腰果洗净。②锅下油烧热，放入腰果略炸，再放入芹菜、百合、红椒、胡萝卜一起炒，加盐、鸡精、糖炒匀。③待熟用水淀粉勾芡，装盘即可。

【功效】滋阴润肺，生津利尿，补肾养虚；降脂减肥。适于阴虚干咳、水肿、小便不畅及高脂血症等患者食用。

◆ 榛子

【降脂关键】榛子具有降低胆固醇的作用，能够有效地防止心脑血管疾病的发生。

【食疗作用】榛子还有补脾胃、益气、明目的功效，并对消渴、盗汗、夜尿频多等肺肾功能不足之症颇有益处。榛子本身富含油脂，使脂溶性维生素更易为人体所吸收，有益于体弱、病后虚弱、易饥饿者的补养，还能有效延缓衰老、润泽肌肤。

【选购保存】宜选购颗粒饱满，果仁肥白而圆，闻之味香，食之无哈喇味的榛子。适宜15℃以下、相对湿度60%以下暗光保存。

【食用宜忌】榛子富含的维生素E，能够促进胰岛素的分泌，有效控制血糖过快上升，还富含钙、磷、铁等多种矿物质成分，糖尿病患者经常食用有助于降血糖，控制病情。

宜：榛子富含油脂，且大部分是不饱和脂肪酸，使其所含的脂溶性维生素更容易被吸收，有很好的补虚作用，饮食减少、体倦乏力、眼花、形体消瘦及癌症、糖尿病、高脂血症患者可经常食用。

忌：胆功能严重不良者、泄泻便溏者不宜食用。

（1）胡萝卜榛子粥

【材料】桂圆肉、榛子肉、胡萝卜各适量，大米100克。

【调料】白糖15克。

【制作方法】①大米泡发洗净；胡萝卜去皮洗净，切小块；桂圆肉、榛子肉洗净。②锅置火上，注入清水，放入大米用大火煮至米粒绽开。③放入桂圆肉、榛子肉、胡萝卜，改用小火煮至羹成，调入白糖即可食用。

【功效】补气健脾，养血补虚；降脂护心。适于脾胃虚弱之贫血者、高脂血症患者食用。

（2）桂圆榛子粥

【材料】榛子、桂圆肉、玉竹各 20 克，大米 90 克。

【调料】白糖 20 克。

【制作方法】①榛子去壳去皮，洗净，切碎；桂圆肉、玉竹洗净；大米泡发洗净。②锅置火上，注入清水，放入大米，用大火煮至米粒开花。③放入榛子、桂圆肉、玉竹，用中火煮至熟，放入白糖调味即可。

【功效】壮阳益气、补益心脾、养血安神、润肤美容。适于高脂血症及血虚津亏者食用。

◆ 松子

【降脂关键】松子仁中的脂肪成分是油酸、亚油酸等不饱和脂肪酸，具有防治动脉硬化的作用，有防止胆固醇增高及预防高脂血症及心血管疾病的功能。

【食疗作用】松子具有强阳补骨、滋阴养液、补益气血、润燥滑肠之功效，可用于病后体虚、肌肤失润、肺燥咳嗽、口渴便秘、头昏目眩、自汗、心悸等。

【选购保存】以没有油脂变质气味的为佳。放入密闭干燥的容器里置阴凉干燥处保存，但不宜久存，以防变质。

【食用宜忌】松子含有蛋白质、脂肪、糖类。所含脂肪大部分为亚油酸、亚麻酸等有益于健康的必需脂肪酸，钙、磷、铁等含量也很丰富，常吃可滋补强身。

宜：松子的营养价值很高，对于很多病症都有很好的食疗作用。体质虚弱、便秘、肺燥咳嗽、便秘、心悸及神经衰弱、心脑血管疾病、老年痴呆患者可经常食用。

忌：腹泻患者痰湿重者不宜食用。

（1）香蕉松仁双米粥

【材料】香蕉30克，松仁10克，低脂牛奶30克，糙米、糯米各50克，胡萝卜丁、豌豆各20克。

【调料】红糖6克，葱少许。

【制作方法】①糙米、糯米洗净，浸泡1小时；香蕉去皮，切片；松仁洗净；葱洗净，切碎。②锅置火上，注入水，放糙米、糯米、豌豆、胡萝卜丁煮至米粒开花后，加入香蕉、松仁同煮。③再加入牛奶煮至粥成，调入红糖入味，撒上葱花即可。

【功效】降血脂，降血压；润肠通便，益气补虚。可防治动脉硬化、老年性骨质疏松。适于老年人食用。

（2）松仁玉米饼

【材料】玉米粉100克，松仁50克。

【调料】炼乳30克，鸡蛋清20克，淀粉10克。

【制作方法】①将玉米粉加水调好，静置待用。②将调好的玉米粉、炼乳、鸡蛋清、淀粉混合搅匀；松仁过油炸至微黄。③锅中涂层油，均匀摊上玉米粉团，撒上松仁，煎至两面微黄即可。

【功效】降低血清胆固醇，可防治动脉硬化、高脂血症、高血压、冠心病，能减轻动脉硬化和脑功能衰退症状。还可补脑益智、润肠通便，适于神经衰弱、老年痴呆以及便秘的患者食用。

◆ 葵花子

【降脂关键】 葵花子中所含植物固醇和磷脂，能够抑制人体内胆固醇的合成，防止血浆胆固醇过多，可防止动脉硬化；其所含丰富的钾元素对保护心脏功能、预防高脂血症颇多裨益。

【食疗作用】 葵花子具有补虚损、降血脂、抗癌、防止衰老、提高免疫力、预防心血管疾病等作用；还有调节脑细胞代谢的作用，可用于催眠。常食还可美发，防治便秘。

【选购保存】 宜选购片粒阔大、子仁饱满、壳面光洁、干燥、杂质少的葵花子。保存宜放入密闭的玻璃瓶或塑料盒里，防潮防虫蛀，葵瓜子不宜长时间保存，因其富含油脂，易变质。

【食用宜忌】 葵瓜子富含维生素 E 及钙、硒等，可有效降血糖，并有助于预防动脉硬化、冠心病，还能预防老年性骨质疏松症。

宜：一般人皆可食用葵花子，尤其适合血痢、便秘、动脉粥样硬化、高脂血症、高血压、冠心病、脑梗死患者食用。

忌：肝脏病、出血性疾病、急性肠炎、慢性脑炎等患者不宜食用。

（1）胡萝卜瓜子饮

【材料】 胡萝卜 1 小段，瓜子仁 25 克。

【调料】 白糖少许。

【制作方法】 ①瓜子仁入锅中炒香后，捣碎。②胡萝卜洗净，切成小粒状。③胡萝卜粒与捣碎的瓜子仁加水倒入搅拌机中搅打成汁，加入白糖调味即可。

【功效】 降压、强心、降低血液胆固醇水平。适于高血压及冠心病等患者食用。

（2）**葵花子鱼**

【材料】草鱼1条，葵花子10克，干淀粉500克。

【调料】油500克，番茄酱50克，白糖30克，白醋30毫升，盐少许。

【制作方法】①草鱼洗净，将鱼头和鱼身斩断，于鱼身背部开刀，取出鱼脊骨，拍上干淀粉。②下油烧开，将拌有干淀粉的去骨鱼和鱼头放入锅中炸至金黄色捞出。③番茄酱、白糖、白醋、盐调成番茄汁，和葵花子一同淋于鱼上即可。

【功效】平肝降压，降低血液胆固醇水平，有益于保护心血管。适于高血压、高脂血症以及动脉硬化等患者食用。

（六）调料及其他类

◆ 大蒜

【降脂关键】大蒜中所含的大蒜素具有降血脂及预防冠心病和动脉硬化的作用，还有预防体内瘀血的作用，可用于防止血栓形成，减少心脑血管栓塞，适合高脂血症患者食用。

【食疗作用】大蒜含有叫作硫化丙烯的辣素，具有杀菌作用，可以在一定程度上预防流感、细菌性痢疾，防止伤口感染，治疗感染性疾病，驱虫。大蒜可帮助保持体内某种酶的适当数量而避免出现高血压，是天然的降压药物。

【选购保存】以蒜瓣外皮干净，带光泽，无损伤和烂瓣的为上品。常温下，将蒜放网袋中，悬挂在通风处。

【食用宜忌】腌制大蒜时间不宜过长，以免破坏有效成分。大蒜中所含的辣素怕热，遇热后很快分解，其杀菌作用降低。因此，预防治疗感染性疾病应该生食大蒜，发了芽的大蒜食疗效果甚微。

宜：大蒜的食疗价值较高，对于很多病症都有很好的食疗作用，一般来说，无消化道疾病者都可以食用大蒜。

忌：有胃肠道疾病特别是有胃溃疡和十二指肠溃疡的人不宜食用。

（1）蒜蓉菜心

【材料】菜心400克，蒜蓉30克。

【调料】香油5毫升，盐、鸡精各适量。

【制作方法】①将菜心洗净，入沸水锅中加少许盐焯水至熟。②炒锅注油烧热，放入蒜蓉烧香。③加入鸡精、香油、盐拌炒，起锅倒在菜心上即可。

【功效】降血脂、血压，防止血栓形成，减少脑血管栓塞，能够有效地防治冠心病及动脉硬化。

（2）大蒜炒马蹄

【材料】马蹄200克，大蒜100克。

【调料】盐、味精各适量。

【制作方法】①将马蹄洗净，切片，放入沸水中焯一下，沥干水分；大蒜洗净，切成碎。②锅放火上，加油烧热后，放入马蹄片急速煸炒。③放入大蒜，加盐、味精煸炒几下即可。

【功效】降血压、降血脂，还可预防体内淤血以及杀菌，可在一定程度上预防流感，细菌性痢疾，防止伤口感染，治疗感染性疾病，驱虫。

◆ 生姜

【降脂关键】生姜的提取物能引起血管运动中枢及交感神经的反射性兴奋，促进血液循环，降血压，可有效预防高血压及心脑血管疾病的发生。

【食疗作用】生姜有发表、散寒、止呕、开痰的功效。常用于脾胃虚寒，食欲减退，恶心呕吐，或痰饮呕吐，胃气不和的呕吐；风寒或寒痰咳嗽；感冒风寒，恶风发热，鼻塞头痛等病症。

【选购保存】生姜应挑本色淡黄的，用手捏肉质坚挺，不酥软，姜芽鲜嫩的，同时还可用鼻子嗅一下，有淡淡的硫黄味的生姜不宜购买。宜放冰箱冷藏保存。

【食用宜忌】姜富含姜黄素，姜黄素是一种生物活性物质，具有显著的抗肿瘤、抗诱变的作用，可治疗脂肪肝以及酒精性脂肪肝。

宜：伤风感冒、寒性痛经、晕车晕船、糖尿病、呕吐者及阳虚型高血压患者可经常食用。

忌：阴虚内热或患痔疮者不宜食。烂生姜有毒，食用后可使肝细胞变性坏死，诱发肝癌、食管癌等癌症，不能食烂生姜。

（1）姜丝红薯

【材料】红薯 500 克，姜丝适量。

【调料】酱油 5 毫升，盐、味精各 5 克，水淀粉 10 克。

【制作方法】①红薯去皮，洗净切块。②锅中油烧热，将红薯块投入油锅，炸至呈金黄色且外皮脆时捞出沥油。③锅留底油，先放姜丝炝锅，再将红薯倒进锅内，加适量清水，调入酱油、盐、味精，焖至红薯入味，勾芡即可。

【功效】促进血液循环、降血脂、改善血管功能、降低胆固醇水平。

（2）姜泥猪肉

【材料】猪后腿瘦肉 80 克，生姜 10 克。

【调料】醋 5 毫升，无盐酱油 5 毫升。

【制作方法】①猪后腿瘦肉洗净，放入滚水煮沸，转小火煮 15 分钟，再浸泡 15 分钟，取出，用冰水冲凉备用。②生姜去皮、磨成泥状，加入无盐酱油、醋拌匀，即成酱汁。③猪后腿瘦肉切片摆盘，淋上酱汁即可。

【功效】引起血管运动中枢及交感神经的反射性兴奋，促进血液循环，降血压，预防心脑血管疾病。

◆ 干姜

【降脂关键】干姜含有姜辣素、姜酮、姜烯、姜醇等挥发油成分，具有抗血小板聚集、升高血压、降血脂的作用，对于高脂血症及心脑血管并发症有很好的作用。

【食疗作用】干姜具有促进血液循环，降血脂，升高血压以及预防心脑血管疾病的发生等作用。干姜还具有温中逐寒、回阳通脉的功效，可治心腹冷痛、吐泻、肢冷脉微、寒饮喘咳、风寒湿痹、阳虚、吐衄、下血等症。

【选购保存】以质坚实、外皮灰黄色、内灰白色、断面粉性足、少筋脉者为佳。置阴凉干燥处，防霉、防虫蛀。

【食用宜忌】干姜与生姜相比较，干姜善于温中散寒，生姜长于发汗而散外寒。淡干姜是由原药泡淡后切片、晒干而成，气味没有那么峻热，散寒力稍弱些，但长于止呕、行气。

宜：入补剂时常需配甘草、大枣。干姜可与附子、肉桂、吴茱萸等配伍，对脾肾阳虚、畏寒怕冷、虚寒腹痛的患者有很好的疗效。

忌：阴虚内热、血热妄行者忌服干姜。

（1）干姜牛奶

【材料】韭菜250克，牛奶250克，白术15克，黄芪10克。

【调料】干姜适量。

【制作方法】①将干姜、韭菜洗净，切碎，白芍、黄芪洗净，煎汁，去渣。②将干姜、韭菜与牛奶同放锅中，倒入药汁煮沸即可。

【功效】健脾补气、温胃止痛、利水降脂。适于消化性溃疡、脾虚泄泻、高脂血症、脾虚水肿等患者食用。

（2）干姜薏仁粥

【材料】干姜6克，艾叶10克，薏仁30克，大米50克。

【调料】红糖。

【制作方法】①将艾叶洗净，与干姜水煎取汁，薏仁、大米洗净备用。②将薏仁、大米煮粥至八成熟，入药汁同煮至熟。③加入红糖调匀即可。

【功效】散寒除湿、温经化瘀。适于胃脘冷痛、四肢发凉，以及寒凝血瘀型高脂血症患者食用。

◆ 醋

【降脂关键】醋可调节血液的酸碱平衡，维持人体内环境的相对稳定。醋可软化血管，降低胆固醇和血压，有效防治高脂血症、高血压、动脉硬化以及冠心病等心脑血管疾病。

【食疗作用】醋具有活血化瘀、消食化积、解毒的功效。用醋熏空气可以预防流感、上呼吸道感染。适当饮醋既可杀菌，又可促进胃肠消化功能，还可降血压，防治动脉硬化。此外，食醋能滋润皮肤，改善皮肤的供血，对抗衰老。

【选购保存】酿造食醋以琥珀色或红棕色、有光泽、澄清、浓度适当者为佳品。开封的醋保存时，宜放于低温、避光处。

【食用宜忌】醋含有多种有机酸，能促进糖尿病患者体内糖类的代谢，起到抑制血糖升高的作用。

宜：慢性萎缩性胃炎、胃酸缺乏、流感、流脑、白喉、麻疹、肾结石、输尿管结石，膀胱结石、癌症、高血压、小儿胆道蛔虫症、传染性肝炎等症者皆可食用。

忌：胃酸过多、支气管哮喘、严重的胃及十二指肠溃疡患者要慎食。

糖醋黄瓜

【材料】黄瓜 2 根。

【调料】米醋 50 毫升，砂糖 50 克，盐 5 克。

【制作方法】①将黄瓜洗净，切片备用。②黄瓜内调入盐，腌渍七八分钟，使黄瓜入味。③再将瓜片沥干水分，加入砂糖、醋拌匀即可食用。

【功效】开胃消食、降脂减肥、清热解暑、软化血管。适于暑热烦渴、高脂血症、肥胖症、血管硬化等患者食用。

第五章

高脂血症运动疗法

- 高脂血症患者运动应注意的问题
- 散步
- 慢跑
- 游泳
- 爬山
- 骑自行车

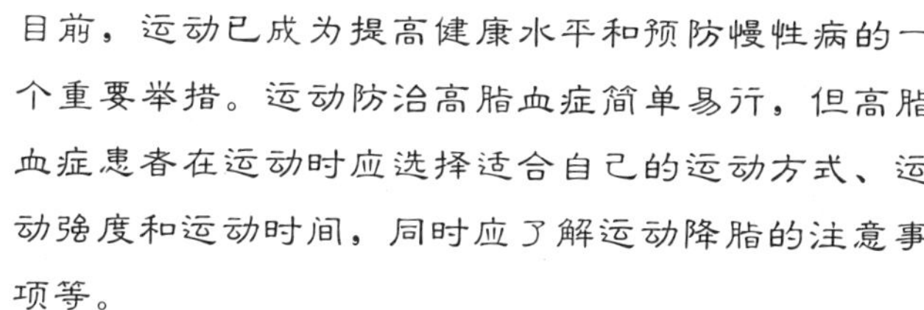

一、高脂血症患者运动应注意的问题

为了达到安全有效的运动降脂目的，高脂血症患者在运动锻炼时应注意以下问题。

◆ 运动量

运动量不适度，有可能达不到预期的效果，或容易发生意外情况。通常以运动后的心率水平来衡量运动量的大小。适宜的运动强度一般是运动后的心率控制在个人最大心率的 60% ~ 70%。40 岁左右的高脂血症患者运动后的心率应控制在 140 次 / 分以内，50 岁左右的高脂血症患者运动后的心率应控制在 130 次 / 分以内，60 岁以上的高脂血症患者运动后的心率控制在 120 次 / 分以内。

◆ 运动持续时间

每次的运动时间应控制在 30 ~ 40 分钟。并且在运动开始之前，先进行 5 ～ 10 分钟的预备活动，使脉搏缓慢升至适宜范围，然后开始运动 30 分钟左右。为避免立即停止运动后出现心脏缺血或自主神经不平衡等症状，高脂血症患者在运动终止前要有 5 ～ 10 分钟的减速期。

◆ 最佳运动频率

对于体质较强的中青年人，每周可以安排运动 3 次或隔日一次，每次持续 40 分钟，同时可以选择运动量较大的项目，如游泳、跳绳、中快速跑等。对于体质虚弱的老年高脂血症患者来说，由于机体代谢水平降低，运动疲劳后可能需要很长时间才能恢复，因此老年人的运动频率可视情况减少。在运动时，最好选择运动量较小的项目，如散步、健身操、慢跑等，每次持续 20 ～ 30 分钟。症状严重的老年高脂血症患者在进行锻炼时，身边最好有家属陪伴，以保证安全。

◆ 运动时间的选择

大多数人都认为清晨和傍晚是运动的最佳时间，但研究表明，日出前和傍晚为污染高峰期，最合适的运动时间为上午 10 点左右，下午 3 点左右，以及吃过晚饭的两个小时以后。中青年高脂血症患者受上班、工作、家务等客观因素的影响，运动可以安排在晚饭后进行。老年高脂血症患者，时间比较充裕，在上下午或者晚饭后均可。

◆ 运动方式的选择

有氧运动是最适合高脂血症患者的运动方式，如散步、慢跑、游泳、跳绳、健身操、太极拳、骑自行车等。有氧运动能降低低密度脂蛋白含量，升高高密度脂蛋白含量，有利于预防动脉粥样硬化的发生和发展。

二、散步

散步不仅能缓解大脑的紧张状态，促进血液循环，改善心肺功能，还能提高摄氧效果。另外，散步还能有效地降血脂，预防动脉硬化和冠心病的发生。

◆ 散步方法

每次散步 30 分钟，或每日至少走 3 千米，并以轻微出汗的速度进行是一大诀窍。刚开始走 10 分钟即可，一两周后，可延长半小时，并逐渐加快散步的速度。根据个人情况，一天的运动量可以分成 3 次进行，每周至少散步 5 次以上。

◆ 高脂血症并发症患者的散步方法

（1）高脂血症合并肥胖

患者的散步时间增加至一个半小时，有利于体内多余脂肪的燃烧，从而达到减轻体重的目的。

（2）高脂血症合并高血压

患者散步时，尽量使脚掌着地，挺胸脯，避免弯腰驼背，否则会使胸部受到压迫，影响心脏的正常功能。为避免血压升高，行走时不要太快，以中慢速为宜。因早晨人体血压最高，所以，患者忌早晨散步，晚饭后散步最佳。

（3）高脂血症合并冠心病

患者应根据自己的年龄、病情、体力情况、个人爱好及锻炼基础来选择运动种类及强度。一般以慢速行走为宜，每天 2 ~ 3 次，每次 30 分钟。动作幅度不宜过大，做拉单杠引体向上、俯卧撑等需要屏气、突然用力的运动，竞争性较强或易导致情绪紧张激动的运动方式都不适合冠心病患者。

（4）高脂血症合并糖尿病

患者应用慢速（60 ～ 70 步 / 分钟）或中速（80 ～ 90 步 / 分钟）散步，每次 30～60 分钟，可用于一般保健。另外，雨中散步最好，因为雨天空气比晴天空气清新，散步对于降血糖、降血压更有益。

◆ 散步的注意事项

（1）应在安静、空气清新的公园内散步。

（2）避免单独运动或到偏僻人少的地方，以免出现意外时不能及时获得帮助。

（3）一旦出现胸闷、心慌、头晕等状况时，应停止散步，坐下来休息。

（4）散步的动作幅度不宜过大，避免屏气、突然用力。在运动中要特别注意预防意外跌伤碰伤，注意保暖，预防感冒。

三、慢跑

慢跑可增加能量消耗，提高基础代谢，有助于防止更多的能量转化为脂肪。慢跑不仅能降低血脂，还可以防治高血压、冠心病、肥胖症、神经衰弱、关节炎等病症。经常慢跑锻炼的肥胖者，不但可以减少脂肪组织，而且脂肪细胞也能减少。

慢跑宜在安静、空气清新的公园内进行，要根据自己的实际情况量力而行，快慢程度根据年龄与体质具体安排。初跑者，以 50 米 / 分钟开始，每次不少于 10 分钟（每增加一级运动量，都要先适应 1 ～ 2 周的时间）。进行 1 ～ 2 周后，将速度增加至 100 ～ 150 米 / 分钟，每次不少于 30 分钟。慢跑过程中将脉搏维持在每分钟 170 或 180 次减去年龄的范围内。例如，60 岁的人慢跑心率应控制在每分钟 180−60=120 次。高脂血症合并高血压等慢性病患者，不可快跑，跑步的距离也可短些。

◆ 慢跑方法

（1）慢速放松跑

快慢程度根据各人的体质而定，老年人和体弱者一般比走步稍快一点。最大负荷强度不应使心率超过 180 减年龄，呼吸也以不喘大气为宜。跑步时，步伐要轻快，全身肌肉放松，双臂自然摆动。运动量以每天 20 ~ 30 分钟分宜。

60 岁老人脉搏应控制在 180 − 60 = 120 次 / 分钟以下

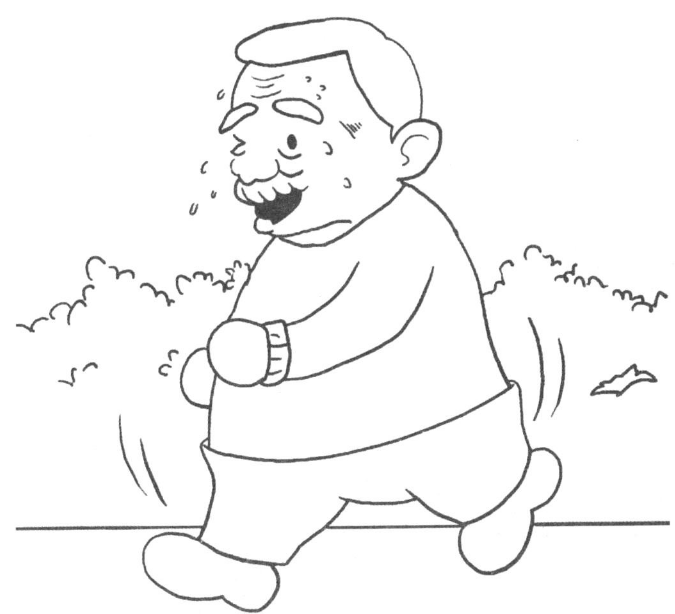

（2）反复跑

是以一定的距离作为段落，进行反复多次的跑步，段落可长可短，短者 100 ~ 400 米，长者 1000 ~ 2000 米，视各人情况而定。

初练反复跑者可采用较短距离的段落，跑的次数也不要太多，一般以 10 次 ×100 米或 5 次 ×200 米为宜，在两个跑段之间可以慢走几分钟作为休整。

（3）变速跑

跑时快一阵慢一阵，而且把慢跑本身作为两次快跑之间的恢复阶段。在平时进行变速跑锻炼时，对快跑段落的距离及其数目应加规定，并且必须以同样速度跑完所有的快跑段落。比如在使劲快跑 400 米之后，以慢跑一定距离或时间作为休息，然后再快跑 400 米，接着又慢慢跑，如此快慢交替，周而复始。

（4）原地跑

原地跑是一种不受场地、气候、设备等条件限制的跑步锻炼方法。初学者以慢跑姿势进行较好。开始可只跑 50 ～ 100 复步，锻炼 4 ～ 6 个月之后，结合自己身体情况和锻炼效果，每次可跑 560 ～ 800 复步。在原地跑时可以用加大动作难度的方法控制运动量，如采用高抬腿跑等都可使运动强度加大。

（5）定时跑

定时跑一种是不限速度和距离，只要求跑一定时间；另一种有距离和时间限制，如在 6 分钟之内跑完 800 米，以后随运动水平提高可缩短时间，从而加快跑的速度。这种跑步方法，对提高年老体弱者的耐力、体力大有益处。

◆ 慢跑的注意事项

（1）任何时候开始慢跑，都是有效果的。但慢跑应量力而行，循序渐进，开始慢跑时距离不应太长，速度不宜太快。

（2）慢跑后略有疲惫感是正常的，但如果经过一夜休息后，仍感觉四肢无力、精神不振，说明慢跑运动量过大，应及时减少运动量，甚至休息。

(3) 慢跑时应选择平坦的路面，不要穿高跟鞋和塑料底鞋，在水泥路面上跑时，穿厚底胶鞋为好。

(4) 慢跑中可交叉进行散步，跑步完成后可缓慢步行一会儿，或做体操等。

(5) 每周至少跑 3 次以上，否则达不到预期的效果。

(6) 老年人，心脏功能有明显损害、体质较差者，应在医生指导下慢跑，并且运动时身边最好有人陪同。

四、游泳

游泳可以有效地消耗人体热量。测试表明：若在水中游 100 米，可以消耗 100 千卡热量，相当于陆地跑 400 米，或骑自行车 1000 米。长期游泳，能增强心脏的收缩力，使血管壁厚度增加、弹性加大，脉搏的输出血量也会随之增加，锻炼出一颗强而有力的心脏。

此外，游泳时水的浮力、阻力和压力对人体是一项经济实惠的全身按摩，还能起到健美形体的作用。

◆ 游泳方法

(1) 游泳时宜将心率保持在最大心率的 80% 左右。可以这样测，游一段时间后，对着表数脉搏在 6 秒内跳多少次，后面加个“0”就是 1 分钟的心率。

(2) 尽量减少休息时间，直到下一个来回比上一个来回减少 10 秒时，才可稍作休息。

(3) 快速短距离游，这样能更多地消耗热量。

(4) 每次游泳的时间应控制在 40 分钟以上，为了不极度透支体力，最好隔一天游一次。

◆ 游泳的注意事项

（1）饭前饭后、剧烈运动后、月经期禁止游泳。

（2）在不熟悉的水域，以及不做准备活动的前提下禁止游泳。

五、爬山

爬山运动可以称得上是“心血管体操”，是一项延年益寿的运动。它可以增加心跳、心排血量，改善各器官功能。此外，爬山也可以增加肺活量，改善心肺功能；改善骨组织的血液供应，预防骨质疏松；还可以改善胃肠的消化功能，刺激肠的蠕动，对改善便秘极为有效。

比如，一个体重 70 公斤的人，以每小时 2 公里的速度在 70 度的坡度上攀登 30 分钟，所消耗的热量约为 500 千卡，相当于以每分钟 50 米的速度在游泳池里游 40 分钟，或者在健身房连续做仰卧起坐训练 40分钟。所以说，爬山是户外活动中最能降脂减肥的一项运动。

◆ 爬山方法

如果在爬山过程中，身体状况完全符合以下三点，那么降血脂的功效就会倍增。

（1）心率要超过正常心率的 50% 或 60%。

（2）爬山过程中要出汗，但不宜大汗淋漓。

（3）运动后有疲劳的感觉。

◆ 爬山的注意事项

（1）最好选择坡不太陡的沙土地山体，若选择混合土或太硬的石面路对膝关节有一定的伤害。

（2）上坡 15 度～ 25 度时，对体力的消耗增加 3 ～ 5 倍。

（3）强度以汗出为止，不宜大汗淋漓。

（4）爬山运动以每周 2 ～ 3 次为宜，爬山时间最好选在下午。

六、骑自行车

骑自行车有益于提高中老年高脂血症患者的心肺功能和消化功能，还能促进血液循环和新陈代谢。骑自行车运动是需要大量氧气的运动，可以强化心脏功能，同时防止高血压，有时比药物更有效。

由于骑自行车运动的特殊要求，手臂和躯干多为静力性的工作，两腿多为动力性的工作，在血液重新分配时，下肢的血液供给量较多，心率的变化也依据踏蹬动作的速度和地势的起伏而不同。身体内部急需补充养料和排出废料，所以心跳往往比平时增加 2 ～ 3 倍。如此反复练习，就能使心肌发达，心肌收缩有力，血管壁的弹性增强，从而使肺通气量增大，肺活量增加，肺的呼吸功能提高。

◆ 效果不同的骑车方法

（1）有氧骑车：以中速骑车，一般要连续骑 30 分钟左右，配合深呼吸，有效促进脂肪的燃烧。适于高脂血症合并肥胖症者。

（2）强度型骑车：以中速骑车，每天连续骑 1 小时以上，可以有效地锻炼心血管系统，起到预防心脑血管疾病的作用。适用于健康人或者血脂偏高的青年人群。

（3）力量型骑车：增加骑车的力量，可采用载重物，或者骑上坡路的方式，有效提高双腿的力量或耐力，预防大腿骨骼疾病。

（4）脚心骑车：用脚心踩脚踏板，可以使脚心上的穴位得到有效的按摩，起到强身健体的保健功效。

此外，每次骑车时，也可以用一只脚蹬车 30 ～ 50 次，然后再换另一只脚，每天一次，减肥功效非常好。

◆ 注意事项

（1）以骑自行车为锻炼方式者，应避开上下班人员流动的高峰期，把锻炼时间安排在清晨或运动场内进行。

（2）在公路上骑自行车锻炼时，由于车辆、行人多，车速不宜太快，还应注意遵守交通规则，以免发生交通事故。

（3）骑自行车锻炼前，最好将车座的高度和车把的弯度调好，行车中要保持身体稍向前倾，不要用力握方向把。

（4）雨、雪、刮风等天气异常时不宜骑自行车锻炼。

（5）骑自行车减肥初期，不可太剧烈，以防受伤，时速大约15 ~ 20公里（心跳120 ~ 130次 / 分钟，踏板回转60 ~ 70转 / 分钟）。减肥后期，可适当增加骑自行车时间，提高车速，但一定要保证安全。

第六章 高脂血症中医外治疗法

- 手部按摩
- 头部按摩
- 耳部按摩
- 足部按摩
- 刮痧
- 艾灸

一、手部按摩

【有效穴位】合谷、劳宫、内关、少商、鱼际、太渊、阳池。

穴位名	定 位
合谷	位于手背，第一、二掌骨间，当第二掌骨桡侧的中点处
劳宫	位于手掌心，当第二、三掌骨之间偏于第三掌骨，握拳屈指的中指尖处
内关	位于前臂掌侧，当曲泽穴与大陵穴的连线上，腕横纹上 2 寸，掌长肌腱与桡侧腕屈肌腱之间
少商	位于拇指末节桡侧，距指甲角 0.1 寸
鱼际	位于拇指本节（第一掌指关节）后凹陷处，约当第一掌骨中点桡侧，赤白肉际处
太渊	位于腕掌侧横纹桡侧，桡动脉搏动处
阳池	位于腕背横纹中，当指总伸肌腱的尺侧缘

【按摩方法】

被按摩者坐姿，按摩者分别按揉：

（1）用拇指按揉合谷 2 ~ 3 分钟，以得气为度。

（2）将食指和拇指相对，用指端对拿捏劳宫 2 分钟，以得气为度。

（3）用拇指按揉内关 2 ~ 3 分钟，以得气为度。

（4）用拇指按揉少商 1 ~ 2 分钟，以得气为度。

（5）用拇指按揉鱼际 1 ~ 2 分钟，以得气为度。

（6）用拇指按揉太渊 2 ~ 3 分钟，以得气为度。

（7）用拇指点揉阳池2～3分钟，以得气为度。

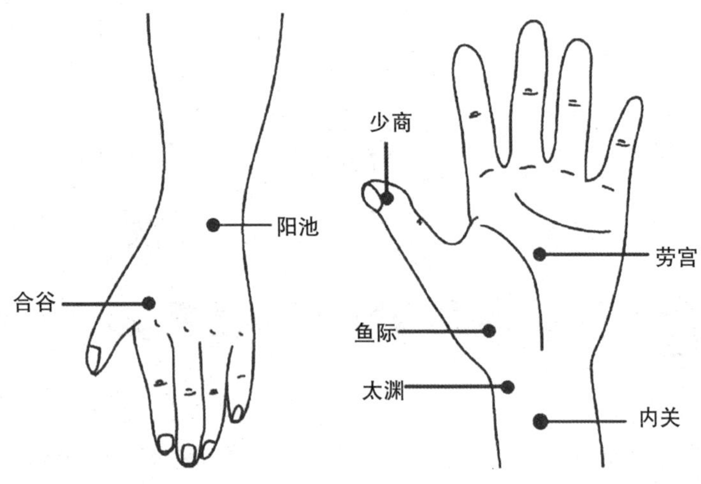

二、头部按摩

【有效穴位】印堂、神庭、攒竹、太阳、翳风、风池、风府等。

穴位名	定　位
印堂	位于额部，当两眉头之中间
神庭	位于头部，当前发际正中直上0.5寸
攒竹	位于面部，当眉头凹陷中，眶上切迹处
太阳	位于颞部，当眉梢与目外眦之间，向后约一横指的凹陷处
翳风	位于耳垂后方，当乳突与下颌角之间的凹陷处
风池	位于项部，当枕骨之下，与风府相平，胸锁乳突肌与斜方肌上端之间的凹陷处
风府	位于项部，当后发际正中直上1寸，枕外隆凸直下，两侧斜方肌之间凹陷处

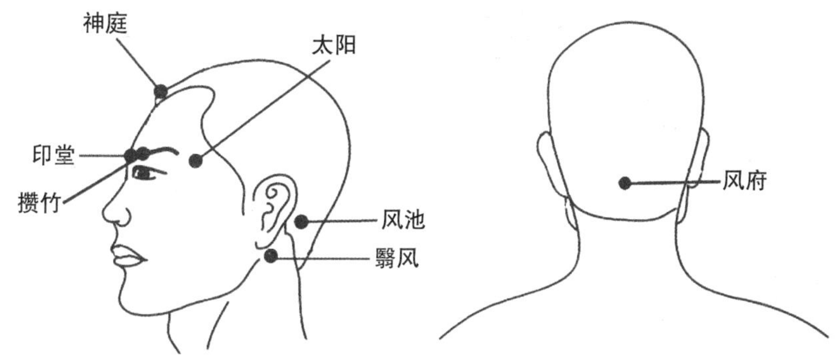

【按摩方法】

（1）拇指指腹由印堂推至神庭穴，两拇指交替推按 30 次。

（2）双手拇指螺纹面自攒竹向两侧分推太阳穴，逐渐向上至发际，2 ~ 4 分钟。

（3）以食、中、无名、小指指端扫散头侧部 20 ~ 30 次，以耳上和耳后部胆经穴位为主，以达到局部微痛感为度。

（4）食指指腹从前额正中抹向两侧太阳穴，并按揉太阳穴 5 ~ 10 次，再沿耳后下推至颈部，点揉翳风、风池、风府穴各 1 ~ 2 分钟，以局部有酸胀感为宜。

（5）五指拿捏头顶，至后头部时改为三指拿捏法，然后拿捏项部 5 ~ 10 次。

三、耳部按摩

【有效穴位】内分泌、肾、胃、皮质下、肾上腺、耳尖、心、耳背心、缘中。

穴位名	定　位
内分泌	位于耳屏切迹内，耳甲腔的前下部
肾	位于耳甲艇部，对耳轮下脚下方后部
胃	位于耳轮脚消失处
皮质下	位于对耳屏内侧面
肾上腺	位于耳屏游离缘下部隆起的尖端
耳尖	位于耳轮顶端，与对耳轮上脚后缘相对的耳轮处
心	位于耳甲腔中心凹陷处
耳背心	位于耳背上部
缘中	位于对屏尖穴与轮屏切迹之间

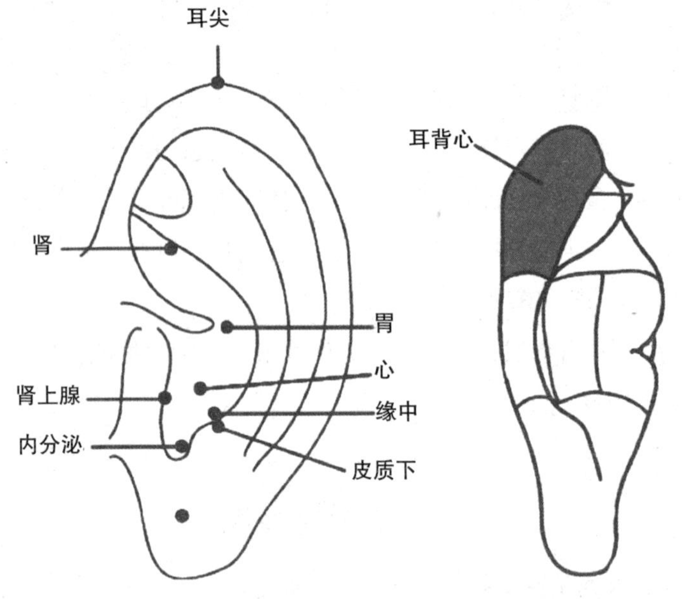

【按摩方法】

（1）被按摩者坐姿，按摩者将双手拇指置于其头部两侧，双手食指按压双耳内分泌 2 ～ 3 分钟。

(2) 被按摩者坐姿，按摩者用双手食指按压双耳肾 2 ～ 3 分钟。

(3) 被按摩者坐姿，按摩者将双手拇指置于其头部两侧，双手食指按揉双耳胃 1 ～ 2 分钟。

(4) 被按摩者仰卧，按摩者将双手拇指置于其头部两侧，双手食指按揉双耳皮质下 1 ～ 2 分钟。

(5) 被按摩者坐姿，按摩者用双手食指按压双耳肾上腺 1 ～ 2 分钟。

(6) 被按摩者坐姿，按摩者用双手食指掐压双耳耳尖穴 1 ～ 2 分钟。

(7) 被按摩者坐姿，按摩者将双手拇指置于其头部两侧，双手食指按揉双耳心 1 ～ 2 分钟。

(8) 用拇指和食指相对施力，按揉耳背心 1 ～ 2 分钟。

(9)被按摩者坐姿，按摩者用双手食指按揉双耳缘中 1 ～ 2分钟。

四、足部按摩

(一) 穴位按摩

【有效穴位】血海、足三里、涌泉、三阴交。

穴位名	定位
血海	位于大腿内侧，髌底内侧端上 2 寸，当股四头肌内侧头的隆起处
足三里	位于小腿前外侧，当犊鼻下 3 寸，距胫骨前缘一横中指
涌泉	位于足底部，卷足时足前部凹陷处，约当第二、三趾趾缝纹头端与足跟中点连线的前 1/3 与后 2/3 交点上
三阴交	位于小腿内侧，当足内踝尖上 3 寸，胫骨内侧缘后方

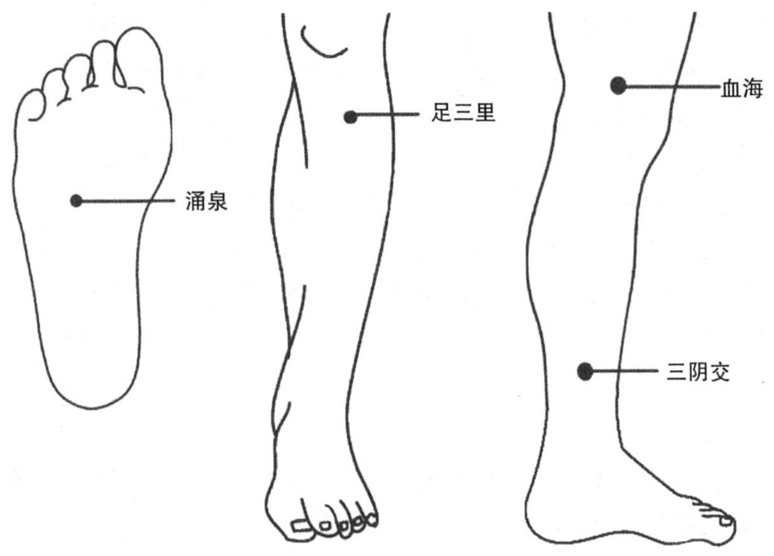

【按摩方法】

（1）被按摩者坐姿，按摩者用拇指按揉血海 2 ~ 3 分钟。

（2）被按摩者仰卧，将双腿膝部屈起，按摩者用拇指按揉足三里 2 ~ 3 分钟，以出现温热感为宜。

（3）被按摩者仰卧，按摩者双手握住其足部，用双手拇指按揉涌泉穴 2 ~ 3 分钟，以出现温热感为宜。

（4）被按摩者仰卧，将双腿膝部屈起，按摩者用拇指按揉三阴交 2 ~ 3 分钟，以出现温热感为宜。

（二）反射区按摩

【有效反射区】大脑、脑垂体、甲状腺、胰腺、小肠、胆囊、胆、肾等反射区。

【按摩手法】

(1) 食指扣拳在大脑、胰腺、小脑、甲状腺反射区处推压 50 ~ 100 次。

(2) 在肝、胆囊、肾、脑垂体处按揉 30 ~ 50 次。

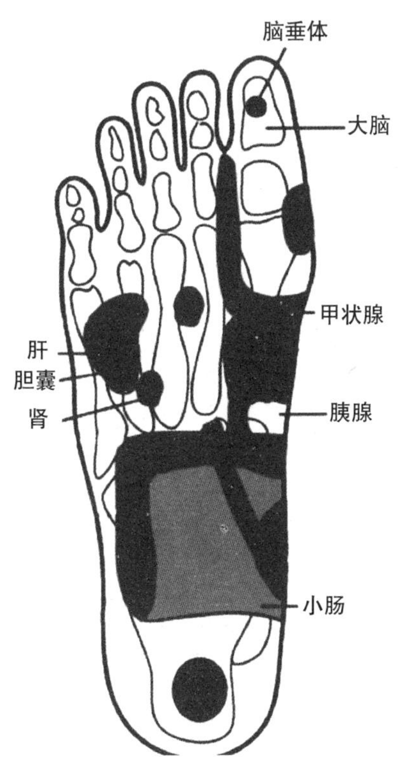

五、刮痧

【有效穴位】大椎、心俞、膈俞、脾俞、肾俞、郄门、内关。

穴位名	定 位
大椎	位于背部，后颈下端，第七颈椎棘突下凹陷处
心俞	位于背部，当第五胸椎棘突下，旁开 1.5 寸
膈俞	位于背部，当第七胸椎棘突下，旁开 1.5 寸
脾俞	位于背部，当第十一胸椎棘突下，旁开 1.5 寸
肾俞	位于腰部，第二腰椎棘突下，旁开 1.5 寸
郄门	位于前臂掌侧，当曲泽与大陵的连线上，腕横纹上 5 寸
内关	位于前臂掌侧，当曲泽与大陵的连线上，腕横纹上 2 寸，掌长肌腱与桡侧腕屈肌腱之间

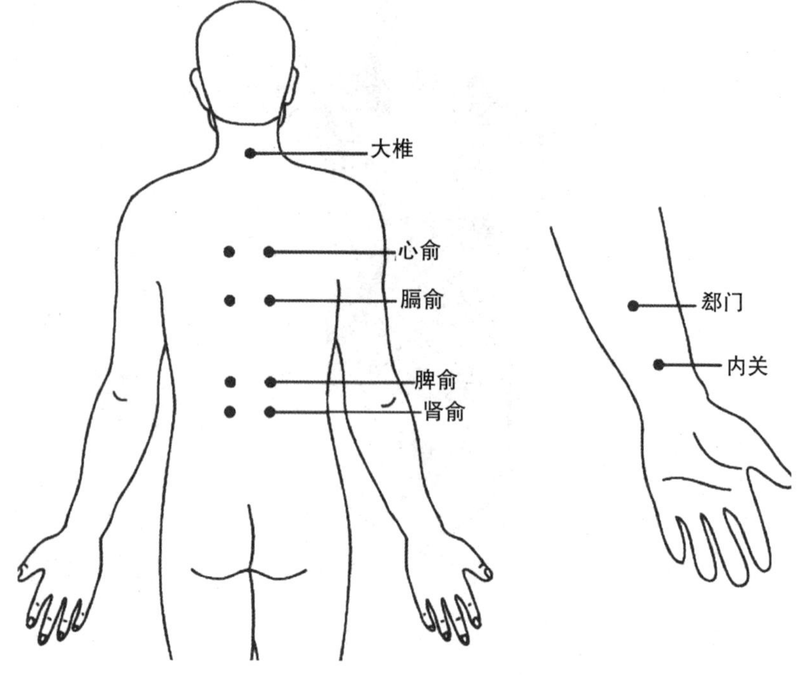

【刮痧方法】

(1) 用按压力较大、速度慢的手法，以推刮法刮拭大椎穴。

(2) 用面刮法刮拭背部双侧膀胱经的心俞穴、膈俞穴和脾俞穴至肾俞穴。

(3) 用单角刮法刮拭胸部膻中穴至中庭穴。

(4) 用面刮法刮拭上肢腕部郄门穴至内关穴。

(5) 用面刮法刮拭下肢血海穴。

六、艾灸

【有效穴位】 神阙、关元、足三里、丰隆、脾俞、肾俞、阴陵泉、三阴交。

穴位名	定 位
神阙	位于腹中部，脐中央
关元	前正中线上，脐下 3 寸
足三里	位于小腿前外侧，当犊鼻下 3 寸，距胫骨前缘一横中指
丰隆	位于小腿前外侧，当外踝尖上 8 寸，条口外侧，距胫骨前缘二横中指
脾俞	位于背部，当第十一胸椎棘突下，旁开 1.5 寸
肾俞	位于腰部，第二腰椎棘突下，旁开 1.5 寸
阴陵泉	位于小腿内侧，当胫骨内侧髁后下方凹陷处
三阴交	位于小腿内侧，当足内踝尖上 3 寸，胫骨内侧缘后方

【艾灸方法】

(1) 患者取仰卧位，采用温和灸或温针灸施术于神阙、关元、足三里、丰隆穴，每次 10 ~ 15 分钟。

(2) 取俯卧位，用温和灸或温针灸施术于脾俞、肾俞，每次 10 ~ 15 分钟。

(3) 用温和灸或温针灸施术于阴陵泉、三阴交，每次 10 ~ 15

分钟。

以上操作方法每日 1 次，15 次为 1 疗程。

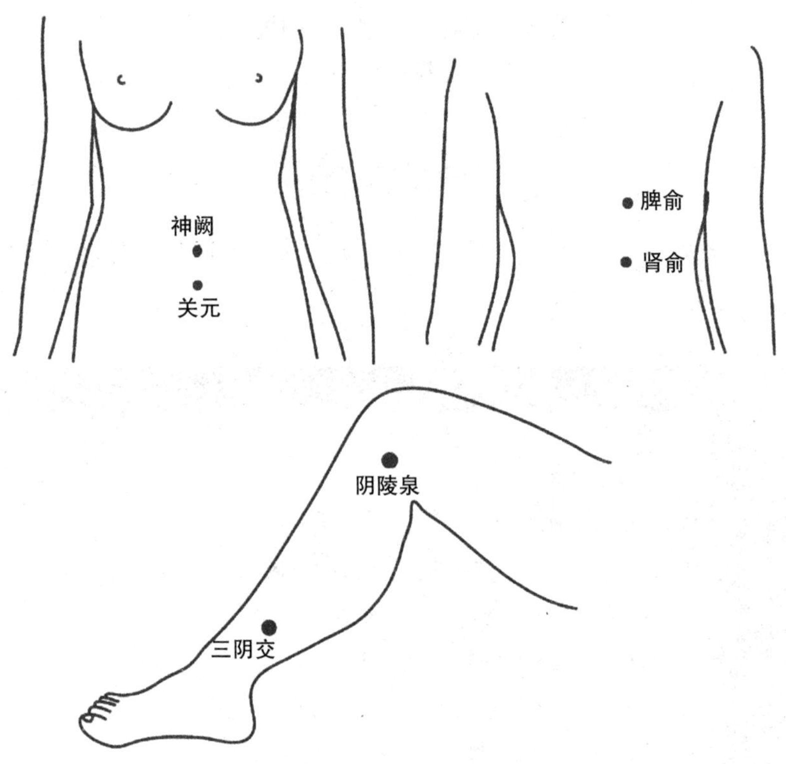

第七章
高脂血症药物疗法

- 什么情况下进行药物治疗
- 高脂血症药物治疗的主要目标
- 降血脂常用西药
- 高脂血症患者服药注意事项
- 降血脂常用中药

一、什么情况下进行药物治疗

目前，对于高脂血症还没有特效的方法，患者一旦被确诊为高脂血症，就应坚持长期的综合治疗。那么，是否出现血脂异常时就应立即服药呢？

如果还未达到药物治疗条件，则不宜过早开始服用降脂药物，应先通过饮食疗法和运动疗法等进行治疗。那么，什么情况下可以进行药物治疗呢？

（1）血脂水平控制不理想并且已经出现并发症，已经开始出现动脉粥样硬化、冠心病等并发症，则需要给予药物治疗。

（2）血脂水平控制不理想并且存在两种以上并发症危险因素，即便没有出现动脉粥样硬化、冠心病等并发症但只要其自身存在两个以上的并发症危险因素，就应及时进行药物治疗。

（3）非药物治疗无效，对于已经确诊的患者，如果发现其血清总胆固醇、甘油三酯、低密度脂蛋白水平非常不理想，使用非药物治疗 3 ～ 6 个月后，并且血脂水平已经高于临界水平，则应考虑进行药物治疗。非药物治疗主要是指通过饮食疗法、运动疗法、生活方式疗法等手段来达到治疗目的的方法。

只要高脂血症患者符合以上其中一个条件，就应该开始进行药物治疗。

二、高脂血症药物治疗的主要目标

高脂血症患者在选择服用药物时不应以快速去病根为目的，这不仅容易造成药物滥用，还有可能对精神造成不良影响，例如发现服药后效果不如预期，容易对高脂血症及其并发症的治疗产生怀疑，不利于后续的治疗。因此，在选择药物治疗高脂血症时，应当端正态度，找到正确的目标。

（1）降总胆固醇，主要降总胆固醇兼降甘油三酯。

（2）具体而言，服用药物，是为了阻止胆酸或胆固醇从肠道吸收，促进胆酸或胆固醇随粪便排出；抑制胆固醇的体内合成，或促进胆固醇的转化，促进细胞膜上 LDL 受体表达，加速脂蛋白分解；激活脂蛋白代谢酶类，促进甘油三酯的水解，阻止其他脂质的体内合成，或促进其他脂质的代谢。

另外，原卫生部心血管病防治研究中心和中国医学科学院阜外心血管疾病医院的专家也在对血脂异常防治——《中国成人血脂异常防治指南》的宣传推广中，明确指出调脂治疗及其目标值。

血脂异常患者开始调脂治疗的 TC 和 LDL-C 值及其目标值

危险等级	TLC 开始	药物治疗开始	治疗目标
低危：10 年危险性 < 5%	TC≥6.22 毫摩尔/升，LDL-C≥4.14 毫摩尔/升	TC≥6.99 毫摩尔/升，LDL-C≥4.92 毫摩尔/升	TC < 6.22 毫摩尔/升，LDL-C < 4.14 毫摩尔/升
中危：10 年危险性 5% ~ 10%	TC≥5.18 毫摩尔/升，LDL-C≥3.37 毫摩尔/升	TC≥6.22 毫摩尔/升，LDL-C≥4.14 毫摩尔/升	TC < 5.18 毫摩尔/升，LDL-C < 3.37 毫摩尔/升
高危：冠心病或冠心病等危症，或 10 年危险性 10% ~ 14%	TC≥4.14 毫摩尔/升，LDL-C≥2.59 毫摩尔/升	TC≥4.14 毫摩尔/升，LDL-C≥2.59 毫摩尔/升	TC < 4.14 毫摩尔/升，LDL-C < 2.59 毫摩尔/升
极高危：急性冠状动脉综合征，或缺血性心血管病合并糖尿病	TC≥3.11 毫摩尔/升，LDL-C≥2.07 毫摩尔/升	TC≥4.14 毫摩尔/升，LDL-C≥2.07 毫摩尔/升	TC < 3.11 毫摩尔/升，LDL-C < 2.07 毫摩尔/升

注：TLC（therapeutic life-style change）是指高脂血症治疗性生活方式改变。

三、降血脂常用西药

（一）常用降脂药物的分类

降脂治疗的药物主要有四大类，分为降总胆固醇、主要降总胆固醇兼降甘油三酯、主要降甘油三酯兼降总胆固醇及降甘油三酯。常用药物分类见下表：

常用降脂药物的分类

常用调脂药按其功能分类	常用的药物
降总胆固醇	（1）胆酸螯合剂：考来烯胺（商品名消胆胺）、考来替泊（商品名降胆宁） （2）普罗布考（商品名丙丁酚） （3）弹性酶
主要降胆固醇兼降甘油三酯	（1）他汀类药：洛伐他汀（商品名美降之）、辛伐他汀（商品名舒降之）、普伐他汀（商品名普拉固）、氟伐他汀（商品名来适可）、阿托伐他汀（商品名立普妥） （2）中药：血脂康（主要成分为红曲）
主要降甘油三酯兼降胆固醇	（1）烟酸及其衍生物：烟酸、烟酸肌醇酯、阿昔莫司（商品名氧甲吡嗪） （2）贝特类：氯贝特（商品名安妥明）、苯扎贝特（商品名必降脂）、益多脂（商品名特调脂）、非诺贝特（商品名立平脂）、吉非贝齐（商品名诺衡） （3）泛硫乙胺（商品名潘特生）
降甘油三酯	海鱼油、多烯康、脉络康、鱼油烯康

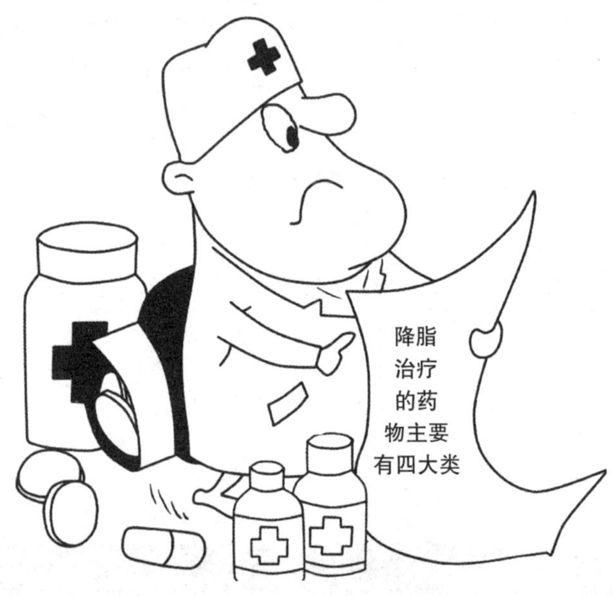

（二）他汀类药物

他汀类药物是羟甲基戊二酰辅酶 A 还原酶抑制剂。他汀类药物可有效抑制胆固醇的合成，本类药物不良反应也较轻。

他汀类药物能降低血浆总胆固醇（TC），尤其能降低极低密度脂蛋白胆固醇（LDLC）的水平，有较强的降低胆固醇的效果。同时肝中胆固醇水平下降，又可反馈刺激肝细胞表面低密度脂蛋白（LDL）受体数量增加，从而促进低密度脂蛋白受体代谢途径的作用，导致血浆极低密度脂蛋白胆固醇和总胆固醇下降。

他汀类药物可分为天然化合物（如洛伐他丁、辛伐他汀、普伐他汀、美伐他汀）和完全人工合成化合物（如氟伐他汀、阿托伐他汀、西立伐他汀）两类，是最为经典和有效的降脂药物，广泛应用于降血脂的治疗。常用药物见下表。

常用他汀类药物

辛伐他汀	常用商品名为辛伐他汀、辛可、利之舒、辛优旨等
洛伐他汀	常用商品名为美降之、艾乐汀、欣露、苏尔清等
普伐他汀	常用商品名为福他宁、浦惠旨等
氟伐他汀	常用商品名为来适可
阿托伐他汀	常用商品名为立普妥、阿乐等

【注意事项】

（1）与贝特类、烟酸合用会增加肌病的危险。

（2）患者既往有肝脏病史者应慎用本类药，活动性肝脏病者禁用本类药。

（3）肝功能不全、肾功能不全、甲状腺功能减退以及严重感染，在应用他汀类药物时，应严密监测肝功能。

（4）妊娠期妇女禁用。对本品任何成分过敏者禁用。

【不良反应】

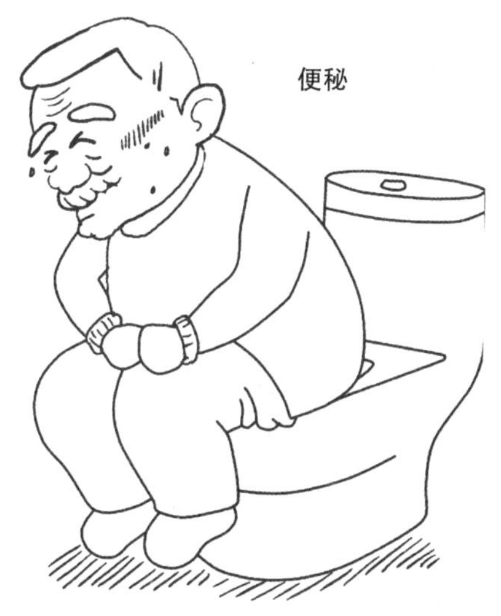

（1）常见腹痛、腹胀、腹泻、无力、便秘、消化不良、恶心等。

（2）极少见疲乏无力，头痛。罕见的有过敏反应综合征：如血管神经性水肿，狼疮样综合征，风湿性多发性肌痛，脉管炎，血小板减少，关节痛，荨麻疹，发烧，呼吸困难等。

（3）他汀类药物耐受性好，

一般不良反应有口干、腹痛、便秘、流感症状、消化不良、转氨酶升高等，发生率≥1%，停药后均可消失。

(4) 肌病是他汀类药物最典型且严重的不良反应。表现为肌无力、肌痛、无尿、血清肌酸激酶升高等，发生率约为1‰。横纹肌溶解的发生机制未明，与其他药物合用为其诱发因素。若肌病未及时发现和停药，便可导致横纹肌溶解，甚至肾衰竭。若及时发现并停药，肌病是可以逆转的，并且不造成肾衰竭。

（三）贝特类药物

贝特类药物（神经纤维酸降解物）即苯氧酸类药物，该类药物降甘油三酯（TG）作用强于他汀类，降胆固醇不及他汀类。其降甘油三酯主要与增加脂蛋白酯酶（LPL）活性有关，从而增加甘油三酯分解，主要功效是加速甘油三酯代谢，减少内源性甘油三酯合成，使血浆甘油三酯水平降低，应用于血浆甘油三酯特别高的患者。

贝特类降脂药其多数药物的译名中含有“贝特”二字，如氯贝特、苯扎贝特、非诺贝特等，故常将此类降脂药物称之为“贝特类”降脂药。此类药物口服后容易被肠道吸收，服药1～2小时后即可在血液中测得其药物浓度。常用贝特类药物见下表。

常见贝特类药物

非诺贝特	常用商品名为力平之等
苯扎贝特	常用商品名为史达平、必降脂等
吉非贝齐	常用商品名为诺衡等
氯贝丁酯	常用商品名为安妥明等

【注意事项】

（1）孕妇禁服。

（2）胆石症患者不宜使用。

（3）严重肝肾功能不全的患者，胆石症、低蛋白血症的患者不宜使用。

（4）轻至中度肾功能不全的患者慎用。并且应定期监测转氨酶水平。

【不良反应】

（1）可出现食欲不振、恶心、胃部不适、肌炎样综合征、性功能减退、脱发、过敏反应等。

（2）可见血尿素氮增高，停药数周后可恢复正常。

（3）偶见血清转氨酶升高、肝功能异常、血尿素氮及肌酐暂时性增高。

（四）烟酸类药物

酸类降脂药物可以增强脂蛋白酶的作用，降低游离脂肪酸水平，脂肪组织中脂解作用减慢，血中非酯化脂肪酸浓度下降，肝脏VLDL合成减少，从而使中间密度脂蛋白（IDL）及LDL减少，TG下降。

【注意事项】

（1）活动性溃疡或近期有动脉出血者不适宜使用。

（2）严重的或原因未明肝功能损害者禁用。

（3）对烟酸或产品中任何其他成分过敏者禁用。

（4）严重痛风患者、酗酒者和怀孕或哺乳期妇女禁用。

【不良反应】

(1) 常见副作用为面红耳赤、转氨酶升高、胃肠道反应及皮肤瘙痒等，患者往往难以忍受。

(2) 在降血脂的剂量下，常引起胃灼热、呕吐、胃胀气、饥饿痛和腹泻，其中有一些症状是反映肠道蠕动增强，停药后这些不良反应可消失。

(3) 严重副作用有消化道溃疡、皮肤潮红、瘙痒、痛风、空腹血糖升高等，建议立即停药。

服用此类药物建议从低剂量开始逐渐增加至理想剂量，第 1 ~ 4 周推荐剂量为每晚 0.5 克，第 5 ~ 8 周增加为每晚 1 克，8 周后根据疗效及耐受性调整用药。最大量 2 克 / 天。维持剂量推荐 1 ~ 2 克 / 天，睡前服药，服药前半个小时预防性服用阿司匹林 325 毫克可降低潮红发生的频率与程度，或服前进食少量低脂食物（如香蕉、低脂奶和饼干等）。避免与酒精、辛辣食物和热饮料同服。烟酸片不能掰开或嚼服。漏服药物时不要追加服用。

（五）胆酸螯合剂

胆酸螯合剂降脂药主要作用是阻止胆固醇或胆固醇从肠道吸收，减少肝脏转运，促进胆酸或胆固醇从粪便中排出，促进胆固醇降解，并可增加肝脏 LDL 受体合成。

【注意事项】

(1) 长期服用可使肠内结合胆盐减少，引起脂肪吸收不良，应适当补充维生素 A、维生素 D、维生素 K 等脂溶性维生素及钙盐和叶酸。孕妇及哺乳期的妇女慎用。

(2) 本品味道难闻，可用调味剂伴服。

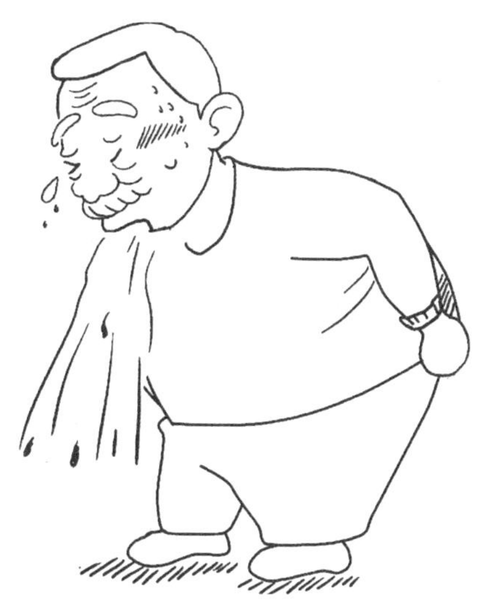

（3）不可加大剂量，以免引起胃肠道不适、腹泻等。

（4）因考来烯胺会干扰地高辛、华法林、普罗布考、贝特类和他汀类的吸收。所以应在服考来烯胺前 1 ~ 4 小时或在服考来烯胺后 4 小时服用。

（5）此药会影响头孢氨苄、氨噻嗪、林可霉素、洋地黄、苯巴比妥、华法林的吸收，所以应在服这些药前 1 小时或服这些药后 4 小时服胆酸螯合剂降脂药。

（6）对哺乳和孕妇的影响还缺乏人体及动物研究。因为本品可造成孕妇对维生素及其他营养物质的吸收障碍，所以对胎儿有潜在的不良作用。

（7）在小儿和老年人中，本品的作用与年龄的关系还有待研究。因胆固醇为小儿生长发育所必需，2 岁以下小儿不主张服用本品；60 岁以上患者服用本类药易发生胃肠道不良反应及营养障碍。

（8）下列情况慎用：①出血倾向；②胆石症；③甲状腺功能减退；④胃肠功能损害；⑤吸收功能障碍；⑥消化性溃疡；⑦便秘，存在肠梗阻的危险；⑧完全性胆道阻塞或完全性闭锁，此时胃肠道内无胆汁酸与本品相结合；⑨冠心病、痔疮，可因服用本品后出现严重的便秘而加重病情；⑩肾功能不全。

【不良反应】

（1）剂量过大时腹部或胃部不适，可致脂肪痢和骨质疏松。常见的不良反应有呕吐、恶心、胃肠出血，个别病例出现腹泻、食欲不振、腹胀、肌肉痉挛、严重腹痛及肠梗阻。

（2）大约有50%应用此药的患者主诉轻度或中度便秘，甚至还出现粪便嵌塞，尤其是老年人，因此而需用轻泻药。还有不少人主诉烧心。如果服用剂量高于常用量10～16克，有时会引起脂肪泻，偶有报道发生胰腺炎。

（3）幼儿可出现低氯血症性酸中毒，但在成人似无此现象。

（4）它干扰维生素D的吸收，可产生一定程度骨软化，老年人应引起注意。可出现瘙痒和皮疹。

（5）较少见的有：胆石症、胃溃疡、脂肪泻或吸收不良综合征，特别是每日用量超过30克更易发生胃痛、嗳气、眩晕、头痛。

（六）联合用药

高脂血症的首选治疗药物是他汀类药物，但临床研究结果显示，单纯使用他汀类药物降低心血管病发病率虽然效果显著，但风险达26%，不良事件的风险更是高达39%。

联合用药可以有效弥补单一用药的不全面性和风险性。在医生的指导下，选用具有不同降压功效的药物进行搭配，以起到互补调脂的目的。根据《中国成人血脂异常防治指南》，他汀类药物与其他种类调脂药联用，主要有以下特点。

（1）他汀类与烟酸类药物联合应用

在常规他汀类药物治疗的基础上，加用小剂量烟酸是一种合理的联合治疗方法，烟酸可以协同他汀类药物进一步降低低密度脂蛋白胆固醇，同时又能弥补他汀类药物降低甘油三酯、升高高密度脂蛋白胆固醇的不足，而不发生严重的不良反应，尤其适合混合型高脂血症或高胆固醇血症合并高密度脂蛋白胆固醇水平降低的患者。联合用药后，肝损害、肌病、心血管事件明显减少。缓释型烟酸与洛伐他汀复方制剂的临床观察证实，其疗效确切、安全，更利于血脂全面达标。

两者联用的缺点：可能有增加肌病和升高血糖的危险，应加强丙氨酸转氨酶（ALT）、门冬氨酸氨基转移酶（AST）、肌酸肌酶（CK）和血糖监测。

（2）他汀类与贝特类药物联合应用

这种联合用药适用于混合型高脂血症患者，有致动脉粥样硬化血脂异常的治疗，尤其在糖尿病和代谢综合征时伴有的血脂异常，能够使总胆固醇、低密度脂蛋白胆固醇和甘油三酯水平明显降低，高密度脂蛋白胆固醇水平明显升高。

两者联用的缺点：发生不良反应的机会增多，特别是大剂量联用，容易加大肌病发生的风险。在贝特类药中，吉非贝齐与他汀类合用发生肌病的危险性相对较高，其他贝特类与他汀类合用时，发生肌病的危险较低。

要高度重视他汀类和贝特类药物联合用药的安全性：老年和女性，肝肾疾病、甲状腺机能减退的患者慎用他汀类和贝特类联合治疗，并尽量避免与大环内酯类抗生素、抗真菌药物、环孢素、HIV蛋白酶抑制剂、地尔硫䓬、胺碘酮等药物合用。在开始合用时宜用小剂量，早晨服用贝特类药物，晚上服用他汀类药物，避免血药浓度的显著升高。密切监测ALT、AST和CK，如无不良反应，可逐步增加剂量。

（3）他汀类与依折麦布联合应用

通常情况下，他汀类药物与依折麦布联用，多用于单一使用大剂量他汀类药物仍然不达标的情况。两者联用的优势在于，依折麦布与低剂量他汀类药物联用，不会增加他汀类药物的不良反应（如肝脏毒性、肌病和横纹肌溶解），并能使降脂疗效大大提高，达到高剂量他汀类药物的效果，可使降脂达标率由单用他汀类药物的19%提高到合用的72%。因此，在大剂量使用他汀类药物仍不能达标时，加用依折麦布为当前的最佳选择。

（4）他汀类与n-3脂肪酸联合应用

他汀类药物与鱼油制剂n-3脂肪酸合用可用于治疗混合型高脂血症，在临床治疗上非常有效而安全，不会增加各自的不良反应。应当注意的是，由于服用较大剂量的n-3多不饱和脂肪酸有增加出血的危险，并且对糖尿病和肥胖患者因增加热量的摄入而不利于长期应用。

（5）他汀类与胆酸螯合剂联合应用

二者联用能协同降低血清低密度脂蛋白胆固醇水平，并能增加各自的降脂作用，延缓动脉粥样硬化的发生和发展进程，可减少冠心病事件的发生。两者联用还有一个好处是不会增加其各自的不良反应，从而降低发生不良反应的风险。由于胆酸螯合剂具体服用的一些不便，此种联合方案仅用于其他药物治疗无效或不能耐受者。

四、高脂血症患者服药注意事项

服用降血脂药物时，患者必须清楚自己的血脂异常属于哪一种类型，然后在医生的指导下科学用药，不可自行随意更改药物和剂量；对于继发性（由其他疾病引起）血脂异常者应同时积极治疗原发疾病。

不同类型高脂血症患者的选药原则见下表。

不同类型高脂血症患者的选药原则

高脂血症分类	含义	首选药物	次选药物
高胆固醇血症	仅胆固醇值高	他汀类药物	胆酸螯合剂，也可考虑烟酸类、贝特类
高甘油三酯血症	仅甘油三酯值高	贝特类药物	烟酸类药物。若甘油三酯升高不明显，也可考虑深海鱼油
高胆固醇高甘油三酯血症	胆固醇和甘油三酯两者都高	他汀类药物（以胆固醇升高为主）	烟酸、贝特类
		贝特类药物（以甘油三酯升高为主）	烟酸类
低高密度脂蛋白胆固醇血症	低密度胆固醇（坏胆固醇）升高，高密度胆固醇（好胆固醇）降低	可选用他汀类药物、烟酸、贝特类或者胆酸螯合剂	

高脂血症患者在服药时应注意以下事项：

(1) 服用降脂药物时，必须坚持适当的体育锻炼，控制饮食；养成良好的生活习惯，如不吸烟，不过量饮酒，关注血脂的变化。

(2) 初次服药 1 ～ 3 个月内复查血脂、肝肾功能、肌酸激酶等，长期服药患者应定期检查，以便于了解降脂药物的疗效。同时，有助于医生及时调整降脂药物的种类和剂量。

(3) 具体的服药时间需遵医嘱，例如，他汀类药物多在晚上服用（降脂疗效会更好），但其中的辛伐他汀和洛伐他汀等脂溶性强的药物，能够引起中枢神经的兴奋（辛伐他汀甚至能引起躁狂），晚上服用易导致失眠、头痛等症状，尤其是高脂血症合并高血压的患者，最好将降脂药物和降压药放在早晨服用。

(4) 注意观察不良反应，如在服药期间出现轻度的腹部不适、恶心、厌食、呕吐和便秘等症状，应及时到医院咨询或就诊。

五、降血脂常用中药

（一）常用降脂单味中药

许多单味中药具有降脂作用，这些中药主要从抑制胆固醇的吸收、调节血脂代谢、促进胆固醇排泄 3 个方面起作用。

中药的降脂作用是通过以下几个方面实现的：抑制外源性脂质的吸收，如泽泻、何首乌等；调节血脂代谢，如人参、灵芝、何首乌、泽泻等；抑制胆固醇、甘油三酯的内源性合成，如泽泻、姜黄、绞股蓝等；促进胆固醇的排泄，如柴胡、姜黄、茵陈等。

下面列举几种功效独特的降脂中药。

◆ 灵芝

【降脂作用】灵芝中所含的多种氨基酸、三萜化合物可有效增强人体中枢神经系统机能，增强人体的血液循环，促进代谢，从而降低血清总胆固醇、甘油三酯及低密度脂蛋白胆固醇的含量，预防高脂血症。

【功效主治】灵芝被誉为“仙草”，具有益气血、安心神、健脾胃等功效。现代药理研究表明，灵芝可有效扩张冠状动脉，增加冠脉血流量，改善心肌微循环，增强心肌氧和能量的供给。所以，灵芝对心肌具有保护作用，可广泛用于冠心病、高脂血症等疾病的治疗和预防。

【选购保存】以体大、色泽鲜艳者为佳。置于通风干燥处保存，防潮，防蛀。

【使用禁忌】少数人服用灵芝后会出现不良反应，应停用。

灵芝茶

【材料】灵芝 20 克。

【制作方法】①将灵芝用清水冲洗净。②将灵芝放入沙锅中，加适量清水，煮沸后转小火煎煮 20 分钟。③滤取药汁，倒入杯中即可饮用。

【功效】灵芝能增加食欲、改善睡眠、降低血脂，长期服用具有较好的预防高脂血症作用。

◆ 人参

【降脂作用】人参中含有的人皂苷能抑制胰脂肪酶的活性，能降低血清中胆固醇及甘油三酯的含量，从而达到降低血脂的作用。

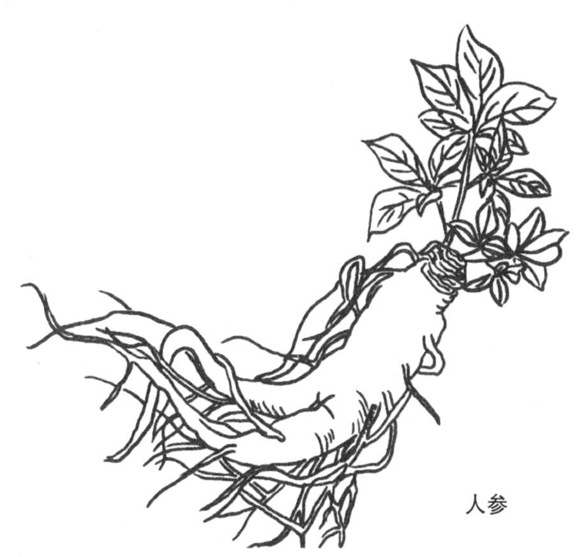

人参

【功效】人参具有大补元气、复脉固脱、补脾益肺、生津安神等功效。现代药理研究证明，人参的醇提取液对心脏的作用与强心苷相似，能提高心肌收缩力，使其收缩加强，对心肌也有保护作用。

另外，人参对冠状动脉、脑血管、眼底血管有扩张作用，还能改善血脂，降低血中胆固醇含量，能预防高脂血症。

【选购保存】以质硬，断面黄白色，显粉性，形成层环纹棕黄色，皮部有黄棕色的点状树脂道及放射状裂隙，香气特异，味微苦、甘甜者为佳。置通风干燥处保存。

【使用禁忌】人参不能与藜芦、五灵脂制品同服，且服药期间不宜同吃萝卜或喝浓茶。

人参茯苓麦冬茶

【材料】人参、茯苓各 10 克，麦冬 8 克。

【制作方法】①将人参、茯苓、麦冬分别用清水冲洗净。②将人参、茯苓、麦冬放入沙锅中，加适量清水，煮沸后转小火煎煮 20 分钟。滤取药汁，倒入杯中即可饮用。

【功效】清热利湿，补气养血。对高脂血症、高胆固醇、冠心病、老年性水肿等均有一定疗效。

◆ 何首乌

何首乌中的卵磷脂还可预防脂肪在肝脏中沉积，加快胆固醇的代谢速度，从而有效降低血清中胆固醇。

【功效】何首乌是抗衰护发的滋补佳品，有补肝益肾、养血祛风的功效。用于治疗肾虚须发早白、血虚头晕、腰膝软弱、筋骨酸痛、遗精、崩带、久疟久痢、瘰疬、肠风等。

【选购保存】以体重、质坚实，不易折断，断面浅黄棕色或浅红棕色，显粉性，气味微苦而甘涩者为佳。置于通风干燥处保存，防潮、防蛀。

【使用禁忌】大便溏泄及有湿痰者不宜服用何首乌；忌与葱、蒜、猪血同食。

何首乌决明子茶

【材料】制首乌8克，山楂、决明子各15克，冬瓜皮20克，乌龙茶3克。

【制作方法】①将制首乌、山楂、决明子、冬瓜皮分别用清水冲洗净。②将制首乌、山楂、决明子、冬瓜皮放入沙锅中，加适量清水，煮沸后转小火煎煮20分钟。③乌龙茶放入茶杯，滤取药汁倒入杯中，加盖闷3～5分钟即可饮用。

【功效】清热、活血、养肝。

◆ 柴胡

【降脂作用】柴胡中所含的柴胡皂苷可有效改善肝、胆的功能，能促进体内的脂代谢，降低血清中的甘油三酯和胆固醇的含量，从而达到降低血脂的目的。

【功效】柴胡有和解表里、疏肝、升阳等功效。主治寒热往来、胸满肋痛、口苦耳聋、头痛目眩、疟疾、下痢脱肛、月经不调、子宫下垂等病症。在临床上，常用柴胡的提取液治疗病毒性肝炎、高脂血症、流行性腮腺炎、病毒性角膜炎、红斑等病症。

【选购保存】以根条粗长、无茎苗、须根少者为佳。置于通风干燥处保存，防霉，防潮。

【使用禁忌】阴虚所致的咳嗽、潮热不宜用柴胡；肝火上逆者慎用。

柴胡大黄茶

【材料】柴胡10克，大黄3克，黄芩10克。

【制作方法】①将柴胡、大黄、黄芩用清水冲洗净，均放入沙锅中。加适量清水没过药材，煮沸后转小火煎煮20分钟。②滤取药汁，倒入杯中即可饮用。

【功效】大黄含有大黄素，能促进胆固醇排泄，柴胡能降低血清中胆固醇含量，所以能防治高脂血症。

◆ 黄芩

【降脂作用】黄芩中所含的黄酮类成分降脂作用效果显著，可有效降低血清中甘油三酯的游离脂肪酸水平，提高高密度脂蛋白胆固醇含量，从而改善血脂中成分的分布状态，防治高脂血症。

【功效】具有清热燥湿、凉血安胎、解毒的功效。主治温热病、肺热咳嗽、湿热黄疸、咯血、目赤、胎动不安及高血压、上呼吸道感染、肺炎、痢疾、痈肿疖疮等病症。现代药理研究表明，本品能降低血清总胆固醇、血清甘油三酯含量，升高血清高密度脂蛋白胆固醇，抗动脉粥样硬化，有效防治高脂血症。

【选购保存】以根条粗大，无杂质，无异味者为佳。置通风干燥处保存，防潮，防蛀。

【使用禁忌】苦寒伤胃，故脾胃虚寒者不宜使用。

黄芩山楂神曲茶

【材料】黄芩 10 克，山楂 15 克，神曲 8 克。

【制作方法】①将黄芩、山楂分别用清水冲净。②将黄芩、山楂、神曲放入沙锅中，加适量清水，煮沸后转小火煎煮 20 分钟。③滤取药汁，倒入杯中即可饮用。

【功效】降低胆固醇，防止动脉粥样硬化，对高脂血症有一定疗效。

◆ 菊花

【降脂作用】菊花中含有的黄酮成分有显著降低血脂的作用，菊花中的成分能提高高密度脂蛋白胆固醇含量，降低低密度脂蛋白胆固醇含量，还能抑制胆固醇含量升高，从而起到防治高脂血症的作用。

【功效】菊花具有疏风、清热、明目、解毒的功效。常用于治疗头痛、眩晕、目赤、心胸烦热、疔疮、肿毒等病症。现代药理研究表明，菊花还具有治疗冠心病、降低血压、预防高脂血症、抗菌、抗病毒、抗炎、抗衰老等多种药理活性。

【选购保存】以花朵完整，清香，无杂质，色黄白者为佳。置阴凉干燥处，密闭保存，防霉，防蛀。

【使用禁忌】菊花是明目解热之佳品，体虚、脾虚、胃寒、食少泄泻患者宜少用。

菊花山楂茶

【材料】绿茶 2 克，菊花 10 克，山楂片 25 克。

【制作方法】①将绿茶、菊花、山楂片用清水稍作冲洗。②将菊花和山楂片入锅，加水适量煎取浓汁。③将绿茶倒入杯中，用药汁冲泡即可。

【功效】菊花和山楂片都具有降压消脂的功效，可防治高脂血症。

◆ 姜黄

【降脂作用】姜黄中所含的姜黄素能减少肝脏中甘油三酯、游离脂肪酸和血液中游离脂肪酸的含量，提高血清总胆固醇和高密度脂蛋白胆固醇的含量，还能抑制脂肪酸的合成，所以能降低血脂。

【功效】具有行气破瘀、通经止痛的功效。主治胸腹胀痛，肩臂痹痛，月经不调，闭经，跌打损伤等病症。现代药理研究表明，本品的有效成分能促进胆汁的分泌，促进人体消化吸收，加快胃肠蠕动，促进胆固醇排泄。另外，还能降低血压，故能防治高血压、高脂血症。

【选购保存】以质坚实、断面金黄、香气浓厚者为佳。置通风干燥处保存，防潮，防蛀。

【使用禁忌】凡血虚痹痛、血虚腹痛，而非瘀血凝滞、气机上逆作胀者慎用。

姜黄决明子降脂茶

【材料】姜黄6克，决明子15克，何首乌6克，灵芝10克。

【制作方法】①将姜黄、决明子、何首乌、灵芝分别用清水冲洗净。②将姜黄、决明子、何首乌、灵芝放入沙锅中，加适量清水，煮沸后转小火煎煮20分钟。③滤取药汁，倒入杯中即可饮用。

【功效】活血化瘀，养血助眠，养肝明目；降压降脂。

◆ 黄精

【降脂作用】黄精中含有的黄精皂苷能降低血清总胆固醇、甘油三酯含量，有显著的降脂作用。此外，黄精还能有效阻止脂肪在组织血管中沉积，从而起到防治高脂血症的作用。

【功效】黄精具有补气养阴、健脾、润肺、益肾的功效。可用于治疗虚损寒热、脾胃虚弱、体倦乏力、口干食少、肺虚燥咳、精血不足、内热消渴以及病后体虚食少、筋骨软弱、风湿疼痛等病症。现代药理研究表明，黄精的煎剂具有降血压、降血糖、降血脂、防止动脉粥样硬化、延缓衰老和抗菌等作用。

【选购保存】以味清香，无杂质，无霉味者为佳。置于通风干燥处保存，防霉，防蛀。

【使用禁忌】虚寒泄泻、痰湿、痞满、气滞者忌服。

黄精首乌桑寄生茶

【材料】黄精10克，首乌10克，桑寄生10克。

【制作方法】①将黄精、首乌、桑寄生分别用清水冲洗净。②将黄精、首乌、桑寄生放入沙锅中，加适量清水，煮沸后转小火煎煮20分钟即可。

【功效】清热养血、活血化瘀，能降低血压和血脂，长期饮用对高脂血症有较好的防治效果。

◆ 泽泻

【降脂作用】泽泻的醇提取物中含有泽泻醇 A、泽泻醇 B 以及泽泻醇 A 醋酸酯等成分，可以降低外源性胆固醇在小肠的吸收率，加速胆固醇的排出，从而降低血清总胆固醇的含量，防治高脂血症。

【功效】泽泻具有利水、渗湿、泄热等功效。主治小便不利、水肿胀满、呕吐、泻痢、痰饮、脚气、淋病、尿血。冬季产的正品泽泻利尿效力最大，春泽泻效力稍差，泽泻草根及春季产的泽泻须则均无利尿作用。

【选购保存】泽泻的成品质坚实，断面黄白色，粉性，有多数细孔，气微，味微苦。以块大、黄白色、光滑、质充实、粉性足者为佳。置通风干燥处保存，防潮，防蛀。

【使用禁忌】肾气不固精滑，目痛，虚寒作泄者忌用。

泽泻丹参首乌茶

【材料】绿茶 5 克，何首乌、泽泻、丹参各 10 克。

【制作方法】①将绿茶、何首乌、泽泻、丹参分别用清水冲洗净。②将绿茶、何首乌、泽泻、丹参放入沙锅中，加适量清水，煮沸后转小火煎煮 20 分钟。③滤取药汁，倒入杯中即可饮用。

【功效】活血化瘀、清热利水，长期饮用对高脂血症及高血压均有一定疗效。

◆ 绞股蓝

【降脂作用】绞股蓝中含有的绞股蓝总皂苷可抑制脂肪细胞产生游离脂肪酸，减少血脂合成，降低人体血清总胆固醇、甘油三酯含量，增加高密度脂蛋白含量，从而起到降低血脂的作用。

【功效】绞股蓝具有降血脂、调血压、促眠、消炎解毒、止咳祛痰等功效。用于气虚体弱、少气乏力、心烦失眠及高血压病、病毒性肝炎、消化道肿瘤、慢性支气管炎等。

【选购保存】选购绞股蓝时，以绞股蓝藤、叶完整，无杂质，气味清香者为佳。置通风干燥处保存，防潮。

【使用禁忌】服用后出现不良反应者，应暂停服用。

绞股蓝决明三七茶

【材料】绞股蓝 10 克，三七花 6 克，决明子 15 克。

【制作方法】①将绞股蓝、决明子、三七花分别用清水冲净。②将绞股蓝、决明子、三七花放入沙锅中，加适量清水，煮沸后转小火煎煮 20 分钟。③滤取药汁，倒入杯中即可饮用。

【功效】降压降脂，养肝明目，对高血压、高脂血症均有一定疗效。

◆ 杜仲

【降脂作用】杜仲中所含的维生素 E 和微量元素，能明显降低胆固醇含量，改善血脂中成分的分布状态，调节血脂，从而起到防治高脂血症的作用。

【功效】杜仲具有降血压及补肝肾、强筋骨、安胎气等功效。可用于治疗腰脊酸痛、足膝痿弱、小便余沥、阴下湿痒、筋骨无力、妊娠漏血、胎漏欲坠、胎动不安等。现代药理研究也证明，杜仲的提取液对降低血压有很好的作用，所以治疗高血压有效。

【选购保存】以皮厚而大，糙皮刮净，外面黄棕色，内面黑褐色而光，折断时白丝多者为佳；皮薄、断面丝少或皮厚带粗皮者质次。置通风干燥处保存，防潮、防蛀。

【使用禁忌】阴虚火旺者慎服，不宜与蛇皮、玄参一起服用。

杜仲银杏叶茶

【材料】杜仲10克，银杏叶10克。

【制作方法】①将杜仲、银杏叶分别用清水冲洗净。②将杜仲、银杏叶放入沙锅中，加适量清水，煮沸后转小火煎煮20分钟。③滤取药汁，倒入杯中即可饮用。

【功效】银杏叶能降低血压和血脂，杜仲则能改善血脂中成分的状态，对高脂血症有较好的疗效。

◆ 紫苏子

【降脂作用】紫苏子中含有的脂肪油能降低血清胆固醇和低密度脂蛋白的含量，改变高密度脂蛋白与低密度脂蛋白之间的比例，从而达到降低血脂的作用。

【功效】紫苏子具有降气消痰、解表散寒、行气和胃、平喘、润肠的功效。用于痰壅气逆、咳嗽气喘、肠燥便秘、妊娠呕吐、胎动不安等症。紫苏子还可解鱼蟹中毒。

【选购保存】紫苏子的成品果皮薄而脆，易压碎，种子黄白色，种皮膜质，子叶2枚，类白色，富有油性，压碎有香气，味微辛。以种子完整，无杂质者为佳。置通风干燥处保存。

【使用禁忌】阴虚咳喘、脾虚滑泄者禁用。

紫苏子茶

【材料】紫苏子10克。

【制作方法】①将紫苏子用清水冲净。②将紫苏子放入沙锅中，加适量清水，煮沸后转小火煎煮20分钟。③滤取药汁，倒入杯中即可饮用。

【功效】降低血清总胆固醇和血脂，对高脂血症有一定疗效。

◆ 红花

【降脂作用】红花泡水或其醇提取液能降低血清总胆固醇、甘油三酯、磷脂等血脂水平，改善血脂总体偏高的状况。此外，红花油能扩张血管，在一定程度上可预防高脂血症引起的动脉粥样硬化。

【功效】红花具有活血通经、化瘀止痛的功效。主治闭经、癥瘕、难产、死胎、产后恶露不尽、瘀血作痛、痈肿、跌打损伤。红花还用于眼科清热消炎，可治目赤红肿。现代药理研究表明，红花的水提取物有增加冠状动脉血流量及心肌营养性血流量的作用，所以对高脂血症、冠心病等有一定的预防和治疗作用。

【选购保存】以干燥，无杂质，有芳香味者为佳。置于通风干燥处保存，防潮。

【使用禁忌】孕妇忌服；因其会刺激子宫收缩，故月经过多、有出血倾向者也不宜用。

红花茶

【材料】红花 12 克，绿茶 3 克。

【制作方法】①将红花放入沙锅，加适量清水，煮沸后转小火煎煮 15 ~ 20 分钟。②绿茶放入茶杯，将锅内药汁倒入杯中，静置 3 ~ 5 分钟即可饮用。

【功效】活血化瘀，对高脂血症有较好的防治作用。

◆ 茵陈

【降脂作用】茵陈所含的有效成分能促进胆汁分泌，从而提高肝脏内胆固醇的排泄率，降低血清中总胆固醇的含量，在很大程度上改善高脂血症患者的病情。

【功效】具有清热利湿、退黄的功效。主治黄疸、小便不利、湿疮及传染性黄疸型肝炎等病症。药理学研究证明，本品有保护肝功能、解热、抗炎、降血脂、扩张冠状动脉等作用，能促进胆汁分泌，排出胆汁中的胆酸和胆红素，还能增加心脏冠状动脉血流量，改善微循环，并有降血压、抗凝血的作用。

【选购保存】以质嫩、绵软、色灰白、香气浓者为佳。置通风干燥处保存，防潮。

【使用禁忌】蓄血发黄者，热甚发黄，无湿气者慎用。

茵陈山楂麦芽茶

【材料】茵陈 20 克，山楂 15 克，生麦芽 15 克。

【制作方法】①将茵陈、山楂、麦芽用清水稍作冲洗。②将以上药材倒入锅中，加水适量煎取浓汁。③去渣取汁，倒入杯中即可饮用。

【功效】清肝利胆、健脾降脂，能防治高脂血症。

◆ 西洋参

【降脂作用】西洋参中含有的皂苷能降低血清低密度脂蛋白胆固醇含量，升高高密度脂蛋白水平，从而有效地降低血脂水平。

【功效】西洋参有益肺阴、清虚火、生津止渴等功效。现代药理研究表明，西洋参可以降低血液凝固性、抑制血小板凝聚，抗动脉粥样硬化，可以抗心律失常、心肌缺血、心肌氧化，强化心肌收缩能力，防治高脂血症。

【选购保存】西洋参的成品为表面浅黄褐色或黄白色，可见横向环纹及线状皮孔，并有细密浅纵皱纹及须根痕。以体重，质坚实，不易折断，断面平坦，浅黄白色，略显粉性，气微而特异，味微苦、甘者为佳。置通风干燥处保存，防潮，防蛀。

【使用禁忌】体质虚寒、胃有寒湿、风寒咳嗽、食欲不振者不宜食用。

西洋参三七茶

【材料】西洋参 8 克，三七粉 5 克。

【制作方法】①将西洋参用清水冲洗净。②将西洋参、三七粉放入沙锅中，加适量清水，煮沸后转小火煎煮 15 ~ 20 分钟。③滤取药汁，倒入杯中即可饮用。

【功效】活血化瘀，补益肺阴，对高脂血症有一定疗效。

◆ 丹参

【降脂作用】丹参中含有的有效成分丹参素对降低血浆胆固醇、甘油三酯效果显著，还可提高高密度脂蛋白胆固醇的含量，降低肝脏中甘油三酯含量，从而有效地降低血脂。

【功效】丹参具有活血化瘀、安神宁心、排脓、止痛的功效。现代药理研究表明，丹参能使主动脉粥样硬化斑块形成的面积明显减小，血清总胆固醇、甘油三酯均有一定程度的降低，能防治高脂血症。

【选购保存】以质坚且脆，断面疏松，皮部暗棕红色，木质部灰黄色或紫褐色，维管束黄白色，条粗者为佳。置通风干燥处保存，防潮，防蛀。

【使用禁忌】出血不止者慎用；服用后有不良反应者，应减少用量。

丹参山楂三七茶

【材料】三七 5 克，山楂 10 克，丹参 15 克。

【制作方法】①将丹参、山楂、三七分别用清水冲洗净。②将丹参、山楂、三七放入沙锅中，加适量清水，煮沸后转小火煎煮 20 分钟。③滤取药汁，倒入杯中即可饮用。

【功效】活血化瘀，降压降脂。长期饮用对高血压、高脂血症及高血糖均有一定疗效。

◆ 黄芪

【降脂作用】黄芪中含有的黄芪多糖，不仅能控制血糖，还能减少脂肪，能降低血清中胆固醇及甘油三酯的含量，从而起到防治高脂血症的作用。

【功效】 黄芪有补气固表、利尿脱毒、排脓敛疮、生肌等功效。可用于慢性衰弱、中气下陷所致的脱肛、子宫脱垂、内脏下垂、崩漏带下等病症。还可用于表虚自汗及消渴病（糖尿病）。现代药理研究表明，本品能加强正常心肌收缩，使血管扩张，血压降低，故能防治高血压、高脂血症。

【选购保存】 以根条粗长、皱纹少、粉性足、坚实绵韧、味甘、无空心及黑心者为佳。置通风干燥处保存，防潮，防蛀。

【使用禁忌】 消化不良、上腹胀满和有实证、阳证者忌用；感冒及经期女性要慎用。

黄芪决明子茶

【材料】 黄芪 15 克，防己 6 克，白术 8 克，决明子 15 克。

【制作方法】 ①将黄芪、防己、白术、决明子分别用清水冲净。②将黄芪、防己、白术、决明子放入沙锅中，加适量清水，煮沸后转小火煎煮 20 分钟。③滤取药汁，倒入杯中即可饮用。

【功效】 益气健脾，养肝明目，对高脂血症有一定疗效。

◆ 决明子

【降脂作用】 决明子中所含的植物固醇及大黄素蒽酮，可以有效降低血清总胆固醇水平，提高高密度脂蛋白胆固醇含量，从而起到调节和改善高脂血症的作用。

【功效】 决明子具有清热明目、润肠通便的功效。可用于目赤涩痛、头痛眩晕、目暗不明、大便秘结、风热赤眼及高血压、肝炎、肝硬化腹水等病症。实验表明，本品可降低血浆胆固醇、甘油三酯，并降低肝中甘油三酯的含量，故能防治高脂血症。

【选购保存】决明子的成品质坚硬，不易破碎，横切面可见薄的种皮和黄色子叶，气微，味微苦。以颗粒饱满、色绿棕者为佳。置通风干燥处保存，防潮。

【使用禁忌】脾虚、泄泻及低血压的患者不宜服用。

决明子海带汤

【材料】决明子 15 克，海带 100 克，盐 2 克，鸡精粉 2 克。

【制作方法】①海带洗净切块，打成海带结；决明子用清水冲洗干净，稍浸泡。②沙锅中注入适量清水烧开，放入决明子和海带结，煮沸后加盖，用小火煮 20 分钟，至食材熟透。③放入少许盐、鸡精粉搅匀调味，盛入汤碗中即可食用。

【功效】养肝明目、祛脂降压。

◆ 女贞子

【降脂作用】女贞子中含有一种叫齐墩果酸的物质，能降低血清总胆固醇、低密度脂蛋白胆固醇以及极低密度脂蛋白胆固醇含量，还能提高高密度脂蛋白胆固醇的含量，从而起到降低血脂的作用。

【功效】女贞子具有补肝肾、强腰膝的功效。动物实验表明，本品对实验性高脂血症能降低血清总胆固醇及甘油三酯含量，并使主动脉脂质斑块及冠状动脉粥样硬化斑块消减，能明显降低血清总胆固醇、过氧化脂质及动脉壁总胆固醇含量，能降低动脉粥样硬化的发生率，可防治高脂血症。

【选购保存】以紫黑色，油性，无臭，味甘、微苦涩者为佳。置通风干燥处保存，防潮。

【使用禁忌】女贞子多煎煮成药汤内服，脾胃虚寒泄泻及阳虚者忌服。

女贞子山楂茶

【材料】女贞子1克，山楂15克。

【制作方法】①将女贞子、山楂分别用清水冲洗净。②将女贞子、山楂放入沙锅中，加适量水煎煮20分钟。③滤取药汁，倒入杯中即可饮用。

【功效】降低血清中胆固醇的含量，预防动脉粥样硬化，防治高脂血症。

◆ 葛根

【降脂作用】葛根中含有黄酮类物质。研究表明，该类物质具有显著的清热及降血脂作用，能防治高脂血症。

【功效】葛根具有升阳解肌、透疹止泻、除烦止渴等功效。常用于治疗伤寒、发热头痛、烦热消渴、泄泻、痢疾、斑疹不透及高血压、心绞痛、耳聋等病症。现代药理研究表明，本品的有效成分有显著降糖、降血脂的作用，能降低血清胆固醇和甘油三酯含量，对高血糖、高脂血症有显著疗效。

【选购保存】以块肥大、质坚实、色白、粉性足、纤维少者为佳；质松、色黄、无粉性、纤维多者质次。置通风干燥处保存，防潮。

【使用禁忌】葛根性凉，易于动呕，胃寒者应当慎用，夏日表虚汗者尤忌。

葛根丹参首乌茶

【材料】葛根10克，丹参20克，黄精10克，首乌8克，桑寄生10克。

【制作方法】①将葛根、丹参、黄精、首乌、桑寄生分别用清水冲净。②将葛根、丹参、黄精、首乌、桑寄生放入沙锅中，加适量清水，煮沸后转小火煎煮20分钟。③滤取药汁，倒入杯中即可饮用。

【功效】活血化瘀，降压减脂。对防治高脂血症有一定作用。

◆ 荷叶

【降脂作用】从荷叶中提取的荷叶碱有明显的扩张血管、清热解暑、降低胆固醇的作用，其煎剂对高脂血症的防治效果明显。

【功效】具有消暑利湿、健脾升阳、散瘀止血的功效。主治暑热烦渴、头痛眩晕、水肿、食少腹胀、泻痢、白带、脱肛、吐血、咯血、便血、崩漏、产后恶露不净等病症。另外，经常饮用可降血压，降血脂，防治冠心病、胆囊炎、胆结石、脂肪肝、肥胖症等。

【选购保存】以叶大、整洁、色绿、无斑点者为佳。置通风干燥处保存，防潮，防蛀。

【使用禁忌】孕妇禁用；茶叶不宜与桐油、茯苓等同用。

荷叶山楂茶

【材料】丹参 10 克，三七 5 克，山楂 15 克，干荷叶 10 克。

【制作方法】①将丹参、三七、山楂同研为粉末。②将黄荷叶放入沙锅中，加适量清水，煮沸后转小火煎煮 15 ~ 20 分钟，滤取药汁。③取药粉 10 克，用荷叶水送服，每日 2 ~ 3 次。

【功效】活血化瘀、清热利水。对高脂血症有一定疗效。

◆ 黄连

【降脂作用】黄连中含有的小檗碱能抑制血小板聚集，调节血脂，有利于改善高血压和高脂血症患者凝血异常和血脂紊乱的现象。

【功效】黄连有泻火燥湿、解毒杀虫的功效。主治时行热毒、伤寒、热盛心烦、痞满呕逆、热泻腹痛、吐衄、消渴、疳积、百日咳、咽喉肿痛、火眼口疮、痈疽疮毒等病症。此外，黄连还可使心肌收缩能力增强，有明显的降压作用，能有效预防高血压、高脂血症。

【选购保存】黄连有雅连与云连之分。雅连以身干、粗壮、无须根、形如蚕者为佳；云连以干燥、条细、节多、须根少、色黄者为佳。置通风干燥处保存，防潮，防霉。

【使用禁忌】凡阴虚烦热、胃虚呕恶、脾虚泄泻、五更泄泻者慎服。

黄连茶

【材料】黄连10克。

【制作方法】①将黄连用清水冲净。②将黄连放入沙锅中，加适量清水，煮沸后转小火煎煮20分钟。③滤取药汁，倒入杯中即可饮用。

【功效】黄连所含的黄连素能降血脂，因此，长期服用对高脂血症有防治作用。

◆ 玉竹

【降脂作用】玉竹的煎剂具有良好的降脂作用，其所含的铃兰苦苷有明显降低血脂的作用。

【功效】玉竹是可比拟人参的补阴圣品，具有养阴润燥、除烦止渴的功效。常用于治疗燥咳、劳嗽、热病阴液耗伤之咽干口渴、内热消渴、阴虚外感、头昏眩晕、筋脉挛痛等病症。现代药理研究表明，玉竹注射液对高甘油三酯血症有一定的治疗作用，对动脉粥样硬化斑块的形成有一定的缓解作用，能防治高脂血症。

【选购保存】玉竹的成品质硬而脆，或柔韧，易折断，断面角质样或显颗粒状，气微，味甘，嚼之发黏。以条长、形肥、色黄白者为佳。置通风干燥处保存。

【使用禁忌】胃有痰湿气滞者忌服；脾虚便溏者慎服；体质偏寒者不宜服用。

玉竹燕麦枸杞粥

【材料】玉竹 15 克，燕麦 100 克，枸杞、蜂蜜各适量。

【制作方法】①玉竹、枸杞分别用清水冲洗，燕麦淘洗干净。②沙锅内注入适量清水煮沸，放入玉竹、燕麦同煮粥。③待燕麦熟软，放枸杞同煮至熟透，盛入碗中，调入少许蜂蜜即可食用。

【功效】清热息风，长期服用对高脂血症有一定疗效。

◆ 夏枯草

【降脂作用】夏枯草所含的黄酮类成分能有效地降低血清总胆固醇、甘油三酯及低密度脂蛋白胆固醇的含量，预防动脉粥样硬化，防治高脂血症。

【功效】夏枯草具有清肝散结的功效。常用于治疗瘰疬、瘿瘤、乳痈、乳岩、目赤痒痛、头晕目眩、口眼歪斜、筋骨疼痛及肺结核、急性黄疸型传染性肝炎、血崩、带下等病症。现代药理研究表明，本品能降低血压，故对高血压及高脂血症有预防作用。

【选购保存】以色紫褐、穗大、无杂质者为佳。置通风干燥处保存，防潮。

【使用禁忌】夏枯草性寒，故脾胃虚弱、肺气虚者应慎用。

夏枯草杜仲茶

【材料】夏枯草 15 克，杜仲 8 克。

【制作方法】①将杜仲、夏枯草分别用清水冲净。②将杜仲、夏枯草放入沙锅中，加适量清水，煮沸后转小火煎煮 20 分钟。③滤取药汁，倒入杯中即可饮用。

【功效】降压降脂、清热，对高脂血症有一定疗效。

◆ 川芎

【降脂作用】川芎中含有的川芎嗪能调节脂代谢，并能降低血清中的低密度脂蛋白胆固醇含量，升高高密度脂蛋白胆固醇含量，抑制血栓形成，改善微循环，从而有效降低血脂水平。

【功效】川芎具有行气开郁、祛风燥湿、活血止痛的功效，用于治疗风冷头痛眩晕、寒痹痉挛、难产、产后瘀阻腹痛、痈疽疮疡、月经不调、闭经痛经、癥瘕、胸胁刺痛、肿痛、风湿痹痛等病症。

【选购保存】以个大、饱满、质坚实、断面色黄白、油性大、香气浓者为佳。置通风干燥处保存，防蛀。

【使用禁忌】阴虚火旺、上盛下虚之人忌服；月经过多者，孕妇及出血性疾病患者慎服。

川芎银杏叶红花茶

【材料】银杏叶 8 克，川芎 8 克，红花 12 克。

【制作方法】①将银杏叶、川芎分别用清水冲洗净，红花装入纱布药袋中，扎紧袋口。②将银杏叶、川芎、红花放入沙锅中，加适量清水，煮沸后转小火煎煮 20 分钟。③滤取药汁，倒入杯中即可饮用。

【功效】活血化瘀，增强心脏的搏动能力，降压降脂。

◆ 钩藤

【降脂作用】钩藤中含有的钩藤碱能抑制血小板聚集和抗血栓形成，预防动脉粥样硬化，从而能防治高脂血症。

【功效】钩藤具有清热平肝、息风定惊的功效。主治小儿惊痫，大人血压偏高、头晕目眩。现代药理研究表明，本品有明显的降压作用，对神经机能失调有显著疗效，所以能预防高血压及高脂血症。

【选购保存】以钩状明显，无杂质，质干着为佳。置通风干燥处保存，防潮，防霉。

【使用禁忌】体虚者勿用，无火者忌服。

钩藤首乌银杏叶茶

【材料】何首乌 5 克，银杏叶 8 克，钩藤 10 克。

【制作方法】①将何首乌、银杏叶、钩藤分别用清水冲净。②将何首乌、银杏叶、钩藤放入沙锅中，加适量清水，煮沸后转小火煎煮 20 分钟。③滤取药汁，倒入杯中即可饮用。

【功效】养血活血、养心安神、降压降脂。防治心脑血管疾病。

◆ 罗布麻

【降脂作用】罗布麻中含有的儿茶素和槲皮素，能有效地保护毛细血管，维持其正常的抵御外力破坏的作用，降低血清中胆固醇含量，从而起到降低血脂的作用。

【功效】具有清火、降压、强心、利尿的功效。主治心脏病、高血压、神经衰弱、肝炎腹胀、肾炎水肿等病症。现代药理研究表明，罗布麻叶水浸膏能显著降低高脂血症的血清总胆固醇值、甘油三酯值，故能防治高脂血症。

【选购保存】以叶片完整，叶缘有齿，无异味者为佳。置通风干燥处保存，防潮。

【使用禁忌】一般无禁忌，但不宜食用过量。

罗布麻降脂茶

【材料】罗布麻叶 6 克，山楂 15 克，五味子 6 克。

【制作方法】①将山楂、五味子分别用清水冲净。②将罗布麻叶、山楂、五味子放入沙锅中，加适量清水，煮沸后转小火煎煮 20 分钟。③滤取药汁，倒入杯中即可饮用。

【功效】平肝安神、清热利水，对高血压、高脂血症有一定疗效。

◆ 银杏叶

【降脂作用】银杏叶的主要成分为黄酮类化合物，这是一种强力血小板激活因子抑制剂，主要增强血管张力、扩张冠状动脉、软化血管、降低血清胆固醇及甘油三酯，从而降低血脂，使血液黏稠度降低。

【功效】益心、活血止痛、敛肺平喘、化湿止泻。现代药理研究表明，银杏叶能增强血管张力、扩张冠状动脉、软化血管、改善血管通透性、降低血压、降低血脂及血清胆固醇。

【选购保存】以叶片完整，无杂质，干净，清香者为佳。置通风干燥处保存。

【使用禁忌】有实邪病症者忌用。

银杏叶茶

【材料】银杏叶 12 克。

【制作方法】①将银杏叶用清水冲净。②将银杏叶放入沙锅中，加适量清水，煮沸后转小火煎煮 20 分钟。③滤取药汁，倒入杯中即可饮用。

【功效】银杏叶能够降压、降血脂、改善心脑血管及周围血管微循环，对防治高血压及高脂血症有较好的效果。

◆ 地骨皮

【降脂作用】地骨皮所含的谷固醇和桂皮酸能有效地降低血清总胆固醇和血脂，保护血管，预防高脂血症的发生。

【功效】地骨皮具有清热凉血的功效，常用于治疗虚劳、潮热、盗汗、肺热咳喘、恶疮、吐血、衄血、血淋、痈肿、消渴及高血压等病症。

【选购保存】以块大、肉厚、无木心与杂质者为佳。置通风干燥处保存，防潮。

【使用禁忌】因外感风寒所引起的发热不宜用本品；脾胃虚寒之便溏者忌服。

地骨皮豨莶草茶

【材料】地骨皮 10 克，豨莶草 15 克。

【制作方法】①将地骨皮、豨莶草分别用清水冲净。②将地骨皮、豨莶草放入沙锅中，加适量清水，煮沸后转小火煎煮 20 分钟。③滤取药汁，倒入杯中即可饮用。

【功效】降低血清总胆固醇和血脂。高脂血症、高血压患者可常饮。

◆ 桑白皮

【降脂作用】桑白皮所含的黄酮类衍生物和三萜化合物能降低血脂和胆固醇，能扩张血管和保护血管，从而起到降低血脂的作用。

【功效】桑白皮具有泻肺平喘、利尿消肿的功效。多用于肺热咳喘、痰多及浮肿、小便不利等病症。现代药理研究表明，本品的煎剂有降低血压的作用，能有效防治高血压、高脂血症。

【选购保存】以体轻，质韧，纤维性强，难折断，易纵向撕裂，撕裂时有粉尘飞扬，气微，味微甘者为佳。置通风干燥处，防潮，防蛀。

【使用禁忌】肺虚无火、小便多及风寒咳嗽者忌用。

桑白皮茶

【材料】桑白皮15克。

【制作方法】①将桑白皮用清水冲净。②将桑白皮放入沙锅中，加适量清水，煮沸后转小火煎煮20分钟。③滤取药汁，倒入杯中即可饮用。

【功效】降糖降脂，对高脂血症及高血糖均有一定防治作用。

◆ 淫羊藿

【降脂作用】淫羊藿所含的黄酮类成分能清除自由基，保护血管。而其所含的槲皮素能增强毛细血管的抵抗力，降低血清中胆固醇的含量，从而降低血脂。

【功效】淫羊藿有补肾壮阳、祛风去湿、益气强心等功效。多用于治疗男子不育、阳痿不举、早泄遗精，女子不孕、小便淋沥，筋骨挛急，半身不遂，腰膝无力，风湿痹痛，四肢不仁。现代药理研究表明，本品能使心肌张力明显增强，可用于防治高血压、高脂血症等。

【选购保存】以无根茎、叶片多、色带绿、无杂质者为佳。置通风干燥处保存，防潮。

【使用禁忌】阴虚火盛、五心烦热、多梦遗精、性欲亢进、阳强易举者忌用。

淫羊藿黄精泽泻茶

【材料】黄精10克，淫羊藿10克，泽泻8克，山楂15克。

【制作方法】①将黄精、淫羊藿、泽泻、山楂分别用清水冲净。②将黄精、淫羊藿、泽泻、山楂放入沙锅中，加适量清水，煮沸后转小火煎煮20分钟。③滤取药汁，倒入杯中即可饮用。

【功效】降低低密度脂蛋白，减少胆固醇含量，降低血脂。

◆ 桑寄生

【降脂作用】桑寄生所含的黄酮类物质能扩张冠脉血管，使冠脉血流量加大，增加心肌供血，防治血栓及高脂血症。

【功效】桑寄生具有补肝肾、强筋骨、祛风湿、通经络、安胎等功效。主治腰膝酸痛、筋骨痿弱、脚气、风寒湿痹、胎漏血崩、产后乳汁不下等症。药理研究也表明，本品的有效成分有降压作用，故对高血压、高脂血症有预防作用。

【选购保存】以质坚硬，断面黄白色，味涩，枝细，外皮棕褐色者为佳。置通风干燥处保存，防潮，防霉。

桑寄生茶

【材料】桑寄生 15 克。

【制作方法】①将桑寄生用清水冲净。②将桑寄生放入沙锅中，加适量清水，煮沸后转小火煎煮 20 分钟。③滤取药汁，倒入杯中即可饮用。

【功效】扩张血管，防治动脉粥样硬化，预防高脂血症。

◆ 天麻

【降脂作用】天麻所含的天麻素能降低血清总胆固醇、甘油三酯及低密度脂蛋白的含量，可预防动脉硬化，抗自由基，并抑制血小板聚集，保护心脑血管，防治高脂血症。

【功效】息风、定惊。主治眩晕、头风头痛、肢体麻木、抽搐拘挛、半身不遂、语言謇涩、急慢惊风、小儿惊痫动风。现代医学研究证明，天麻尚有明目和显著增强记忆力的作用，久服可平肝益气、利腰膝、强筋骨。

【选购保存】天麻成品呈长椭圆形，略扁，稍皱缩略弯曲，一端有红色或棕色的残留茎，另一端有圆脐状的根痕，表面黄白色或淡黄棕色，多纵皱，质坚硬，切开后断面平坦，无纤维点，呈半透明角质状，有光泽，味微苦带甜，嚼之有黏性。置通风干燥处保存。

【使用禁忌】凡脾胃虚弱、呕吐泄泻、腹胀便溏、咳嗽痰多者慎用。

灵芝天麻茶

【材料】灵芝 10 克，天麻 15 克。

【制作方法】①将灵芝、天麻分别用清水冲净。②将灵芝、天麻放入沙锅中，加适量清水，煮沸后转小火煎煮 20 分钟。③滤取药汁，倒入杯中即可饮用。

【功效】安神，平肝息火，活血。对高血压、高脂血症、肝炎、心律失常、肝硬化、血管硬化、神经衰弱等均有一定治疗效果。

◆ 沙苑子

【降脂作用】沙苑子煎剂能降低血清中胆固醇和甘油三酯含量，并促使高密度脂蛋白含量升高，能防治高脂血症。

【功效】补肝益肾、明目固精。常用于治疗肾虚阳痿、遗精早泄、尿频、白带过多、腰膝酸软、腰痛、目昏目暗、视力减退等。

【选购保存】沙苑子表面呈灰褐色或绿褐色，光滑，在凹入处有明显的种脐，质坚硬不易破碎，无臭，味淡，嚼之有豆腥气，以饱满、均匀者为佳。置通风干燥处保存，防潮，防蛀。

【使用禁忌】相火炽盛、阳强易举者忌服。

沙苑子菊花茶

【材料】沙苑子 15 克，菊花 8 克。

【制作方法】①将沙苑子、菊花分别用清水冲净。②将沙苑子、菊花放入沙锅中，加适量清水，煮沸后转小火煎煮 20 分钟。③滤取药汁，倒入杯中即可饮用。

【功效】平肝补肾；降低血脂，降压明目。对高血压及高脂血症有一定疗效。

◆ 桑叶

【降脂作用】桑叶所含的植物固醇、黄酮类成分能降低血清脂肪，降低血清中胆固醇的含量，降低血液的黏稠度，防治高脂血症引起的动脉硬化。

【功效】桑叶有祛风清热、凉血明目等功效。用于治疗发热、头痛、目赤、口渴、肺热咳嗽、风痹、下肢浮肿等症。现代药理研究表明，桑叶茶可降低血脂、软化血管、清除体内过氧化物，从而对高脂血症的血清脂质升高及动脉粥样硬化有抑制作用。

【选购保存】选购桑叶时，以叶大而肥，色黄橙者为佳。应置通风干燥处保存，防潮，防蛀。

桑叶荷叶茶

【材料】桑叶 10 克，干荷叶 10 克，茶叶 5 克。

【制作方法】①将桑叶、荷叶分别用清水冲净。②将桑叶、荷叶放入沙锅中，加适量清水，煮沸后转小火煎煮 20 分钟。③滤取药汁，倒入装有茶叶的杯中闷 3 ~ 5 分钟，即可饮用。

【功效】疏散风热、清肝明目、清暑利湿、升阳止血，有助于降血压、降血脂。

（二）常用降脂中成药

◆ 通脉降脂片

【药物组成】笔管草、川芎、荷叶、三七、花椒。

【功效主治】降脂化浊，活血通脉。适用于治疗高脂血症，防治动脉粥样硬化。

【用法用量】口服，4 片／次，3/ 日。

◆ 通泰胶囊

【药物成分】从魔芋、蘑菇、荞麦中提取的葡甘聚糖。

【功效主治】降血糖、降血脂、润肠通便。主要适用于糖尿病、高脂血症、便秘和肥胖等病症。

【用法用量】糖尿病、高脂血症患者 3 ～ 4 粒／次，3 次／日，空腹服用。为确保疗效，要充足饮水。

◆ 天保宁（银杏片）

【药物成分】银杏叶的提取物，每片含银杏叶精提物 40 毫克（其中含银杏总黄酮苷 9.6 毫克）。

【功效主治】活血化瘀，通脉舒络，益气健脑。适用于高脂血症、动脉粥样硬化及高血压病所致的冠状动脉供血不全、心绞痛、心肌梗死、脑栓塞、脑血管痉挛等。

【用法用量】口服，3 次／日，2 片／次，或遵医嘱。

◆ 降脂灵片

【药物组成】制何首乌、枸杞子、黄精、山楂、决明子。

【功效主治】补肝益肾，养血，明目；降脂。适用于肝肾阴虚之头晕、目眩、须发早白；高脂血症。

【用法用量】口服，5片／次，3次／日。

◆ 脂必妥

【药物组成】山楂、白术、红曲等。

【功效主治】消痰化瘀、健脾和胃。适用于痰瘀互结、血气不利所致的高脂血症。症见头晕、胸闷、腹胀、食欲减退、神疲乏力等。

【用法用量】口服。3片／次，3次／日。

【注意事项】孕妇及哺乳期妇女禁用。服药期间及停药后应尽量避免高脂饮食，如肥肉、禽肉皮、内脏、蛋黄等。

◆ 软脉灵

【药物组成】人参、熟地黄、枸杞子、何首乌、牛膝、川芎、当归、丹参等。

【功效主治】滋补肝肾，益气养血。适用于心脑血管疾病所致的头晕头痛、胸闷心悸等病症。主要治疗早期动脉硬化症、卒中、冠心病、心肌炎等疾病。

【用法用量】口服，15毫升／次，2次／日，连续服药40天为1个疗程。

◆ 脂青胶丸

【药物组成】红参、制何首乌、大黄（酒制）、竹叶、柴胡、红花等。

【功效主治】滋补肝肾，活血化瘀。适用于肝肾阴虚型高脂血症。

【用法用量】口服，4 粒／次，3 次／日。

◆ 心舒宝片

【药物组成】丹参、白芍、刺五加、郁金、山楂等。

【功效主治】活血化瘀，益气止痛。适用于冠心病，气虚血瘀引起的胸闷、心绞痛以及高血压、高脂血症、动脉硬化等。

【用法用量】口服，1 ～ 2 片／次，2 次／日，饭后服。

◆ 玉楂冲剂

【药物组成】玉竹、山楂。

【功效主治】扩张冠状动脉，降血脂。适用于冠心病引起的心绞痛及高甘油三酯血症。

【用法用量】1 袋／次，2 ～ 3 次／日，开水冲服。

◆ 健脾降脂冲剂

【药物组成】山楂、泽泻、丹参、灵芝等。

【功效主治】健脾，化浊，益气，活血。适用于脾运失调、气虚、血瘀引起的高脂血症。症见眩晕耳鸣，胸闷纳呆，心悸气短等。

【用法用量】口服，10 克／次，3 次／日。20 日为 1 个疗程。

◆ 红花注射液

【药物成分】红花黄色素。

【功效主治】活血化瘀，消肿止痛。主要用于治疗闭塞性脑血管疾病、冠心病、心肌梗死；对高脂血症、糖尿病并发症、脉管炎、月经不调、类风湿关节炎等有辅助治疗作用。

【用法用量】 为注射剂型，使用要遵医嘱。

◆ 脉络宁注射液

【药物组成】 金银花、玄参、牛膝等。

【功效主治】 适用于糖尿病并发高脂血症，尤其是甘油三酯升高者。还可用于血栓闭塞性脉管炎、动脉硬化性闭塞症、脑血栓形成及后遗症、多发性大动脉炎、四肢急性动脉栓塞症、糖尿病坏疽、静脉血栓形成及血栓性静脉炎等。

【用法用量】 为注射剂型，使用要遵医嘱。

（三）常用降脂复方

目前研究和应用较多的是根据高脂血症的不同证型所设立的复方制剂，除大柴胡汤等降脂古方外，临床中医师还可根据自己的经验和患者的辨证情况，拟定相应的药方。这里介绍一些常见降脂药方的基本组成，以供参考。应用时应因人而异，视高脂血症患者的辨证情况调整（加减）。

◆ 大柴胡汤

【方药组成】 柴胡 15 克，黄芩 9 克，芍药 9 克，半夏 9 克，生姜 15 克，枳实 9 克，大枣 4 枚，大黄 6 克。

【用法用量】 水煎 2 次，去渣，分 2 次温服。

【功效主治】 和解少阳，内泻热结。适用于高脂血症。

【药方来源】《金匮要略》。

◆ 桂枝茯苓丸

【方药组成】桂枝、茯苓、牡丹（去心）、桃仁（去皮、尖，熬）、芍药各等分。

【用法用量】上五药，研成细末，过筛混匀，每100g加炼蜜90～110克，制成蜜丸如花生大。每日空腹时服1～3丸。

【功效主治】活血化瘀，缓消肿块。适用于高脂血症。

【药方来源】《金匮要略》。

◆ 小柴胡汤

【方药组成】柴胡24克，黄芩9克，人参9克，甘草6克，半夏9克，生姜9克，大枣4枚。

【用法用量】上7味，以水2400毫升，煮取1200毫升，去滓，再煎，取600毫升，每次温服200毫升，3次／日。

【功效主治】和解少阳，和胃降逆，扶正祛邪。适用于高脂血症。

【药方来源】《伤寒论》。

◆ 桃核承气汤

【方药组成】桃仁2.5克，桂枝2.5克，大黄5克，芒硝2.5克，甘草2.5克。

【用法用量】上5味，以水700毫升，煮前4味，取300毫升，去滓，纳芒硝，上火微沸，离火，空腹时温服100毫升，3服／日。

【功效主治】破血逐瘀，清热润燥。适用于高脂血症。

【药方来源】《伤寒论》。

◆ 八味地黄丸

【方药组成】熟地黄30克，山茱萸15克，山药15克，茯苓9克，牡丹皮9克，泽泻9克，川芎30克，肉桂3克。

【用法用量】煎取药液200毫升，100毫升／次，2次／日。

【功效主治】补肾水，降虚火。适用于高脂血症。

【药方来源】《辨证录》。

◆ 血府逐瘀汤

【方药组成】当归9克，生地黄9克，桃仁12克，红花9克，枳壳6克，赤芍6克，柴胡3克，甘草3克，桔梗4.5克，川芎4.5克，牛膝10克。

【用法用量】煎取药液200毫升，100毫升／次，2次／日。

【功效主治】活血祛瘀，行气止痛。适用于高脂血症。

【药方来源】《医林改错》。

◆ 三黄泻心汤

【方药组成】大黄10克，黄连、黄芩各5克。

【用法用量】上药，以水800毫升，煮取250毫升，顿服之。

【功效主治】泻火解毒，燥湿泄热。适用于高脂血症。

【药方来源】《奇效良方》。

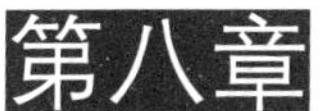

第八章 高脂血症常见并发症的防治

- 高脂血症并发冠心病
- 高脂血症并发动脉粥样硬化
- 高脂血症并发高血压
- 高脂血症并发糖尿病
- 高脂血症并发脂肪肝
- 高脂血症并发肾病

一、高脂血症并发冠心病

冠心病是冠状动脉性心脏病的简称，是指因冠状动脉狭窄、供血不足而引起的心肌功能障碍和（或）器质性病变，故又称缺血性心脏病。

冠心病的病因至今尚未完全清楚，但认为高脂血症是诱因之一。现代医学认为，脂代谢紊乱是冠心病最重要预测因素，甘油三酯是冠心病的独立预测因子。总胆固醇、低密度脂蛋白胆固醇水平和冠心病事件的关系密切。低密度脂蛋白胆固醇水平每升高 1%，患冠心病的危险性增加 2% ～ 3%；高密度脂蛋白水平和糖耐量异常，也会诱发冠心病。

（一）引起冠心病的重要因素及其他危险因素

血浆胆固醇尤其是低密度脂蛋白胆固醇（LDL－C）水平的升高，是导致冠心病的最重要因素。人群流行病学调查表明，低密度脂蛋白水平增高具有致动脉粥样硬化和心肌缺血的作用。研究发现，低密度脂蛋白水平（或总胆固醇水平）与冠心病的发病率直接相关。在患有冠心病的人群中，若再次发生心血管事件多半也是低密度脂蛋白水平升高所致。可见，胆固醇高不但会诱发高脂血症，还会诱发冠心病。所以说，高脂血症患者胆固醇水平过高，易引发动脉粥样硬化和冠心病。

冠心病的危险因素有：

年龄	多见于 40 岁以上的中老年人
性别	男性
职业	脑力劳动者，工作压力大的人
饮食	过食高热量、动物脂肪、高胆固醇的人
血脂	血脂异常是重要危险因素之一
血压	冠心病患者中有 60% ~ 70% 有高血压
吸烟	吸烟≥ 10 支 / 日可使冠心病的患病率和死亡率增高 2 ~ 6 倍
肥胖	重度肥胖（超过标准体重 30%），患病危险性很大
糖尿病	有资料表明，糖尿病患者患冠心病的几率是非糖尿病患者的 2 倍
遗传	家族中有冠心病患者，其直系亲属患本病的机会比家族中无冠心病者高 5 倍

（二）饮食原则

（1）控制脂肪和胆固醇的摄入量。高脂肪和高胆固醇饮食是造成高脂血症、冠心病的高危因素，应少食动物性脂肪，如牛油、羊油、猪油、奶油等。少食胆固醇含量高的食物，特别是蛋黄、动物内脏（肾脏、肝脏等）、鱼子等。

（2）增加不饱和脂肪酸的摄入量。不饱和脂肪酸能降低血清胆固醇，预防高脂血症、冠心病。海鱼里含大量高级不饱和脂肪酸，所以冠心病患者可以适当食用海鱼产品。另外，植物油也含大量人体必需的不饱和脂肪酸，如香油、玉米油、花生油等。

（3）要控制碳水化合物的摄入量。碳水化合物主要为人体提供能量，也是心脏和大脑活动的主要能量来源。碳水化合物主要为糖类化合物，糖可转变为甘油三酯，所以减少碳水化合物摄入量的同时也不要过多食用糖和甜食。

（4）经常食用杂粮和豆制品。如小米、燕麦、豆类等粗粮，长期合理食用能降血脂。

(5) 适当增加膳食纤维的摄入量。如新鲜蔬菜、粗粮、谷类等。

(6) 保证必需的无机盐及微量元素的供给。可以适当地食用含碘丰富的食物，如海带、紫菜等。

(7) 清淡饮食，少食用煎、炸类食物。

(三) 对症食疗方

◆ 松子炒丝瓜

【材料】 胡萝卜片 50 克，丝瓜 90 克，松仁 12 克，姜末、蒜末各少许。

【调料】 盐 2 克，鸡精、水淀粉、食用油各适量。

【制作方法】 ①将洗净去皮的丝瓜对半切开，再切成小块。②锅中注水烧开，加适量食用油，放胡萝卜片煮半分钟，倒入丝瓜块，煮至其断生，捞出沥干待用。③用油起锅，放姜末、蒜末爆香，倒入胡萝卜片和丝瓜块拌炒，放盐、鸡精快炒至食材入味，用水淀粉勾芡炒匀，起锅，撒上松仁即可。

【功效】 丝瓜含有丰富的维生素 C，能祛脂降压，防治动脉粥样硬化和某些心血管疾病，适合高脂血症及冠心病患者食用。

◆ 蒜薹炒鱼片

【材料】 鱼肉 300 克，蒜薹 200 克。

【调料】 盐、鸡精、葱花、姜末、红辣椒丝、五香粉、料酒、植物油各适量。

【制作方法】 ①鱼肉切片，加盐、五香粉、料酒拌匀腌 20 分钟。蒜薹 200 克，洗净切段备用。②锅中放油烧热后，倒入鱼片轻轻翻炒至鱼片八成熟盛出；原锅留油开大火，炒香葱花、姜末、红辣椒丝；加蒜薹翻炒半分钟，炒至蒜薹软熟，汁将干；放入炒好的鱼片与鸡精，翻炒拌匀即可。

【功效】蒜薹中的粗纤维可预防便秘，其所含的维生素C有明显的降血脂及预防冠心病和动脉粥样硬化的作用，并可防止血栓的形成。而其所含的辣素，对病原菌和寄生虫都有良好的杀灭作用。

◆ 白菜海带丝

【材料】水发海带、白菜心各150克。

【调料】香菜、蒜末、盐、酱油、醋、白糖、鸡精、辣椒油、香油各适量。

【制作方法】①水发海带洗净，切丝，入沸水中煮10分钟，捞出，晾凉，沥干水分；白菜心洗净，切丝。②取盘，放入白菜丝和海带丝，用香菜末、蒜末、盐、酱油、醋、白糖、鸡精、辣椒油和香油调味即可。

【功效】白菜含有丰富的粗纤维，不但能起到润肠、促进排毒的作用，还能刺激肠胃蠕动，抑制胆固醇吸收，促进大便排泄，帮助消化。

◆ 番茄菜花

【材料】菜花500克，番茄1个。

【调料】番茄酱、葱花、盐、白糖各适量。

【制作方法】①菜花去除根部，用小刀切割成小块，再用清水冲洗干净。番茄洗净，切成小丁。②锅中放入适量热水，大火烧沸后将菜花放入汆煮2分钟，再捞出沥干待用。③锅中放油烧至六成热时将葱花放入爆香，随后放入番茄丁翻炒片刻，再调入少许清水大火烧沸，小火将番茄炒至软烂，加入菜花即可。

【功效】番茄所含的有机碱，能刺激人的味觉神经，增进食欲，还可加快胃肠蠕动，有助于消化，在一定程度上可防止便秘，对降低胆固醇、软化血管、预防心脏病有较明显的功效。

◆ 小米黄豆粥

【材料】泡发小米 50 克，水发黄豆 80 克，葱花少许。

【调料】盐 2 克。

【制作方法】①沙锅中注水烧开，倒入洗净的黄豆，再加入泡发好的小米，用锅勺将食材搅拌均匀。②盖上盖，转大火烧开，调小火煮 30 分钟至小米熟软。③揭开锅盖，搅拌一会儿，以免粘锅。加入适量盐，快速拌匀至入味。关火，将小米黄豆粥盛放在碗中，再放上适量葱花即可。

【功效】黄豆含有矿物质、膳食纤维、卵磷脂、维生素、大豆蛋白和豆固醇，能明显地降低血脂和胆固醇，从而防治心血管疾病。

◆ 奶香燕麦粥

【材料】燕麦片 75 克，松仁 20 克，配方奶粉 30 克。

【制作方法】①汤锅中注入适量清水，用大火烧开，倒入准备好的燕麦片，再放入适量松仁，用锅勺搅拌均匀。②盖上锅盖，先用大火煮沸，转小火煮 30 分钟至食材熟烂。③揭开锅盖，放入适量配方奶粉，用锅勺充分搅拌，再用大火煮开，把煮好的粥盛放在碗中即可食用。

【功效】燕麦属于低糖、高营养的食物，含有丰富的维生素和酸性成分，适合高脂血症合并冠心病患者食用。

◆ 无花果牛肉汤

【材料】无花果 20克，牛肉 100克，姜片、枸杞、葱花各少许。

【调料】盐 2 克，鸡精 2 克。

【制作方法】①将洗净的牛肉切成丁，备用。②汤锅中注水烧开，倒入牛肉丁，搅匀，煮沸，用勺捞去锅中的浮沫。倒入洗好的无花果，放入姜片、枸杞，拌匀。③盖上盖，用小火煮40分钟，至食材熟透。揭盖，放入适量盐、鸡精调味，用勺搅匀，把煮好的汤料盛放在碗中，撒上葱花即可。

【功效】牛肉含有蛋白质、氨基酸以及锌、硒等微量元素，可预防高血压和冠心病，适合高脂血症合并冠心病患者食用。

（四）自我调养

（1）保暖防寒

根据气温变化，随时调整着装，保暖御寒，服装应遵循轻便的原则。

（2）增强御寒能力的锻炼

如用冷水洗脸、温水擦澡，以提高皮肤的抗寒能力，还要积极防治感冒、上呼吸道感染、支气管炎等。

（3）减少室内外温差

不要骤然离开温暖的房间，进入寒冷的露天空间。如要离开最好先在楼门内、楼梯口或门厅等处停留片刻。

（4）生活要有规律

避免过度紧张，保持足够的睡眠，培养多种情趣，保持情绪稳定，切忌急躁、激动或闷闷不乐。

（五）体育锻炼

适当运动不仅让身体充满活力，而且可以减轻体重，改善心功能。

患者闲时可多走动，但运动量一定要适中，过量运动反而会增加心脏负荷。对此，患者应先做症状限制性运动试验，确定最高安全心率（PHR）和心脏功能容量（METS），结合临床制定运动方式、方法、强度、时间等。心功能容量（METS）在6～7以下、有心功能障碍者，应在康复医疗机构进行医学监护下康复锻炼；心脏功能容量（METS）＞7者，心绞痛、心电图不正常以及冠状动脉搭桥术后患者多数应在康复中心进行锻炼；其他患者可在健身房或家庭中进行。

适合冠心病患者的运动有步行和慢跑，一般慢步为1～2千米／小时，散步为3千米／小时，疾步为6千米／小时，慢跑为8千米／小时。老年人，心功能有明显损害、体质较差者应慎重。

（六）急救措施

冠心病患者发生心脏骤停时，旁边的人应立即拨打急救电话，同时还应使患者仰卧在木板上。然后，按以下步骤进行抢救。

（1）打开气道

因为患者舌根向后坠落，在一定程度上堵塞了气道入口处，因此，首先要给患者通畅气道。目前国际上通用仰头举颏法，方法：施救者位于患者一侧，一只手置于患者的前额，用力往下压，另一手的食、中指放置于患者下颏（下巴），用力往上举，使患者气道充分打开。

（2）人工呼吸

此时患者肺脏已塌陷，故第一次需用力吹两口气，以观察到胸腹部有起伏为准。然后每分钟吹气12～16次。注意吹气时应捏闭患者鼻孔，并口对口密封。由于施救者吹出的气中18%是氧气（大气中含21%的氧），只要吹气正确，就可使患者得到充分的氧。

（3）胸外心脏按压

胸外心脏按压是用人工的方法使心脏跳动，让流动的血液把肺部的氧送至大脑和其他重要脏器。方法：施救者可用一手掌根放置于患者的胸骨中下1/3处，另一手掌根重叠于前一手背上，然后两手臂绷直，用腰部的力量向下按压，深度为3.5 ~ 4.5厘米，频率为每分钟80 ~ 100次。以上急救措施不能随意停止，一定要坚持到救护车到达，可大大提高患者的生存率。

二、高脂血症并发动脉粥样硬化

动脉粥样硬化是一组动脉硬化性血管病中常见的重要的一种，其诱发因素有多种，其中高脂血症或脂蛋白血症的过氧化作用与动脉粥样硬化的成因密切相关。

动脉粥样硬化是指早期动脉内膜有局限的损伤后，血液中的脂质沉积于内膜之上，进而内膜纤维结缔组织增生，引起内膜局部增厚或隆起，形成斑块。斑块下出现坏死、崩溃、软化，使动脉内膜表面如同泼上一层米粥的样子，故称为粥样硬化。

动脉粥样硬化的危害很大，如硬化的斑块形成局限性的狭窄，影响血流通畅，导致机体相应器官缺血，发生功能障碍。最容易产生高脂血症动脉粥样硬化的部位是冠状动脉、脑动脉，其次是肾动脉、腹主动脉和下肢动脉。

如果动脉已经形成粥样硬化，需要及早采取相关措施，以延缓其硬化速度，并改善动脉病变。

（一）高脂血症对动脉粥样硬化的影响

在对动脉粥样硬化患者的检测中发现，其血清胆固醇和甘油三酯水平升高，高密度脂蛋白胆固醇值降低。在动脉粥样硬化的初期，首先是内皮细胞受到损害，血脂升高，导致其沉积于动脉壁内皮下。其中有一部分脂质可能参加过氧化，并参与损害内皮细胞，这种脂蛋白过氧化作用与动脉粥样硬化的发生和发展密切相关。由此可见，高脂血症在动脉粥样硬化的发生和发展中起到了非常重要的推动作用。

（二）饮食原则

（1）饮食有节

每餐宜食七八成饱，忌暴饮暴食，尤其是60岁以上的老年人，要在保持一定营养水平的条件下，控制食量，以免因摄入过多而导致肥胖，诱发动脉硬化。

（2）合理配餐

根据个人病情，有针对性地进餐，如单纯血浆胆固醇过高者，可坚持食用低胆固醇、低动物脂肪的食物；单纯血浆甘油三酯过高者，除限制动物性脂肪食物外，还必须控制高糖类食物。

（3）补充维生素和微量元素

维生素C可减少胆固醇在血液及组织中的蓄积。维生素P可保持血管的柔韧性和弹性。另外，微量元素锰和铬，也能预防动脉粥样硬化的形成。

（4）以低脂肪、低热量为主

每日摄入热量在1200～1500千卡之间，多吃富含维生素和膳食纤维的食物，可促进脂肪代谢，抑制胆固醇的形成。

（三）对症食疗方

◆ 拌萝卜丝

【材料】白萝卜300克。

【调料】葱丝、姜丝、辣椒粉、酱油、盐、醋、白糖各适量。

【制作方法】①萝卜洗净，放入淡盐水中浸泡一会儿，捞出漂去盐分，切丝。②将萝卜丝放入盘中，加入葱丝、姜丝，调入辣椒粉、酱油、盐、醋、白糖拌匀即可。

【功效】萝卜中的维生素 C 能降低胆固醇、降低血脂。萝卜中的钙可阻止胆固醇的吸收，从而帮助人体降低胆固醇含量。萝卜中的芥子油可与酶共同作用，促进肠道蠕动，将肠内的脂质与有害物质迅速排出体外，从而降低血脂，稳定血压，防治动脉粥样硬化和冠心病。

◆ 麻辣圆白菜

【材料】圆白菜 750 克。

【调料】植物油、蒜片、葱丁、姜末、酱油、盐、淀粉、辣椒末、花椒油各适量。

【制作方法】①圆白菜去黄帮及老叶，洗净，切成 2 厘米方块；酱油、盐、淀粉调成味汁备用。②炒锅内放油烧热，下蒜、葱、姜炝锅，下入辣椒末翻炒几下，倒入圆白菜速炒片刻，倒入味汁，待菜熟汁浓时，放入花椒油炒匀即可。

【功效】圆白菜含有一种酸类物质，能抑制糖与碳水化合物转变成脂肪，从而防止血液黏稠和动脉粥样硬化的发生，同时达到一定的减肥效果。

◆ 核桃仁扒白菜

【材料】大白菜 200 克，核桃仁 20 克。

【调料】南瓜蓉、高汤、盐、白糖、料酒、水淀粉各适量。

【制作方法】①大白菜去菜帮，取叶，洗净，用手撕成片，放入开水中焯软，捞出，沥干水分；核桃仁掰成小块。②锅置火上，倒入适量高汤，放入南瓜蓉和核桃仁，用盐、白糖和料酒调味，烧至开锅并煮出香味，加焯过水的白菜烧至入味，用水淀粉勾芡即可。

【功效】核桃仁含有不饱和脂肪酸，有软化血管、降低胆固醇的作用，可防治动脉硬化和心脑血管疾病；大白菜中含有微量元素锌，具有生血功能，可促进伤口的愈合。

（四）自我调养

（1）合理饮食，饮食总热量不宜过高。

（2）坚持适量的体力活动，合理安排工作及生活。

（3）提倡戒烟，可饮少量酒。

（4）控制易患因素，如患有糖尿病、高血压患者，应及时治疗。

（五）体育锻炼

动脉粥样硬化患者应坚持适量的体育活动，活动量应循序渐进，不宜做剧烈运动，提倡散步、游泳、骑自行车、做保健体操和打太极拳等锻炼方式，舒缓的运动对老年患者尤其有益。

三、高脂血症并发高血压

我国的高血压诊断标准：在未服用降压药物的情况下，舒张压≥90毫米汞柱或收缩压≥140毫米汞柱者可诊断为高血压。诊断高血压时，必须在安静状态下多次测量非同日的血压，至少有两次达到上述数值才能确诊。

（一）高血压伴脂代谢紊乱

高血压与脂代谢紊乱常合并存在，高血压患者血清中总胆固醇和甘油三酯的含量明显高于血压正常的人，同时高密度脂蛋白胆固醇的含量又比正常人低。高血压和高脂血症两者常合并存在，血胆固醇水平与血压成正比，血压较高的人，趋向有较高的血胆固醇水平。因此，伴有血脂代谢紊乱的高血压患者选择降压药时，应充分考虑降压药对血脂的影响，尽可能选择能降脂的降压药。

（二）饮食原则

(1) 饮食要清淡，提倡以素食为主，多食用粗粮、杂粮、蔬菜、水果、豆制品等。

(2) 减少脂肪及胆固醇的摄入量，少食动物肥肉、内脏、蛋黄、奶油、鱼子等，尤其应少食富含饱和脂肪酸的动物油和油炸食品，如牛油、羊油、猪油、油饼等。应适当摄入植物油，如豆油、花生油、香油、菜籽油等。

(3) 控制盐的摄入量，不要食用过咸的食物，每日的摄盐量不得超过 5 克。

(4) 适当补充维生素，可多食用新鲜水果、蔬菜，如冬瓜、苦瓜、黄瓜、南瓜等，以及豆类、真菌类食物等。

(5) 适当补充蛋白质，不仅能预防冠心病，还能增强免疫力，如可以食用鱼、禽类、牛肉、脱脂牛奶等含脂肪量低的动物蛋白及豆制品。

(6) 限制饮酒，戒烟。

(7) 适当补充钙，要食用一些含钙量较高的食品，如大豆及豆制品、鱼、虾、蟹、木耳、紫菜等。

（三）对症食疗方

◆ 海带豆腐汤

【材料】 南豆腐 200 克，水发海带 100 克。

【调料】葱花、花椒粉、盐、鸡精、香油各适量。

【制作方法】①南豆腐洗净，切成块；水发海带洗净，切成菱形片。②锅置火上，加适量清水烧沸，放入豆腐、海带片、葱花和花椒粉煮 8 分钟，用盐、鸡精和香油调味即可。

【功效】豆腐营养丰富，含有五种皂苷，能阻止易导致动脉粥样硬化的过氧化脂质的产生，抑制脂肪的吸收，促进脂肪的分解。海带具有降血压、降血脂的功效。常吃可以减肥，对辅助治疗高脂血症、冠心病、高血压有很好的疗效。

◆ 胡萝卜丝炒豆芽

【材料】胡萝卜 150 克，黄豆芽 120 克，彩椒 40 克，葱段、蒜蓉、姜丝各少许。

【调料】盐 3 克，味精、白糖、料酒、水淀粉、食用油各适量。

【制作方法】①把洗净的胡萝卜、彩椒均切成细丝，洗净的葱切成段。②锅入水烧热，加盐、食用油煮沸，放胡萝卜丝、黄豆芽、彩椒丝煮至断生后捞出。③另起油锅烧热，入姜丝、葱段、蒜蓉爆香。再放入焯煮好的食材，翻炒匀。转小火，加盐、白糖、味精调味，再淋入少许料酒，翻炒均匀，用水淀粉勾芡炒匀即可。

【功效】胡萝卜含有槲皮素、山柰酚，能增加冠状动脉的血流量，降低血脂，促进肾上腺素的合成，适合高脂血症合并高血压患者食用。

◆ 西红柿煮口蘑

【材料】西红柿 150 克，口蘑 80 克，姜片、蒜末、葱段各少许

【调料】料酒 3 毫升，鸡精 2 克，盐、食用油各适量。

【制作方法】①将洗净的口蘑切成片；洗好的西红柿对半切

开，去蒂，切成小块。②锅中注水烧开，加少许盐，放入切好的口蘑，煮1分钟至断生捞出，备用。③用油起锅，放姜片、蒜末爆香，倒入口蘑翻炒，淋料酒，放入西红柿和适量清水搅匀，煮约1分钟至熟，放葱段，加入适量盐、鸡精，调味拌匀即成。

【功效】口蘑含有丰富的硒元素，能防治因缺硒引起的血压升高和血液黏稠度增加，适合高脂血症合并高血压患者食用。

◆ 香菇炒芹菜

【材料】芹菜400克，鲜香菇50克。

【调料】盐、醋、酱油、淀粉、植物油各适量。

【制作方法】①芹菜择叶及根，洗净，剖开切成3厘米长的段，加入少许盐腌渍10分钟，漂洗干净，沥干；香菇洗净，切成片状。②炒锅放油烧热，下入芹菜，煸炒3分钟，投入香菇片继续翻炒，加入盐、醋、酱油调味，用水淀粉勾薄芡即可。

【功效】芹菜中所含的甘露醇、核黄素、黄酮类物质，具有镇定神经和降低血压的作用；香菇中所含的核酸类物质，能够抑制胆固醇的生成，并能降低血清胆固醇。这道菜适宜高血压患者食用。

（四）自我调养

（1）定期测量血压

高血压患者应养成每天在家测量血压的习惯，并做好记录。有高血压家族史的患者要养成定期测血压的习惯，有助于及时发现病情。

（2）控制体重与减肥

保持标准体重。

（3）限制盐的摄入

北方人先降至8克／日，再降至5克／日（北方人口味偏重）；

南方人控制在 5 克 / 日以下。

（4）限制酒、咖啡，戒烟

尽量不饮酒与咖啡，每日饮酒量应≤ 1 两白酒（酒精 30 克的量）；提倡不吸烟，已吸烟者劝戒烟。

（5）合理膳食

食物多样，谷类为主，增加新鲜蔬菜和水果；每日所吃脂肪的热量 <30% 总热量，饱和脂肪 <10% 总热量。

（6）适量有氧运动

选择一种适合自己的有氧运动，如散步、慢跑、倒退走、骑车、游泳、太极拳、跳舞、跳绳、踢毽子等，并持之以恒。

（7）调理情志

进行气功、瑜伽、音乐、书法、绘画等活动，以降低交感神经系统活动性，避免紧张刺激。

四、高脂血症并发糖尿病

糖尿病是一组以高血糖为特征的代谢性疾病，主要诱因是体内胰岛素分泌绝对或相对不足所致。而导致胰岛素分泌异常的一个原因就是内脏脂肪过多，而脂肪的代谢需要消耗大量胰岛素，久而久之易加重胰岛细胞负担，诱发或加重糖尿病症状。

高脂血症合并糖尿病的危害较大，如高血糖加高脂血症可明显增加大、中动脉血管粥样硬化的进展，使患者伴有心、脑、肾等重要器官的组织改变。其冠心病发病率比其他群体高 3 倍。所以，高脂血症伴发糖尿病的防治特别重要。

（一）糖尿病伴脂代谢紊乱

糖尿病患者常伴有脂代谢紊乱，其中甘油三酯的增高最明显，但胆固醇只是轻微的增高。血脂异常会加重糖尿病的症状，所以糖尿病患者治疗时的关键是调整血糖，并配合调节血脂。尤其是非胰岛素依赖型的糖尿病患者，其血清中“好胆固醇”水平明显降低，可能会减弱“好胆固醇”从周围组织吸取多余胆固醇的能力，从而造成人体组织中胆固醇的大量聚积，最后导致糖尿病患者发生动脉粥样硬化。

（二）饮食原则

（1）主食、副食搭配

糖尿病患者在饮食方面要注意主食以粗粮为主，细粮为辅；副食以蔬菜为主，瘦肉、蛋类为辅。

（2）适当补充碳水化合物等

适当补充碳水化合物、蛋白质、膳食纤维、铬、锌、铜、硒、钙、B族维生素、维生素C、维生素E等。

（3）食物吃全，搭配合理

最好做到每天保证吃以下四大类食物：谷类与薯类、蔬菜与水果类、猪禽鱼肉类与蛋豆乳类、油脂类。

（4）最好不要“吃软怕硬”

要“吃硬不吃软”，口感较硬的食物消化得比较慢，因而不轻易使血糖快速上升。

（5）限定热量，一日三餐安排好

全日主食量至少分3次进餐，按1/5、2/5、2/5或1/3、1/3、1/3分配。举例来说，如全日进食粮食250克（半斤），则早餐可进50克（1两），午餐和晚餐各进100克（2两），也可平均分配。

注射胰岛素或口服某些降糖药的患者，在药物作用最强的时候应安排加餐。全日主食量分为4～6餐，加餐时间安排在两顿饭之间，如上午9:50、下午15:00。从正餐中匀出25～50克（0.5～1两）主食作为加餐，也可用碳水化合物相等的水果或饼干等变换。睡前加餐除主食外，还可选用富含蛋白质的食物如牛奶、鸡蛋、豆腐干等，蛋白质转变为葡萄糖的速度较慢，对防治夜间低血糖有利。

还要懂得如何增加或减少饮食量以及适时加餐。如尿糖多时，可以少吃一些；体力劳动较多时，应多进25～50克（0.5～1两）主食。

(6) 餐吃七分饱

每日三餐，要吃七分饱，避免或减少饭前心慌、手抖、出汗等现象。

（三）对症食疗方

◆ 冬瓜薏米瘦肉汤

【材料】冬瓜、薏米各100克，瘦猪肉50克。

【调料】葱花、盐、鸡精各适量，香油4克。

【制作方法】①薏米淘洗干净，用清水浸泡6小时；冬瓜除子，带皮洗净，切块；瘦猪肉洗净，切片。②锅置火上，放入薏米和瘦猪肉，加适量清水煮沸，改小火煮至八成熟，放入冬瓜块煮至熟透，用葱花、盐、鸡精和香油调味即可。

【功效】冬瓜含有多种维生素，能够促使体内淀粉等糖类转化为热能，但不会变成脂肪积聚在体内；而且冬瓜又是低热量、低脂肪、含糖类极低的食物，因此，冬瓜是高脂血症合并糖尿病患者的理想蔬菜。

◆ 凉拌嫩芹菜

【材料】芹菜80克，胡萝卜30克，蒜末、葱花各少许。

【调料】盐3克，鸡精少许，香油5毫升，食用油适量。

【制作方法】①洗净的芹菜切成小段，去皮洗净的胡萝卜切成细丝。②锅中注水烧开，放食用油、盐，放胡萝卜片、芹菜段煮至断生，捞出备用。③将焯煮过的食材放入碗中，加入盐、鸡精、蒜末、葱花、香油，搅拌至食材入味即可。

【功效】胡萝卜中含有降糖降脂的物质，如槲皮素、山柰酚，能增加冠状动脉的血流量，降低血脂，适合高脂血症合并糖尿病患者食用。

◆ 玉米南瓜饼

【材料】南瓜200克，玉米面100克。

【调料】盐、葱花各适量，植物油10克。

【制作方法】①南瓜去皮除子，洗净，切细丝，加入玉米面、盐、葱花及适量清水拌匀成糊状。②锅置火上，倒入适量植物油，待油温烧至五成热，舀入玉米面南瓜糊摊成饼形，烙至两面微黄、熟透即可。

【功效】玉米富含膳食纤维，食后可延缓消化速度，减少食物的摄取量。玉米中所含的镁、谷胱甘肽等物质，具有调节胰岛素分泌的功效。此外，玉米须也能降血糖。

◆ 苦瓜炒马蹄

【材料】苦瓜120克，马蹄肉100克，蒜末、葱花各少许。

【调料】盐3克，鸡精2克，白糖3克，水淀粉、食用油各适量。

【制作方法】①马蹄肉洗净切片；苦瓜洗净，去瓤切片，放少许盐拌匀，腌渍20分钟，入沸水中焯至断生，捞出待用。②用油起锅，下蒜末爆香，放入马蹄肉片，翻炒几下。再倒入苦瓜片，快速翻炒至食材断生。③加盐、鸡精、白糖调味，再淋上适量水淀粉，撒上葱花，翻炒均匀即成。

【功效】苦瓜含有苦瓜苷和类似胰岛素的物质，能降低血糖，调节血脂；马蹄肉质嫩，易生津，可治疗热病津伤口渴之症。

(四)自我调养

(1)定期检查

为了避免引发心肌梗死，老年糖尿病患者应定期检查心血管病变情况，特别是感觉明显乏力、胸痛、心慌、气短及有心律失常、血压降低等异常症状时，须及早去医院做一下心电图检查。

(2)坚持浴足

对于糖尿病患者来说，由于周围神经病变，足部感觉迟缓，很容易受伤。所以，糖尿病患者应每天坚持用温水清洗双足，使足部保持清洁，但是，切忌自己处理鸡眼或厚硬皮肤，尽量避免光脚或穿凉鞋行走，以免受伤。另外，糖尿病患者应避免穿紧袜子和硬底鞋，以免发生足部溃疡进而发展成坏疽。

(3)及时处理皮肤破损

破损的皮肤要及时清创，消炎包扎，用一些有消炎作用的药粉，可以防止伤口感染。有手足癣的糖尿病患者，平时要做好防治，使用一些抗真菌的药物要足量、足疗程，一般治好了之后再继续用一周的药，这样真菌才有可能真正被消灭，如果有瘙痒，尽量不要去抓挠，防止抓破皮肤引起感染。

(4)注意生活节奏

人体各组织器官活动都有生理规律性，如果不按时作息，工作强度和时间安排不顺应人体的生物钟，容易使器官功能紊乱。

(5)监测血糖达标

糖尿病患者的治疗方案非常重要，如果治疗方案不当，就会引发心脑血管疾病、肾病、眼病、骨关节病、神经系统病变等，因此，要按照医生的建议坚持用药，保证治疗后血糖达到理想范围。此外，糖尿病患者要定时检查血糖，每年复查重要器官功能和影像变化（如眼底），做到合理调药，对胰岛素分泌低者及时注射胰岛素，有助于保护心、脑、肾等器官。

（6）感冒护理

糖尿病患者以中老年人为主，中老年人抵抗力本身就低，如果血糖再控制不好，就容易在流感季节受到病毒的光顾。一般来说，平时血糖控制好的糖尿病患者患了感冒，病情一般不会加重；如果平时糖尿病治疗不规范，血糖波动很大，再感冒就等于雪上加霜。所以，糖尿病感冒了要好好护理。

（7）注意私处清洁

特别是女性患者，要做到每天清洗私处，如果没有条件，至少做到隔天清洁一次，尤其糖尿病症状较重的患者，在私处有炎症或感染时，需用妇科洗液清洗，以免病情加重。

（五）体育锻炼

（1）1 型糖尿病患者锻炼方式

对于 1 型糖尿病（胰岛素依赖型糖尿病）患者来说，可采取散步、做操等轻度的锻炼方式，但是，运动量不宜过大，以免发生低血糖。

（2）2 型糖尿病患者锻炼方式

2 型糖尿病（非胰岛素依赖型糖尿病）患者运动量可稍大些，如快走、慢跑、骑车、打太极拳等。一般运动时间选在餐后半小时至 1 小时为宜。

（六）糖尿病酮症酸中毒昏迷的急救措施

糖尿病患者酮症酸中毒昏迷的急救措施主要包括以下几个方面：

（1）让患者绝对安静卧床，保持患者口腔、皮肤清洁，防止感染。

（2）补液。用生理盐水1000～2000毫升静脉点滴，以补充血容量，改善血液循环、肾功能，防止低血糖。在医生指导下，根据患者血压、心率、尿量决定液速度。

（3）检查尿中有酮体时，可在晚餐前加大胰岛素剂量。

（4）如因饥饿引起酮症酸中毒，应口服葡萄糖。

（5）因精神过度紧张，可临时肌肉注射胰岛素20单位。

（6）如因感染引起应控制感染。

（7）采取上述措施后，如果治疗效果不理想，应去医院及时诊治。

五、高脂血症并发脂肪肝

脂肪肝是指由于各种原因引起的肝细胞内脂肪堆积过多的病变。据统计，在形成脂肪肝的因素中，高脂血症首当其冲。因为高脂血症是全身性脂代谢紊乱，容易影响到肝脏，使肝脏堆积过多脂肪，形成脂肪肝；而肝脏是脂代谢的主要部位，也会影响全身的脂代谢，从而引起血脂异常。

高脂血症合并脂肪肝，患者肝损害的发生率要显著高于无脂肪肝患者。一般而言，脂肪肝属可逆性疾病，早期诊断并及时治疗常可恢复正常。

（一）饮食原则

（1）控制淀粉、脂肪的摄入

从事轻度活动的患者，每日每千克体重可供给30～35千卡热量。肥胖或超重者，每千克体重可供给20～25千卡热量。

（2）减少糖和甜食的摄入

以植物性脂肪为主，尽可能多吃一些含不饱和脂肪酸的植物油，尽量少吃一些饱和脂肪酸（如猪油、黄油、奶油等），少食或不食动物内脏、蛋黄等高胆固醇食物，远离高糖糕点、冰淇淋、糖果等。

（3）适当提高蛋白质的摄取

高蛋白膳食（1.5～1.8克／千克体重）可避免体内蛋白质的耗损，有利于脂蛋白合成，清除肝内积存的脂肪，促进肝细胞的修复与再生。

（4）及时补充维生素、矿物质、食物纤维

补充富含维生素C、维生素B_6、维生素B_{12}、维生素E、叶酸、肌醇、钾、锌、镁等物质的食物，以维持正常代谢，保护肝脏，纠正和防止缺乏营养。

（二）对症食疗方

◆ 木耳拌黄瓜

【材料】水发黑木耳、黄瓜各100克。

【调料】陈醋、白糖、盐、鸡精、辣椒油各适量。

【制作方法】①水发木耳择洗干净，入沸水中焯透，捞出，沥干水分，晾凉，切丝；黄瓜洗净，去蒂，切丝。②取小碗，放入陈醋、白糖、盐、鸡精和辣椒油搅拌均匀，兑成调味汁。③取盘，放入黄瓜丝和木耳丝，淋入调味汁拌匀即可。

【功效】木耳所含膳食纤维能促进胃肠蠕动，减少人体对食物内脂肪的吸收，可去脂减肥，防治高血压；核酸类物质可降低血液中的胆固醇和甘油三酯，防止动脉硬化。

◆ 鲜虾芦笋

【材料】芦笋 250 克，鲜海虾 100 克。

【调料】葱花、花椒粉、盐、植物油各适量。

【制作方法】①芦笋去老皮，洗净，切段；鲜海虾剪去虾须，剪开虾背，挑出虾线，洗净。②炒锅置火上，倒入适量植物油，待油温烧至七成热，加葱花和花椒粉炒出香味。放入鲜海虾、芦笋翻炒至熟，用盐调味即可。

【功效】常食芦笋对缓解心脏病、高血压、心率过速、疲劳症、水肿、膀胱炎、排尿困难等病症有一定的疗效。

（三）自我调养

（1）控制饮食

做到三餐有规律，不吃零食，睡前不加餐。另外，还要常食燕麦、玉米、海带、大蒜等降脂食物，少吃甚至不吃肥肉、奶油、动物内脏、蛋黄、鱼卵、高糖糕点等。

（2）去除病因

长期大量饮酒者应戒酒。营养过剩、肥胖者应严格控制饮食，使体重恢复正常。脂肪肝合并糖尿病患者应积极有效地控制血糖。另外，营养不良性脂肪肝患者应增加营养，尤其需要补充的是蛋白质和维生素。

（3）药物辅助

高脂血症合并脂肪肝患者，应采取控制饮食量，配合中药进行治疗的方法。最好不要服用降脂药物，因为降脂药会直接损害肝脏，加剧肝细胞内脂肪的积聚，致肝脏肿大，部分患者还可能出现黄疸。

（四）体育锻炼

高脂血症引起的脂肪肝患者，应坚持适宜的体育锻炼，可结合自身实际情况，采取慢跑、广播体操、游泳、骑自行车等运动。在遵循“有氧运动至少持续30分钟”的基础上，根据不同运动种类调节运动时间和运动强度，一般来说，运动强度以运动后疲劳感在20分钟后消失为宜。

（五）定期体检

多了解脂肪肝的预防知识，增强保健意识，通过定期体检等行为干预，可预防或减少发病率。应注意的是，由于饮食中的脂肪以甘油三酯形式存在，被机体吸收后呈乳糜微粒循环于血液中，餐后12小时左右才能从血液中清除掉，使血中甘油三酯恢复至原有水平。在脂肪肝的相关体检中，需要检查血脂，抽血前一定要禁食12～14小时，在此期间可少量饮水。

六、高脂血症并发肾病

肾病是指肾脏的各种病症，导致肾脏疾病的病因多种多样，其中高脂血症与肾病的关系非常密切。临床观察发现，高脂血症几乎存在于所有类型的慢性肾脏疾病中，同时又加速肾脏病变的进程，对肾脏的危害极大。当体内的胆固醇、甘油三酯增多，在肾脏中沉积下来，加重肾脏的损伤，导致功能衰竭；胆固醇、甘油三酯也会沉积于全身血管，形成动脉粥样硬化，如果发生在肾动脉，就会影响肾脏的血液供应。此外，高脂血症还容易形成血栓，引起血栓栓塞性疾病，比如肾动脉栓塞、狭窄等。

值得注意的是，慢性肾病与心脑血管疾病的关系非常密切，这就赋予了预防和治疗肾病更重要的意义。

（一）饮食原则

（1）每餐不宜过饱，以八分饱为宜。

（2）控制总热量的摄入，每天热量控制在 1200 ~ 1600 千卡，保证每天摄入的总热量低于消耗量。

（3）限制脂肪、糖类的摄入，尤其要控制饱和脂肪酸、单糖和双糖的摄入量，忌食或控制食用各种糖果、甜饮料、糕点、炸薯条、油条等食品以及花生、核桃、松子、芝麻、腰果等坚果。

（4）多吃蔬菜和水果，保证维生素、矿物质和膳食纤维的摄入量，如萝卜、豆芽、竹笋、冬瓜、黄瓜、西红柿、白菜、包菜、胡萝卜、芹菜、苹果、梨、葡萄等。

（5）少吃零食，不吃消夜，大米、馒头、面包、面条等米面类主食应控制食用量，多吃糙米、薏米等粗粮。

（6）适当摄入含优质蛋白质的食物，如鱼类、瘦肉、豆类等。

（7）减少动物脂肪的摄入量，增加植物脂肪的摄取，日常饮食多用植物油，最好选用中链脂肪酸含量高的油。

（二）对症食疗方

◆ 木耳炒山药

【材料】山药 180 克，水发木耳 40 克，香菜 40 克，彩椒块 50 克，姜片、蒜末各少许。

【调料】盐 3 克，鸡精 2 克，料酒 10 毫升，蚝油 10 克，水淀粉 5 毫升，食用油适量。

【制作方法】①择洗好的香菜切成段，洗净去皮的山药切成小块，泡发好的木耳切成小块。②锅中注水烧开，放盐、食用油，倒入木耳、山药、彩椒，略煮后捞出沥干。③用油起锅，放姜片、蒜末爆香。倒入焯煮好的食材翻炒，淋料酒炒匀，加适量盐、鸡精、蚝油，翻炒均匀。加水淀粉勾芡，撒上香菜段，炒匀即可。

【功效】山药具有健脾益胃、滋肾益精的功效，对肾病患者有益，适合高脂血症合并肾病患者食用。

◆ 红薯板栗排骨汤

【材料】红薯150克，排骨段350克，板栗肉60克，姜片少许。

【调料】盐、鸡精各2克，料酒5毫升。

【制作方法】①红薯洗净去皮切块；板栗肉洗净切块；排骨段汆水，捞出洗净备用。②沙锅中注水烧开，放排骨段、板栗块、姜片、料酒，煮沸后转小火煮至食材熟软。倒入红薯块，搅拌几下，用小火续煮约15分钟，至全部食材熟透。③加盐、鸡精调味，再煮片刻，至食材入味。关火后将煮好的排骨汤盛放在汤碗中即成。

【功效】板栗能补气益肾，对肾病有防治效果；排骨的蛋白质丰富，能补虚强身、补中益气、增强免疫力，适合高脂血症合并肾病患者食用。

（三）自我调养

（1）生活要规律，避免彻夜唱卡拉OK、打麻将等无规律生活习惯。

（2）应禁房事，即使治愈后仍应禁半年至一年。

（3）预防感冒，劳逸结合，避免过劳。

（4）适量喝水，不憋尿。

（5）常做肾功能检查，每半年做一次尿液及血压的检测。

（四）体育锻炼

有氧运动有助于排除体内多余的酸性物质，减轻肾脏负担。一般而言，运动种类以简单易行为好，如走路、体操、太极拳、气功等。运动初期或体质较差者，可以先进行慢走，待体质增强后可快走，然后再过渡到慢跑等。每次运动时间在半小时至1小时，强度以全身发热、微微出汗，但不觉心慌和疲劳为准。

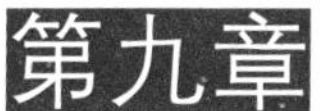

第九章 特殊人群高脂血症的防治

儿童高脂血症

老年人高脂血症

孕妇高脂血症

女性更年期高脂血症

一、儿童高脂血症

高脂血症可发生于任何年龄段，儿童同样不能幸免。研究证实，动脉粥样硬化从 18 岁之前的青少年时期就开始发生了。

关于儿童的血脂水平，目前正常的参考值标准是：

正常：总胆固醇（TC）<4.42 毫摩尔 / 升

低密度脂蛋白胆固醇（LDL–C）<2.86 毫摩尔 / 升。

诊断高脂血症标准：

总胆固醇（TC）≥ 5.2 毫摩尔 / 升

低密度脂蛋白胆固醇（LDL–C）≥ 3.38 毫摩尔 / 升。

二者之间属临界值。

（一）儿童血脂代谢紊乱的特点

（1）原发型儿童血脂代谢紊乱

原发型儿童血脂代谢紊乱的原因与先天性基因缺损有关，基因缺损一般在儿童和青少年时期不会有明显的表现，但只要经过检查还是能够被及时发现。

（2）继发型儿童血脂代谢紊乱

和原发型相比，继发型高脂血症在儿童中的发病几率要更大一些。临床上，引起继发型高脂蛋白血症的原因有很多，如糖尿病、肾病综合征、肝脏疾病、甲状腺功能减退症、肥胖症等，其中肥胖症和肾脏疾病较常见。一般来说，儿童血清中低密度脂蛋白胆固醇含量超过 3.4 毫摩尔 / 升（130 毫克 / 分升）时，就有可能是继发型高脂血症的表现。

（二）饮食疗法

治疗高脂血症的基础是饮食干预，特别是儿童患者，饮食治疗可能是最佳的选择。进行饮食治疗时，原则如下：

（1）强调低龄化。在学龄期前就必须让儿童养成良好的饮食习惯。

（2）必须强调食物的多样化，全面、均衡、优质，搭配得当。

（3）摄入合理的营养，避免能量（热卡）摄入不足或超量摄入，保证正常的生长发育，维持理想的体重。

（4）低嘌呤饮食，即少吃动物内脏、海鲜、豆制品等。

（5）重视脂肪在膳食中所占的比例，选低脂，尤其是低饱和脂肪酸和低胆固醇的饮食（动物内脏和蛋黄中含胆固醇较高），建议饱和脂肪酸（主要是动物油脂）供应的能量应少于总热量的 10%，每天食入的胆固醇应少于 300 毫克。

（6）适当增加饮水量，儿童体内的水约占体重的 80%，充足的储水量有助于稀释血液中的脂肪。

由于儿童年龄限制，对饮水次数、量等无法控制，这里特别提出一些问题，以供家长参考，并根据具体情况进行调整。

（1）小于 1 岁的儿童，每天每公斤体重需水 120 ~ 160 毫升；1 ~ 3 岁的儿童，每天每公斤体重需 100 ~ 140 毫升；4 ~ 9 岁的儿童，每天每公斤体重需 70 ~ 110 毫升。上面列出的数据并不是每天要让儿童喝十几杯水，儿童摄入的奶、蔬菜、水果、米饭等食物中均含有水分，可补充自身需水量的 60% ~ 70%，剩余的 30% ~ 40% 就要靠饮水来补充。

（2）儿童不能等到口渴时再饮水，而是要定时饮用。

6:30 晨起喝 100 ~ 150 毫升的淡盐水或凉白开水，补充夜晚流失的水分，饮水少量多次，在半个小时到 1 个小时内喝完。

9:30 喝 50 ~ 100 毫升，有助于加快血液循环，调动血液重新分配与能量的动用，并有助于促进睡眠。

（3）特殊情况下的饮水。儿童饮水要根据天气、运动量适当调整，如活动或洗澡后，为了补充流失的水分，就应适当增加饮水量；生病的儿童要根据医生的指导饮水；每次饮水都要有充裕的时间；在有空调的环境中，尤其需要补充水分；有些儿童可多喝水，包括先天肾脏病、心脏病、肝硬化病等。

（三）运动疗法

儿童高脂血症在选择运动项目时，小一些的儿童应以无须双足为支撑点的有氧运动为宜，如坐着或躺着做操、游泳、划船等；大一些的儿童可以每日跑步锻炼。无论是哪种运动，都要有经医生认可的综合性锻炼计划，并持之以恒。除了体育活动外，还可让儿童经常做适量的家务劳动，如扫地、叠被子等。

（四）药物疗法

轻微的血脂异常通过食疗即可达到控制目的，如果 3 个月后（也有 6 个月至 1 年一说）未见改善，再配合药物等进行治疗。在用药物治疗的同时也应继续饮食干预，以使治疗有效持久。儿童应用降脂药物应注意以下几点：

（1）只有少部分儿童和青少年可采用药物治疗。

美国儿科学会营养委员会首次明确建议，原则上药物治疗通常适用于体内低密度脂蛋白胆固醇含量过高，同时伴有肥胖和高血压的 8 岁及以上儿童。

（2）在专科医生指导下服用降脂药

要从小剂量开始。胆汁酸螯合剂的副作用少且易被小儿接受，但临床应用时发现其疗效欠佳。他汀类药物的毒副作用较小，安全性和有效性相对较好；树脂类药物，短期应用的安全性和可靠性更好。

二、老年人高脂血症

内源性脂类在人体正常代谢是由肝脏、脂肪细胞以及其他组织合成后释放入血液，其中以肝脏为主。由于老年人肝脏分解代谢速速较慢，再加上饮食不当、缺少运动、情志失调等因素，肝脏功能就会进一步衰退，更易造成脂肪堆积，脂肪进入血液后容易引发血脂异常，沉着于动脉壁上，造成动脉硬化，从而引发高血压、糖尿病、冠心病等疾病。

（一）饮食疗法

老年人活动量减少，胃肠生理功能相对减退，吸收消化营养的能力也相对减退，因此在饮食调养方面可以放松条件，以免造成营养不良。

（1）糖类的供应量占总热量的55%以上，应以谷物为主，适当增加豆类食物，减少精制主食的摄入，少吃或不吃甜食。

（2）动物性蛋白质供应量占总热量的20%以上，选择低脂、高蛋白的动物性食物，如鱼、瘦肉和去皮禽肉等。

（3）每日总脂肪的摄入量小于总热量的30%，其中，不饱和脂肪酸的供给量不超过总热能的10%，多不饱和脂肪酸的供给量占总热量的10%，单不饱和脂肪酸占总热量10%～15%。植物油每日用量不超过30克。

（4）胆固醇摄入量每日不超过300毫克，少吃或不吃富含胆固醇的蛋黄，以及动物内脏、脑、肝等。

（5）多吃新鲜蔬菜水果，补充维生素、膳食纤维和无机盐。

(6) 纠正不良饮食习惯，如过饥过饱、吃零食、晚餐过于丰富、吃夜宵等，尽量采用少量多餐制，每餐只吃七成饱。

（二）运动疗法

老年高脂血症患者宜进行耐力运动和肌肉训练。

（1）耐力运动

可先选择散步、慢走，然后再向快走或慢跑过渡；也可选择其他活动，如球类、游泳、体操、太极拳等。运动强度控制在个人最大心率的50% ~ 70%，运动能力低的每天运动1次，每次10 ~ 20分钟；运动能力高的，每周3 ~ 5次，每次20 ~ 30分钟。

（2）肌肉训练

主要是以颈、背、腰和下肢的肌力练习为主，各个动作重复5 ~ 10次，间歇30 ~ 50分钟，负荷应由小到大，循环进行，中间注意休息，每周进行3 ~ 5次。在进行肌力练习前，应做好充分的准备活动；运动中要自然呼吸，避免闭气。

（三）药物疗法

老年人的脂肪代谢较慢，更应坚持服药。服药时值得注意的是，在使用他汀类药物时必须特别小心，需要牢记“四不要”。

（1）不要擅自加大剂量

他汀类药物虽然安全性相对较高，但老年人肝肾功能减退，药物分解代谢水平下降，容易延长药物在体内的半衰期。因此，老年患者不可使用大剂量他汀类药物，以免增加不良反应。

（2）不要过分担心肝酶升高

他汀类药物引起肝酶升高的发生率较低，约为0.5% ~ 2%，如果老年患者没有出现肝脏肿大、黄疸、直接胆红素升高和（或）凝血酶原时间延长等器质性肝损害症状，可以继续使用他汀类药物治疗，但一定要密切监测肝功能变化。当肝酶明显升高至正常值上限的3倍时，应减量或停用他汀类药物。

（3）不要忽略肌溶解等严重不良反应

他汀类药物的另一常见副作用是肌病，老年患者肌病的发生率高于普通人群，除了会引起肌痛、肌炎、乏力等症状外，严重时还会引起急性肾功能衰竭。一旦出现不明症状，应立刻监测肌酸磷酸激酶水平。如果肌酸磷酸激酶大于正常值5倍时，需停药或换药；小于5倍正常值上限，可酌情继续原剂量或减量。

(4) 不要随意联合使用药物

多种药物联用会加重肝脏负担，故应由医生调整处方和剂量。如果必须联用药物，老年患者最好选择不经过肝脏代谢的水溶性他汀类或与其他药物相互作用少的他汀类。

最后提示，无论服用哪种药物，老年人最好在用药 2 ~ 4 周后到医院复查肝功能、血脂和肌酸磷酸激酶。

三、孕妇高脂血症

有些孕妇在做孕检的时候，往往检出血脂偏高，其原因有三：一是饮食过量，营养吸收过多，血脂也随之增高；二是运动量减少，造成脂肪堆积，血脂容易增高；三是遗传因素，本身有高脂血症的家族史，再加上孕期饮食不当，血脂自然会升高了。

在这三种因素中，前两种因素所致的血脂异常是暂时的，在怀孕期间，只要注意营养均衡，适当运动，保持好心情，高脂血症自然会远离你的。产后进行一段时间的调理，血脂异常也会有所改善。

(一) 饮食疗法

(1) 孕妇高脂血症饮食提倡清淡，但不宜长期吃素，以免营养摄入不均衡，反而引起内生性胆固醇增高。

(2) 多吃蔬菜和水果，如芹菜、洋葱、丝瓜等以及含糖量适中的水果，限制高脂肪、高胆固醇类饮食，如动物脑髓、蛋黄、鸡肝、黄油、肥肉等，脂肪摄入量每天限制在 30 ~ 50 克。

(3) 低糖、低盐饮食，食油宜用豆油、花生油、菜油、香油等。

(4) 饥饱适度。每餐七八分饱，不宜节食，过度饥饿反而会加速体内脂肪分解，增加血中脂肪酸含量。

(5) 每日蛋白质的需要量应达 90 ~ 100 克，过量摄入容易导致胆固醇升高，加重肾脏肾小球滤过功能的负担。

(6) 适量饮茶，高脂血症孕妇适量喝些清淡的绿茶，可预防血管硬化，促进血液循环，减轻疲劳和利尿。

（二）运动疗法

孕期不宜做剧烈的运动，但可适当进行强度不大的运动，比如散步、瑜伽等。运动宜在饭后1小时左右进行，持续20～30分钟。但患有糖尿病急性并发症、先兆流产、习惯性流产以及妊娠高血压的患者，应以休息为主。

（三）药物疗法

胆固醇及其生物合成途径中的其他产物是胎儿发育不可缺少的成分，例如类固醇和细胞膜的合成。而他汀类药物在降低胆固醇生物合成的同时，会减少胆固醇合成途径的其他产物，孕妇服用后极易影响胎儿的生长发育。故在这一时期内，孕妇应根据医生指导，暂停服药，待哺乳期过后再考虑用药问题。

四、女性更年期高脂血症

大多数女性在更年期之前很少患高脂血症，这主要是因为雌激素能增强血管弹性，控制胆固醇升高，降低血压，使血液循环通畅，避免血管阻塞。但女性到了更年期后，卵巢功能减退，雌激素分泌也大幅减少，胆固醇随之升高，高密度脂蛋白水平反而降低，血管失去弹性，再加上脂肪代谢减缓，聚集在血液中，就会引起血脂异常，更易发生动脉粥样硬化，患心脏病的几率会明显上升。为了避免或控制高脂血症的发生或加剧，更年期女性应当做好防治措施。

（一）饮食疗法

(1) 控制热量摄入，减少高脂肪饮食，特别是动物性脂肪，如肥肉、肥肠等。

（2）食用低胆固醇食物，限制高胆固醇食物，如动物内脏、蛋黄、鱼子、动物油，每日摄入不应超过 300 毫克。

（3）限制含糖高的食品，尤其是肥胖者或有肥胖倾向的高脂血症者，要少吃甜的蛋糕、甜饼、甜点心、糖果等。

（4）控制食盐的摄入。轻度高脂血症患者每人每天摄入食盐量在 6 ~ 8 克以下，有急性高脂血症者，食盐应严格控制在 2 克以下。

（5）多吃新鲜蔬菜，如芹菜、黄瓜、豆角、西红柿等。多吃对血管有益的食物，如黑木耳、香菇、核桃、蜂蜜、地瓜、大枣等。

（6）摄入充足的蛋白。植物蛋白质的摄入量应在 50% 以上。优质蛋白质的主要来源有牛奶、鸡蛋、瘦肉、禽类、鱼虾、豆制品等。

（二）运动疗法

快走能降低阻塞动脉的脂肪量，使血液循环畅通，不仅不会对心脏造成负担，还能够提高心脏的功率，因此被世界卫生组织认为是最安全、最佳的运动减肥方式。中老年女性每天应快走 45 分钟至 1 小时。除了快走外，慢跑、跳绳、游泳等运动也可适当进行。但无论何种运动，必须使全身各部肌肉、骨关节等都能得到锻炼，不能急于求成，应以不产生疲劳为度。

（三）药物疗法

更年期高脂血症患者除了遵循高脂血症的一般用药原则外，还可以常服六味地黄丸。六味地黄丸是经典的老药，是滋补肾阴的代表方剂。现代医学证明，六味地黄丸有抗氧化作用，能缓解高脂血症引起的血管老化，还能明显减少中风风险。

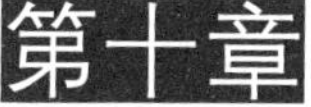

高脂血症的预防保健

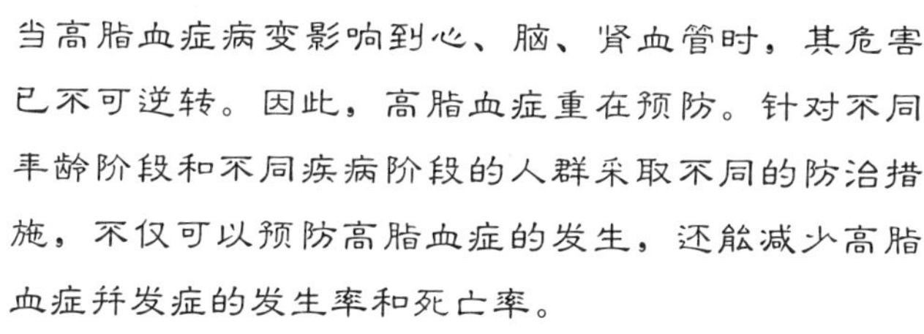

一、高脂血症的一级预防

高脂血症的一级预防，即病因预防，指在疾病还没有发生时，针对致病因素采取相对应的措施，以达到预防疾病、在萌芽状态消灭疾病的目的。

对高脂血症采取一级预防措施是针对没有高脂血症，但有极大可能患上高脂血症的人群而设定的，目的在于帮助高脂血症易患人群纠正错误的行为习惯，避免高脂血症的发生。

（1）定期进行健康体检

高脂血症的高危人群必须定期进行健康检查，每 3 ~ 6 个月检测一次血脂。甘油三酯和胆固醇检测值超过正常值时要尽早治疗。

（2）注意自我保健，改变不良生活习惯

高脂血症易患人群宜坚持三低饮食，即低油、低盐、低热量饮食，并且戒酒戒烟。生活要有规律，一日三餐定时定量，尽量减少不必要的应酬，不可暴饮暴食。要注意坚持锻炼身体，以散步、慢跑等有氧运动为主。尤其注意不能经常熬夜，劳逸结合才能预防血脂异常。避免精神紧张、情绪过激、胡思乱想等不良情绪刺激。

（3）积极治疗可引起高脂血症的疾病

已经患有甲状腺机能减退症、肾病综合征、糖尿病、肝胆疾病的患者应积极治疗，并随时监测血脂。

二、高脂血症的二级预防

高脂血症的二级预防，被称为“三早”预防，即早发现、早诊断、早治疗，是对于已经发生的疾病，防止或减缓疾病继续发展而采取的措施。高脂血症的二级预防主要是针对轻、中度高脂血症患者设定的，目的在于采取及时有效的治疗措施，预防高脂血症并发症的发生。

由于慢性疾病的大多病因并不完全清楚，要想完全做到一级预防是不可能的，但是又因为高脂血症等慢性病的发生大都是致病因素长期作用的结果，因此是可以做到早发现、早诊断并及时给予治疗的。

（1）饮食疗法

饮食要清淡，粗细搭配均衡；多食蔬菜、瓜果，少吃动物脂肪及含胆固醇的食物；晚餐不宜多食，尽量少吃甜食；常吃抑制血小板凝聚的食物，如黑木耳、三七等，防止血栓形成；多吃具有降血脂作用的食物，如洋葱、芹菜、胡萝卜、苹果、猕猴桃、山楂、玉米等；多饮水，稀释血液。同时还应该戒烟戒酒。

（2）运动疗法

高脂血症患者需要进行适当锻炼，做一些有氧运动，如慢跑、爬山、游泳等。

（3）药物疗法

目前调整血脂的药物很多，主要分为以下三类：他汀类、贝特类以及天然药物类。他汀类以降低胆固醇为主，如辛伐他汀、普伐他汀等；贝特类以降低甘油三酯为主，如力平脂等；天然药物类，对降低胆固醇和甘油三酯均有效，且可以升高高密度脂蛋白，具有综合调节血脂的功效，副作用小。药物治疗必须在医生指导下进行，并定期复查肝功能和血脂。

对于各种疗法宜根据自身情况适当选择。当高脂血症患者的检测值略高于正常值时，主要是利用饮食疗法和运动疗法来降低血脂。当患者的检测值高出正常值很多时，就必须及时添加口服降脂药物以降低血脂水平。

三、高脂血症的三级预防

高脂血症的三级预防，也被称为临床预防，是针对疾病已经发展至产生了并发症阶段的患者，旨在防止伤残和促进功能恢复，提高生存质量，延长寿命，降低病死率。主要采取对症治疗和康复治疗措施。三级预防应注重患者的心理变化，帮助其消除忧愁、害怕、担心等不良心理，同时要定期检查，积极配合治疗。

四、儿童高脂血症的预防

近年来，高脂血症的发病年龄在逐渐提前，甚至在幼儿和小学生中也屡见不鲜。儿童期的高脂血症可以延续至成年。预防儿童高脂血症还要从原因入手。

（1）肥胖与超重

儿童肥胖是成人肥胖的高危因素，同时也与儿童高脂血症等密切相关，因此应对儿童肥胖予以高度重视。

(2) 注意家族遗传

家族中有高脂血症、高血压、心脑血管疾病的患者，尤其是直系亲属中，如果有心血管疾病阳性病史者，那么该儿童患高脂血症的概率就比较大。对于有高脂血症家族遗传倾向的家庭，在孕期就应该开始注意，在妊娠末期的三个月，一定要注意平衡膳食、合理营养，以免使胎儿过重而造成肥胖儿。在婴儿期，宜坚持母乳喂养。

(3) 不良的饮食习惯

经常性的高脂肪、高热量、高蛋白饮食，爱吃零食，且偏爱甜食、油炸油煎食品、带皮的禽类食品，而不爱吃蔬菜和水果，不喜素食等，都是不良的饮食习惯。

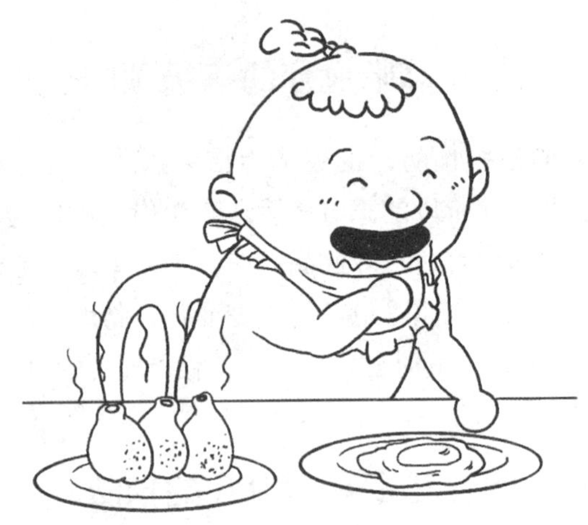

(4) 不良的运动习惯

户外活动时间过短、体力活动量过小等。

(5) 不良的生活习惯

对于儿童易患人群，幼儿园和小学生阶段是预防高脂血症非常重要的一个阶段。这一时期最容易养成不科学的生活习惯，如迷恋电视、电脑，从而危害身体健康。因此，家长一定要培养儿童养成好的生活习惯。

家长要了解儿童高脂血症的相关知识，科学控制好儿童的体重，并在儿童出现危害健康的行为习惯时能够及时予以纠正。

五、老年人高脂血症的预防

老年人由于生理功能减退，运动量减少，机体消耗代谢脂肪的能力下降，更容易患高脂血症，所以老年人应积极预防高脂血症。

（1）要坚持合理膳食

饮食宜限制总能量，推荐低脂、低胆固醇、高纤维的饮食，如馒头、米饭、面包、豆腐、豆浆、牛奶、瘦肉、鱼类以及各种蔬果。饮食上尽量少吃动物内脏，每日最多吃一个鸡蛋，用植物油取代动物油。

（2）限制总能量

老年人的基础代谢率降低，能量需要量比成年人低。患高脂血症的老年人则更应严格控制能量的摄入，每人每天的能量摄入要控制在 29 千卡 / 公斤体重之内，主食每天不宜超过 300 克。

（3）优化生活方式

生活要有规律性。适当参加体育活动和文娱活动，保持良好心态，尽量避免精神紧张、焦虑等不良心理和精神因素对脂代谢产生不良影响。所以，老年人要保持良好的心态。

（4）要坚持药物调节

老年人预防高脂血症除了合理膳食、养成良好的生活习惯以外，还需要通过药物调节预防高脂血症的发生。如山楂、丹参、葛根、银杏叶、决明子等都是非常好的防治药物。

（5）饮茶、戒烟限酒

实验研究证明，各种茶叶均有降低血脂、促进脂肪代谢的作用。患高脂血症的老年人不妨多饮茶。长期吸烟或酗酒均可使胆固醇和甘油三酯上升，老年人最好戒烟限酒。

（6）要坚持定期体检

老年人应每年进行 1 ～ 2 次的血脂检查，这样可以做到早发现、早治疗，避免延误病情，诱发中风、冠心病等心脑血管疾病。

六、中青年高脂血症的预防

研究表明，高脂血症的年轻化，除遗传因素外，与年轻人不健康的工作方式、生活方式等因素有关。中青年人生活节奏快，工作压力大，饮食不规律，缺乏运动，饮食营养不平衡，再加上吸烟、喝酒等不良生活习惯导致血液黏稠、血脂高。而且精神高度紧张或过度焦虑，往往会引起或者加重高脂血症的发生或发展，导致冠状动脉痉挛，成为心脏病的诱因。

要想将高脂血症的危害降到最低，最重要的是早期预防。为减慢年老时各脏器组织的衰老，预防高脂血症最好从中青年开始。

（1）要劳逸适度

生活要有规律，劳逸适度，有较好的睡眠与休息，调整自己的情绪，避免长时间紧张、郁闷等不良情绪的刺激。

（2）要注意健康饮食

对于忙碌的上班族而言，应尽量少吃快餐。饮食要平衡、多样化，除米面杂粮等主食均衡食用外，还应多摄入新鲜蔬菜、水果，为机体补充充足的维生素和矿物质，多吃鱼类、瘦肉，少吃动物油及糖、奶油等高脂肪、高热量食物，不暴饮暴食，勿饮烈酒、咖啡和浓茶。

(3) 要定期进行身体检查

应定期进行身体检查，主要检查血压、血糖、血脂是否正常，这样可以在一定程度上预防“三高”的发生。

(4) 要适度锻炼

根据自己的时间及体能情况，可选择适宜的锻炼方式，比如上班走楼梯取代电梯，去超市购物骑自行车或者步行取代坐车或驾车等。

另外，做各种保健活动，如健身操、散步、打太极拳等都是不错的选择，但不要超负荷运动。

七、日常保健原则

(1) 调理饮食结构，均衡营养

饮食宜清淡，坚持“三低、三少、两适”的原则：即低脂肪，低胆固醇，低糖；少吃甜食、零食，少吃盐，少用动物油；适量多吃蔬菜、水果，适量食用豆油、花生油、菜油、麻油。另外，还要坚持饥饱适度，不盲目禁食，否则会加速体内的脂肪分解，增加血液中脂肪酸的含量，导致血脂异常。

(2) 生活要有规律

不能熬夜，尤其是加班、通宵打牌、看电视等，这些不良生活习惯都很容易造成脂代谢紊乱。

(3) 保持心理健康，培养乐观情绪

精神刺激可使心跳加快，血压上升，血黏度增加，甚至发生脂代谢紊乱，最后导致高脂血症。因此，高脂血症患者要减少心理刺激，适当宣泄愤怒、痛苦、焦虑、抑郁等不良情绪。

(4) 适当运动，贵在坚持

中老年高脂血症患者，可以采用如慢跑、太极拳、乒乓球、体操等适合自己的运动方式。锻炼一定要持之以恒，避免要么不锻炼，要么一锻炼就是满头大汗、气喘吁吁的情况。

(5) 戒烟，适量饮酒、茶

烟草中所含的尼古丁和一氧化碳，能够抑制高密度脂蛋白胆固醇（好胆固醇）的升高，是促成动脉硬化的危险因素。研究表明，停止吸烟后，患高脂血症的危险性可迅速下降50%，甚至与不吸烟者相似。

适量饮酒可降低血清中低密度脂蛋白胆固醇水平，增加高密度脂蛋白胆固醇，从而起到防治高脂血症的目的。但是，一旦长期过量饮酒，就会导致严重的高脂血症，并引发动脉粥样硬化。

茶叶中含有茶酸，适量饮茶有助于增强血管的柔韧性，预防血脂升高导致的动脉硬化。此外，还能减少脂肪在体内的堆积，具有减肥的功效。

(6) 控制血糖，正确服药

血糖代谢异常会使血脂升高，增加心脑血管病的危险，所以糖尿病患者要在医生的指导下，合理应用调脂药物。

八、四季保健原则

气候寒冷的天气或冬春季节，是冠心病、心绞痛和心肌梗死的多发期。持续低温、阴雨和大风天气也增加了“三高”患者的发病率。所以，高脂血症患者在预防保健中必须充分考虑气象因素和季节、节气的变化，在生活中有重点地养生。

◆ 春季

（1）万物复苏，各种细菌、病毒丛生，易发感冒、流感等呼吸道传染病。

（2）在春分前后，老年人要积极做好预防偏头痛、过敏性哮喘、高血压、冠心病等病症的准备。

（3）多到户外锻炼，多晒太阳，到公园去感受春天的气息。

◆ 夏季

（1）温度过高、湿热均会使心率加快，诱发心绞痛。高脂血症合并肥胖症者，要注意防中暑。

（2）夏季湿热之气过重，要预防“病从口入”，注意饮食卫生，防止消化道疾病的发生。

（3）应多吃豆类食品（如豆浆、豆腐），最忌饮食过饱。

◆ 秋季

（1）秋燥，高脂血症患者要注意预防咽喉发炎。

（2）秋季早晚温差较大，要注意增加衣物，早、晚有外出活动时，注意保暖。

◆ 冬季

（1）保暖防寒，保证充足睡眠是高脂血症患者冬季养生的重点。

（2）在大风、大寒、大雪天，减少户外活动，宜选在室内锻炼。

（3）冬寒宜进补，忌大补，忌多食，忌食高胆固醇的食物，如动物内脏、脑髓等。

九、日饮三杯水

科学的饮水方案，对防治高脂血症、高血压、糖尿病都有明显疗效。

（1）清晨一杯水

对高脂血症患者来说，不仅可以及时地稀释黏稠的血液，促进血液通畅，降低血脂，还能减少脑血栓和心肌梗死的发病率。

（2）睡前一杯水

养成睡前饮一杯水的好习惯，使夜间血液循环更顺畅。对于那些担心睡前饮水会引起夜尿频多的老年人来说，应纠正一下自己的观念。因为老年人膀胱萎缩，即使不喝水，也一样会出现夜尿多的现象。医学专家发现：脑梗死患者在天亮快起床前或刚刚起床后的时间容易发生意外。这类患者的发病原因多为血液浓度太高，引起血栓形成，将血管堵塞。所以患有高脂血症的老年人，最好养成在睡前两小时饮一杯（250毫升）温开水的习惯。

此外，长时间沐浴容易造成体内水分的流失，所以老年高脂血症患者在沐浴前也要喝一杯水。

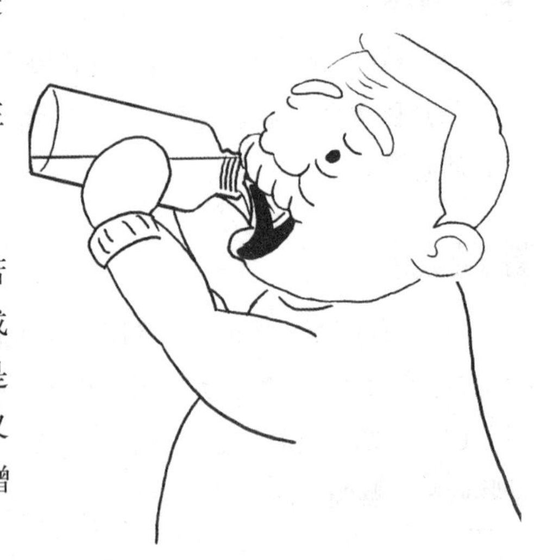

（3）夜间一杯水

夜尿多的老年人，若睡前不喝水，夜里醒来或排尿后再不及时补充，是相当危险的。尿得多，又不及时补水，血黏稠度增高，血液循环阻力加大，随时都有可能发生心肌供血不足、心绞痛、急性心肌梗死、缺血性中风等心脑血管疾病。因此，高脂血症老人最好在床头放一杯水，每日夜间饮用。

但同时也应避开以下饮水误区：

（1）等到口渴才去喝水或一口气喝完水

其实，口渴表明人体水分已失去平衡，人体细胞脱水已到一定程度。喝水不要坐着，应站着喝，且要慢慢地喝，暴饮易带来消化系统疾病。

（2）水越纯越好

人体的体液是微碱性的，而纯净水是弱酸性，如果长期饮用，体内环境将遭到破坏，还会流失钙，对于老年人，特别是患有心血管病、糖尿病的老人，以及孕妇更不宜长期饮用纯净水。

（3）喝水仅为解渴

干净、安全、健康的水是最廉价最有效的保健品。水在体内能将蛋白质、脂肪、碳水化合物、矿物质、无机盐等营养物质稀释，这样才能便于人体吸收。由于一切细胞的新陈代谢都离不开水，只有让细胞喝足了水，才能促进新陈代谢，提高人体的抵抗力和免疫力。

（4）饮料等于饮用水

饮料中含有糖和蛋白质，又添加了不少香精和色素，长期饮用含咖啡因的碳酸饮料，会导致热量过剩，刺激血脂上升，增加心血管负担。咖啡因作为一种利尿剂过量饮用会导致排尿过多，出现人体脱水现象。

（5）把医疗用水当饮用水

目前市场上“电解水”“富氧水”等，严格地说，都属于医疗用水，不能作为正常人的饮用水。电解水是把水分解成阳离子和阴离子的水。阳离子水是医疗用水，必须在医生的指导下饮用；阴离子水则常被用于消毒等方面。富氧水是指在纯净水里人为地加入更多的氧气，这种水中的氧分子到了体内会破坏细胞的正常分裂作用，加速衰老。

十、保证充足的睡眠

良好的休息是预防和缓解高脂血症的重要手段，高脂血症患者应该尽量提高睡眠质量，可以从以下几个方面着手改善：

（1）枕头不宜过高或过矮

健康合理的枕头能够紧密配合颈椎的生理弯曲，解除颈椎肌肉、韧带的疲劳。过高或过低的枕头，使脊椎弯曲度过伸或过屈，即使在睡眠状态中，颈椎周围的肌肉也是处于紧张疲劳状态，出现颈项僵直、头晕、头昏、乏力、越睡越累的现象。

枕头的高度应在 8 厘米左右，过高妨碍头部血液循环，易造成脑缺血、打鼾、落枕；过低易使头部充血，造成眼睑和面部浮肿，特别是患有高血压和心脏病的人更需选择合适的枕头。太硬时，头颈与枕头接触的相对压力增大，引起头部不适；太软时，难以维持正常高度，使头颈部得不到支持而疲劳。

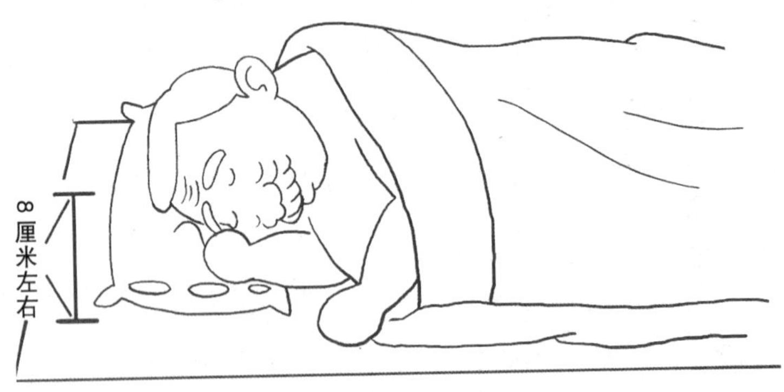

枕头放置也应予以注意，仰卧时，枕头的放置方法应该是把枕头放在头与肩之间，从而使颈椎的生理前凸与床面之间的凹陷正好得以填塞；侧卧时，把头部放在枕头上，而不是把肩部放在枕头上，这样可以使颈椎维持正常生理曲度，对睡眠和健康都有好处。

（2）正确的卧向

一年四季气候有不同的变化，室内的风向、日照、温度等都有相应的变化。因此，卧向亦应改变。

一年四季应有四个卧向，应四时所旺之气而卧，顺乎自然。

春天，春气旺于东，头应向东；夏天，夏气旺于南，头应向南；

秋天，秋气旺于西，头应向西；冬天，冬气旺于北，头应向北。

（3）晚餐不宜过饱

因为进食后胃肠蠕动增强，血液流向胃肠，使流向头部、心脏的血液减少，这样也会发生脑梗死，诱发冠心病。

（4）老年人冬天忌被子过厚

老年人机体退化，怕冷，会选择盖厚被子取暖。但厚被子压在身上，会严重影响呼吸，而且会使全身的血液循环受阻，易导致脑部血流障碍及缺氧，增加脑静脉压，对健康十分不利。

（5）睡前禁服大量药物

高脂血症患者在睡觉前服用安眠药、降压药，都有减慢血液流速的功能，并使血液黏稠度增加。所以，想用安眠药来改善睡眠质量的高脂血症患者一定要慎重，特别是既服安眠药又服降压药等其他药物，需要在医生的指导下服用。否则，会加重脑中风的发病率。

十一、养成良好的排便习惯

高脂血症患者大多有大便不畅或便秘问题，这在无形当中会加重血脂异常问题。这是因为人体在排便的过程中，不仅排除体内废物，还包括分解的脂肪。大便不畅或便秘容易延长多余脂肪在体内的停留时间，以致被身体吸收。除此以外，便秘还容易导致高脂血症患者在排便时发生心脑血管疾病意外。

防止便秘最好的方法就是养成每天排便的好习惯，可从以下几个方面采取措施。

（1）人的身体机制有记忆功能，一般只要每天保持固定的进食量，每天早晨起床或早餐后定时去排便，坚持几天后即可逐渐建立起排便反射的条件。待形成习惯后，就能按时排便。

（2）改变自己的不良习惯，如有排便感，就应立即去厕所。如果经常忽视便意，或因某种因素而强忍不去排便，会引起其他疾病。

（3）排便时不要读书看报，否则容易使排便的时间过长，引发痔疮。

（4）采取正确姿势。排便时最好采取坐位排便，以减少身体屈折度，这样做的好处是减轻心脏的负担，同时也能避免发生心血管意外的危险。

（5）做好清洁卫生。保持肛门清洁，每晚睡前最好用温水坐浴一次。睡眠时宜采取右侧卧位。

（6）在排便时，中老年人或体质较弱者最好选用坐便器；排便时不能太用力，时间保持在 15 ～ 20 分钟。

（7）多做提肛运动。

除此之外，建议高脂血症患者多吃热量低、纤维素高的食物。饮食上以面食、粗粮为主，牛奶、蛋、鱼、豆制品和蔬菜为辅。如果便秘较严重时，可在医生指导下服用果导或大黄苏打片等缓泻药，促进排泻。

十二、戒烟

吸烟有害健康是众所周知的事实，对肺、支气管等都有极大的不利影响。然而，很多人不了解，吸烟对心脑血管疾病的危害也较大。

据分析，一支卷烟的烟雾中，含有焦油 40 毫克、尼古丁 3 毫克、一氧化碳 30 毫克，这些血管活性物质被吸入人体后，很快进入血液，造成极大的危害。

（1）一氧化碳与血中的血红蛋白结合为一氧化碳血红蛋白，使血红蛋白失去携带氧气的能力。当其浓度过高时，血氧浓度会明显下降，使组织供氧不足，并造成动脉内壁水肿、内膜损伤，使脂类更容易渗入血管壁。

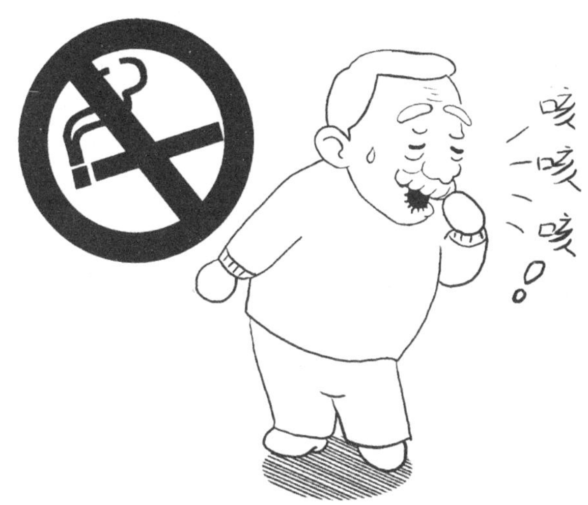

（2）吸烟还会降低高密度脂蛋白胆固醇水平，升高血清甘油三酯和胆固醇的含量，并增加冠状动脉粥样硬化的危险。

（3）尼古丁可直接刺激血管，使其发生痉挛，造成血小板凝集性增高，同时使血压升高、心跳加快，加重心脏负担，从而诱发冠心病、心绞痛、心肌梗死。

(4) 尼古丁还会加快血液中胆固醇的氧化速度，加重动脉粥样硬化。

为了防止高脂血症、动脉硬化、冠心病，一定要戒掉吸烟的嗜好，戒烟越早，防治效果越好。

十三、限制饮酒

研究表明，每日的饮酒量少于50克，可以使血液中低密度脂蛋白减少，高密度脂蛋白增加，防止脂肪沉积，从而使冠心病的死亡率降低。

与此相反，大量饮酒则会直接造成心脑血管的损害，加剧动脉粥样硬化的程度，还可使晚期冠心病患者发生心力衰竭。如果是慢性习惯性饮酒可引起血浆高密度脂蛋白胆固醇水平升高，且无性别差异。高密度脂蛋白胆固醇具有将周围组织细胞的胆固醇转运到肝脏分解代谢排出的功能。中度饮酒者与不饮酒或少饮酒者相比，血浆高密度脂蛋白胆固醇水平可升高6%，若每日摄入酒精量超过45克，可升高15%，值得注意的是，饮酒引起血浆高密度脂蛋白胆固醇水平升高的同时，也会使血浆甘油三酯水平升高。

选择有益健康的酒类：

(1) 不宜饮用白酒

白酒除了本身含有大量乙醇外，还含有其他有害成分，如有机酸、高级醇、酯类、醛类、多元醇及酚类等。在酿制白酒的过程中，也会产生了一些有毒物质，包括铅和氰化物，对人体的健康有不利影响，所以最好不饮为妙。

（2）适当饮用红酒

红酒是以葡萄为原料的葡萄酒，营养丰富，它含有维持人体生命活动所需的三大营养素，维生素、糖及蛋白质。在酒类饮料中，它所含的矿物质亦较高，而它所含的丰富的铁元素和维生素 B_{12} 还能防治贫血。由于红酒的酸碱度在 pH2 ~ 2.5，跟胃液的酸碱度相同，可以促进消化、增加食欲、降低血脂、软化血管，对预防和改善多种疾病有很好的作用。因此，建议高脂血症患者可以适当地饮用，以促进身体的健康。

（3）适当饮用啤酒

啤酒种类很多，有生啤酒、熟啤酒、低醇啤酒、果味啤酒等。啤酒的成分不同，人们的体质也不尽相同，所以喝啤酒也要因人而异。啤酒含有 17 种氨基酸，还含有维生素 B_1、维生素 B_2、维生素 B_6、维生素 C 以及烟酸和泛酸。其中的 B 族维生素及啤酒花浸出物可增加食欲，帮助消化和利尿消肿，烟酸则有软化血管、降低血压、改善血液循环、预防动脉硬化的作用，而糖分则能提供大量热能。

长期大量饮用啤酒，也会如大量喝白酒或红酒一样，对健康有害，尤其是心脏机能衰弱的人，一定要适可而止。

十四、自我心理调节

精神紧张、情绪过分激动、经常失眠、过度劳累、生活无规律、焦虑或抑郁等，对脂代谢都会产生不良影响。对于患有高脂血症者，要有良好的心态正确看待高脂血症。

应该认识到高脂血症是可以防治的，不要有太重的心理包袱。应该正确地认识到，高脂血症所导致的严重不良后果是缓慢发生发展的，不要以为目前没有什么明显不适而忽视对它的治疗。高脂血症的治疗需要一个过程，不要过高期望短期内治愈，治愈后还要克服不良的饮食习惯和生活方式等。

高脂血症患者得知自己患上高脂血症后，首先要做的就是接受病情，并保持愉快、乐观的心情，不要胡思乱想。积极地配合医生进行治疗，同时要矫正自己的不良行为。

（1）避免情绪过于激动

经常保持情绪稳定，避免情绪过于激动，是有效防止高脂血症并发症发生的一项重要措施。因此，高脂血症患者在遭受挫折时要想得开，放得下，坦然对待，以减轻心理压力，化解心理冲突，使情绪变化不过度，避免血压骤然升高。

（2）知足常乐

高脂血症患者应正确评价自身的能力和自己的身体条件，不要脱离自身条件去追求达不到的目标，以免受到挫折，产生强烈的情绪反应，不利于病情的稳定和控制。

（3）要宽以待人

宽恕别人不仅能给自己带来安宁和平静，更有益于康复，而且还能赢得友谊，保持人际关系的融洽。所以，宽以待人是高脂血症患者必须坚持的行为准则。